U0244739

SHENNONG BENCAO JING
SUREN SUCHA XIAOHONGSHU

神农本草经
速认速查小红书

主编 谢 宇 路 臻 周重建

天津出版传媒集团

天津科学技术出版社

图书在版编目（CIP）数据

神农本草经速认速查小红书 / 谢宇，路臻，周重建
主编. — 天津：天津科学技术出版社，2022.10
ISBN 978-7-5742-0350-1

Ⅰ. ①神… Ⅱ. ①谢… ②路… ③周… Ⅲ. ①《神农
本草经》－普及读物 Ⅳ. ①R281.2-49

中国版本图书馆CIP数据核字(2022)第121056号

神农本草经速认速查小红书
SHENNONG BENCAO JING SUREN SUCHA XIAOHONGSHU
责任编辑：张建锋

出　　版：天津出版传媒集团
　　　　　天津科学技术出版社

地　　址：天津市西康路35号
邮　　编：300051
电　　话：（022）23332695
网　　址：www.tjkjcbs.com.cn
发　　行：新华书店经销
印　　刷：北京旺都印务有限公司

开本 889×1194　1/64　印张 12　字数 450 000
2022 年10月第 1 版第 1 次印刷
定价：118.00 元

编委会名单

前言

QIAN YAN

　　《神农本草经》简称《本草经》《本经》，是我国现存最早的药物学专著，成书于东汉，并非出自一时、一人之手。而是秦汉时期众多医学家总结、搜集、整理当时药物学经验成果的专著，是对我国中草药历史上的第一次系统总结。《神农本草经》是汉代本草官员的托名之作，后因战乱而丧失。仅存四卷本（见陶弘景序），后经魏晋名医迭加增订，又产生了多种本子，陶隐居并称为"诸经"。陶弘景"苞综诸经，研括烦省"作《本草经集注》，以《集注》为分界点，对《集注》以前的多种《本草经》，称为陶弘景以前的《本草经》；收载在《集注》中的《本草经》，称为陶弘景整理的《本草经》。陶弘景整理的《本草经》见于历代主流本草中；陶弘景以前的《本草经》散见于宋以前的类书和文、史、哲古书的注文中。

《神农本草经》全书共分三卷，收入药物 365 种，并将药物按照效用分为上、中、下三品。上品 120 种，主要是一些无毒药，以滋补营养为主，既能祛病又可长服强身延年。中品 120 种，一般无毒或有小毒，多数具补养和祛疾的双重功效，但不需久服。下品 125 种，是以祛除病邪为主的药物，多数有毒或药性峻猛，容易克伐人体正气，使用时一般病愈即止，不可过量使用。另外，《本经》依循《内经》提出的君臣佐使的组方原则，也将药物以朝中的君臣地位为例，来表明其主次关系和配伍的法则。《本经》对药物性味已有了详尽的描述，指出寒、热、温、凉四气和酸、苦、甘、辛、咸五味是药物的基本性情，可针对疾病的寒、热、湿、燥性质的不同选择用药。寒病选热药，热病选寒药，湿病选温燥之品，燥病须凉润之流，相互配伍，并参考五行生克的关系，对药物的归经、走势、升降、浮沉都很了解，才能选药组方，配伍用药。

作为我国最早的一部药物学专著，《神农本草经》对药物及其采摘、炮制及使用方法等进行了论述。到了今天，仍是医药工作者的主要理论依据和操作规范。虽然由于历史条件的限制，书中掺杂了少数荒诞无稽之说，如朴消"炼何服之、轻身神仙"、太一余粮"久服轻身飞行千里神仙"、泽泻"久服能行水上"、水银"久服神仙不死"等等。但是书中对药物性质的定位和对其功能、主治的描述总体上是十分准确的，其中大部分药物学理论和规定的配伍规则以及提出的"七情合和"原则在几千年的用药实践中发挥了巨大作用，被誉为中药学经典著作。因此，很长一段历史时期内都是医生和药师学习中药学的教科书，也是当今医学工作者案头必备的工具书之一。

《神农本草经药物速认速查小红书》是在忠实于《神农本草经》（清代顾观光的辑本）原著的基础上，以《中华人民共和国药典》（2020年版第一部）及《中药学》（第七版）为指导，以全新的视野和全新的形式对原著进行深度挖掘（从《神农本草经》一书所载的各种药物中精选出176种现今仍常用于中医临床的、药效明显的药物配以高清彩色药物照片的形式进行全新演绎），更加符合现代疾病特点及现代人养生保健习惯。书中对每种药物的原文、今释（含别名、来源、采收加工、性味归经、功效主治、用量用法、使用禁忌等）、配伍应用、传统药膳等都做了详细的说明，内容全面系统、图片精美清晰，具有较强的时效性、实用性和可操作性。

需要特别声明的是：广大读者朋友在阅读和使用本书时，如果需要应用书中所列的部分内容，必须要在专业医师的指导下使用，以免造成不必要的伤害！编者衷心希望本书能使广大读者朋友对《神农本草经》的进一步研究和传播起到一定的作用。

本书适合广大医务工作者、医学研究机构的从业人员、相关院校的师生参考和阅读，还可供广大中医药爱好者及全国各种类型的图书馆收藏。

另外，由于书中需要考证的地方较多，加上编者知识水平所限，书中的错漏之处，请广大读者批评指正，以便我们在再版时及时修改，使本书更加完美！

读者交流邮箱：228424497@qq.com。

本书编委会
于北京·阅园

目录

MU LU

合欢

● 原文

味甘，平。主安五脏，和心志，令人欢乐无忧。久服轻身，明目，得所欲。生川谷。

● 今释

别　　名： 夜台皮、合昏皮、合欢木皮。

来　　源： 本品为豆科植物合欢的干燥树皮。

采收加工： 夏、秋二季剥取，晒干。

性味归经： 甘，平。归心、肝、肺经。

功效主治： 解郁安神，活血消肿。主治心神不安，忧郁失眠，肺痈，疮肿，跌仆伤痛。

用量用法： 6～12克，煎服。外用：适量，研末调敷。

使用禁忌： 合欢的花或花蕾，阴虚津伤者慎用。

● 配伍应用

忿怒忧郁、烦躁失眠、心神不宁等症： 可单用或与酸枣仁、柏子仁、首乌藤等配伍应用。

跌打仆伤、损筋折骨： 与桃仁、乳香、红花、没药、骨碎补等配伍同用。

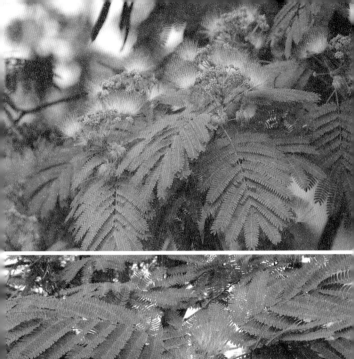
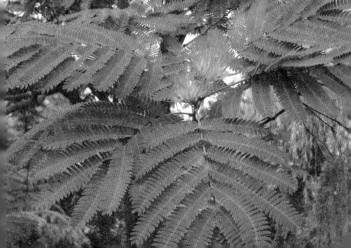

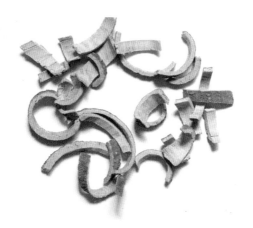

肺痈、胸痛、咳吐脓血：单用有效，如黄昏汤（《千金方》）；
也可与冬瓜仁、鱼腥草、桃仁、芦根等同用。

疮痈、肿毒：常与蒲公英、连翘、紫花地丁、野菊花等同用。

● **传统药膳**

黄花合欢大枣汤

原料：合欢花10克，黄花菜30克，大枣10枚，蜂蜜适量。

制法：将黄花菜洗净，与合欢花共入锅内，水煎去渣取汁，
再与大枣共炖熟，调入蜂蜜即成。

用法：每日1~2次，连服7~10日。

功效：除烦解郁安神。

适用：肝气不舒引起的惊悸、失眠。

合欢花粥

原料：合欢花30克（鲜花50克），粳米50克，红糖适量。

制法：将合欢花、粳米、红糖同放入锅内，加清水500毫升，用小火烧至粥稠即可。

用法：于每晚睡前1小时温热顿服。

功效：安神解郁，活血，消痈肿。

适用：妇女更年期综合征，症见忧郁忿怒、虚烦不安、健忘失眠等。

合欢大枣茶

原料：合欢花15克，大枣25克。

制法：合欢花、大枣加水350毫升，煮沸3分钟。

用法：分2次温服，食枣，每日1剂。服10剂后，改用百合花15克，以后交替续服。

功效：清火安眠。

适用：神经衰弱、失眠等。

合欢皮酒

原料：合欢皮500克，黄酒2500毫升。

制法：将合欢皮掰碎，放入酒坛中，倒入黄酒，密封坛口，置于阴凉处，每日摇晃1~2次，15日后即成。

用法：每日2次，每次15~20毫升。

功效：安神健脑，止痛消肿。

适用：健忘、神经衰弱、失眠、头痛、伤口疼痛等。

赤箭

● **原文**

味辛，温。主杀鬼精物，蛊毒恶气。久服益气力，长服肥健，轻身增年。一名离母，一名鬼督邮。生川谷。

● **今释**

别　　名： 神草、离母、赤箭芝、合离草、鬼督邮、明天麻、定风草、白龙皮。

来　　源： 本品为兰科植物天麻的干燥块茎。

采收加工： 立冬后至次年清明前采挖，立即洗净，蒸透，敞开低温干燥。

性味归经： 甘，平。归肝经。

功效主治： 息风止痉，平抑肝阳，祛风通络。主治小儿惊风，癫痫抽搐，破伤风，头痛眩晕，手足不遂，肢体麻木，风湿痹痛。

用量用法： 3～10克，煎服；研末冲服，每次1～1.5克。

使用禁忌： 气虚甚者慎服。

● **配伍应用**

小儿急惊风： 常与羚羊角、钩藤、全蝎等同用，如钩藤饮（《医宗金鉴》）。

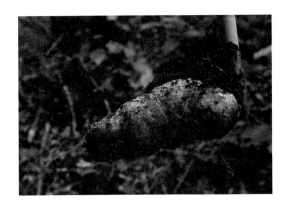

小儿脾虚慢惊： 与人参、白术、白僵蚕等配伍，如醒脾丸（《普济本事方》）。

小儿诸惊： 与全蝎、制南星、白僵蚕同用，如天麻丸（《魏氏家藏方》）。

破伤风痉挛抽搐、角弓反张： 与天南星、白附子、防风等配伍，如玉真散（《外科正宗》）。

肝阳上亢之眩晕、头痛： 常与钩藤、石决明、牛膝等同用，如天麻钩藤饮（《杂病证治新义》）。

风痰上扰之眩晕、头痛、痰多胸闷者： 常与半夏、陈皮、茯苓、白术等同用，如半夏白术天麻汤（《医学心悟》）。

头风攻注、偏正头痛、头晕欲倒者： 可配等量川芎为丸，如天麻丸（《普济方》）。

中风手足不遂、筋骨疼痛等： 可与没药、制乌头、麝香等配伍，如天麻丸（《圣济总录》）。

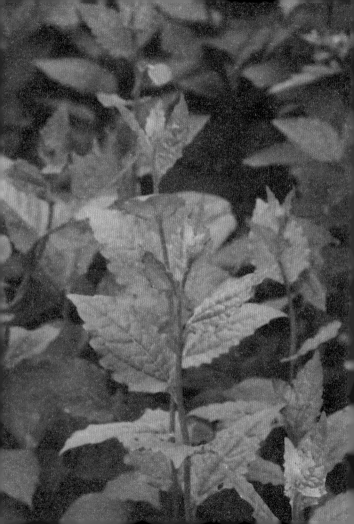

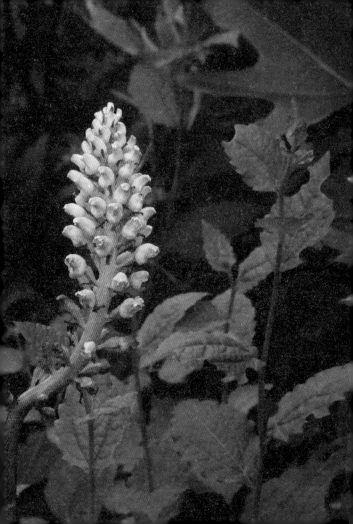

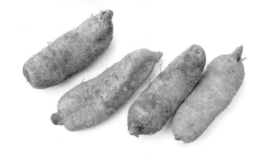

妇人风痹、手足不遂：可与牛膝、杜仲、附子浸酒服，如天麻酒（《十便良方》）。

风湿痹痛、关节屈伸不利者：多与秦艽、羌活、桑枝等同用，如秦艽天麻汤（《医学心悟》）。

● 传统药膳

天钩石藕饮

原料：天麻9克，钩藤12克，石决明15克，藕粉20克，白糖适量。

制法：先将前三味用布包，煎水去渣，趁热烫熟藕粉，白糖调味服食。

用法：每日1剂，连服4~5日。

功效：平肝潜阳，滋养肝肾，清热生津。

适用：眩晕眼花、头昏痛。

天麻竹笋汤

原料：天麻20克，竹笋150克。

制法： 先将天麻用温水浸2小时，再切成薄片，加水1000毫升煎煮40分钟，放竹笋（切片）同煮20分钟，加调味品少许。

用法： 吃药喝汤，1次下，连服5～7日。

功效： 凉肝息风。

适用： 肝风欲动所致之头晕。

天麻炖猪脑

原料： 天麻10克，猪脑1付，盐适量。

制法： 洗净，加清水适量，隔水蒸熟调味即可。

用法： 佐餐食用。

功效： 降压安神，软化血管。

适用： 眩晕眼花、头昏痛、耳鸣者。

天麻绿茶

原料： 天麻3～5克，绿茶1克。

制法： 将天麻、绿茶加沸水冲泡。

用法： 代茶饮用。

功效： 平肝熄风，定惊安神。

适用： 肝阳上亢所致眩晕者。

天麻酒

原料： 天麻（切）、杜仲、牛膝各60克，好酒1500毫升。

制法： 将天麻等3药研为细末，以生绢袋盛，用好酒浸7日。

用法： 每服温饮下15～30毫升。

功效： 祛风湿，补肾壮阳。

适用： 妇人风痹、手足不遂。

龙眼

● 原文

味甘，平。主五脏邪气，安志，厌食。久服强魂聪明，轻身不老，通神明。一名益智。生山谷。

● 今释

别　　名：桂圆肉、亚荔枝。

来　　源：本品为无患子科植物龙眼的假种皮。

采收加工：夏、秋二季采收成熟果实，干燥，除去壳、核，晒至干爽不黏。

性味归经：甘，温。归心、脾经。

功效主治：补益心脾，养血安神。主治气血不足，心悸怔忡，健忘失眠，血虚萎黄。

用量用法：10～25克，煎服；大剂量30～60克。

使用禁忌：有上火发炎症状时不宜食用，怀孕后不宜过多食用。

● 配伍应用

思虑过度、劳伤心脾、惊悸怔忡、失眠健忘：与人参、当归、酸枣仁等同用，如归脾汤（《济生方》）。

年老体衰、产后、大病之后，气血亏虚：可单服本品，如（《随

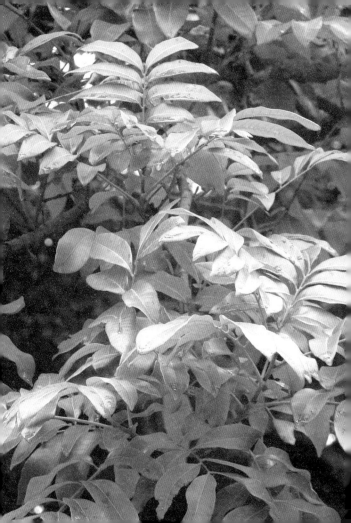

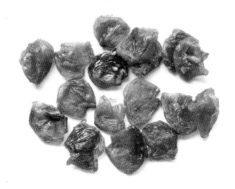

息居饮食谱》）玉灵膏（一名代参膏），即单用本品加白糖蒸熟，开水冲服。

● 传统药膳

桂圆红枣汤

原料： 桂圆肉30克，红枣25克，冰糖适量。

制法： 将桂圆肉、红枣洗净，放入砂锅中，加水适量，用大火烧沸后改用小火煎煮片刻，加冰糖调味即成。

用法： 睡前食用。

功效： 健脾养心，益气补血。

适用： 心脾两虚所致贫血等。

桂圆首乌汤

原料： 桂圆肉20克，当归6克，红枣、制首乌各15克，冰糖50克。

制法：将制首乌、当归去净灰渣，烘干碾成粉末；红枣去核后切成细粒，桂圆肉剁碎；净锅置中火上，加入清水700毫升及制首乌末、当归末，煎煮至沸，再加入桂圆肉末、红枣粒、冰糖，熬煮至汤剩300毫升即成。

用法：坚持长期服用，服用30日后需停1周，之后再继续服用。

功效：补肝肾，益精血，润肌肤，美容颜。

适用：妇女产后血虚不足、精神不振等。

桂圆花生汤

原料：桂圆肉12克，红枣15克，花生米250克，白糖适量。

制法：将花生米去杂后洗净，红枣去核后洗净，花生米、红枣、桂圆肉同放入锅中，用中火煮沸25分钟左右，加入白糖继续煮至花生米熟，盛入碗中即成。

用法：当点心食用。

功效：健美肌肤，延缓衰老。

适用：脸色萎黄、身体虚弱者。

桂圆糯米粥

原料：桂圆肉15克，糯米100克。

制法：将淘洗干净的糯米入锅，加水1000毫升，用大火烧沸后转用小火熬煮，待粥半熟时加入桂圆肉，搅匀后继续煮至粥成。

用法：每日晨起和睡前温热食用。

功效：补益心脾，安神。

适用：提高记忆力、贫血等。

滑石

● **原文**

味甘，寒。主身热泄澼，女子乳难，癃闭，利小便，荡胃中积聚寒热，益精气。久服轻身，耐饥长年。生山谷。

● **今释**

别　　名：冷石、共石。

来　　源：本品为硅酸盐类矿物滑石族滑石，主含含水硅酸镁。

采收加工：采挖后，除去泥沙及杂石。

性味归经：甘、淡，寒。归膀胱、肺、胃经。

功效主治：利尿通淋，清热解暑；外用祛湿敛疮。主治热淋，石淋，尿热涩痛，暑湿烦渴，湿热水泻；外治湿疹，湿疮，痱子。

用量用法：10～20克，先煎。外用：适量。

使用禁忌：脾胃虚弱，或热病伤津，或肾虚滑精者均禁用。孕妇慎服。

● **配伍应用**

热淋（若湿热下注之小便不利、热淋及尿闭等）：常与车前子、瞿麦等同用，如八正散（《和剂局方》）。

石淋：与海金沙、金钱草等配用。

　　　　　　　　滑石

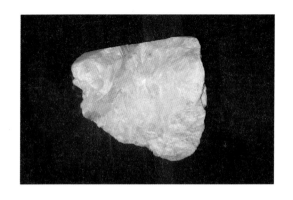

暑热烦渴、小便短赤： 可与甘草同用，即六一散（《伤寒标本》）。

湿温初起及暑温夹湿、头痛恶寒、身重胸闷、脉弦细而濡： 与薏苡仁、白蔻仁、杏仁等配用，如三仁汤（《温病条辨》）。

湿疮、湿疹： 可单用或与枯矾、黄柏等为末，撒布患处。

痱子： 可与薄荷、甘草等配合制成痱子粉外用。

● **传统药膳**

> **滑石田螺汤**

原料： 滑石、白茅根各50克，田螺500克，姜、盐各适量。

制法： 先将田螺用清水反复浸洗至沙吐净，加入上几味药材、田螺、姜及适量清水同煮大半小时，加盐调味即可。

用法： 餐前食用。

功效： 清热消炎，通利小便。

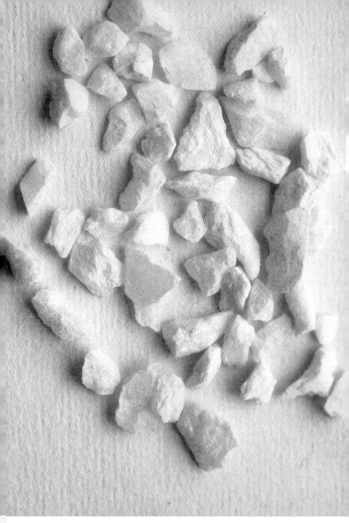

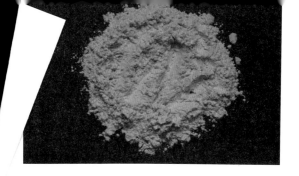

适用： 湿热内蕴型前列腺发炎、小便混浊、涩抑不畅等。

滑石粥

原料： 滑石30克，瞿麦10克，粳米约100克。

制法： 先把滑石用布包扎，然后与瞿麦同入砂锅煎汁去渣，入粳米煮为稀薄粥。

用法： 每日早餐食用。

功效： 清热消炎，通利小便。

适用： 急、慢性膀胱炎引起的小便不畅、尿频尿急、淋沥热痛等。

滑石甘草冲豆浆

原料： 滑石粉3克，甘草粉0.5克，豆浆200毫升。

制法： 将滑石粉、甘草粉用豆浆冲服。

用法： 每日1次。

功效： 清火通淋。

适用： 尿频尿急、淋沥热痛等。

五色石脂

WU SE SHI ZHI

● **原文**

味甘，平。主黄疸，泄痢，肠澼脓血，阴蚀，下血赤白，邪气痈肿、疽、痔、恶疮，头疡、疥瘙。久服补髓益气，肥健不饥，轻身延年。五石脂各随五色补五脏。生山谷中。

● **今释**

别　　名： 赤石脂。

来　　源： 本品为单晶系的多水高岭土。主产于福建、河南、山东、山西等省。

采收加工： 全年均可采挖，挖出后，选择红色滑腻如脂的块状体，拣去杂石、泥土。

性味归经： 甘、酸、涩、温。归大肠、胃经。

功效主治： 涩肠，止血，生肌敛疮。主治久泻久痢，大便出血，崩漏带下；外治疮疡久溃不敛，湿疹脓水浸淫。

用量用法： 9～12克，先煎。外用：适量，研末敷患处。

使用禁忌： 不宜与肉桂同用。

● **配伍应用**

烧心吐酸： 与乌贼骨同用，共研细末，用温水冲服。

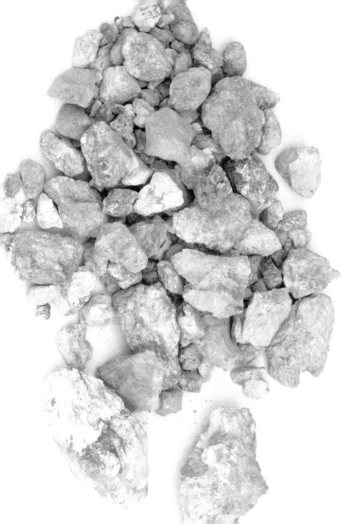

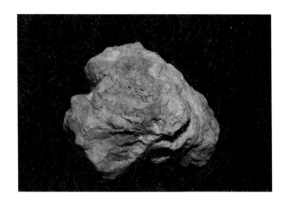

泻痢日久、滑脱不禁、脱肛等证：常与禹余粮相须为用，如赤石脂禹余粮汤（《伤寒论》）。

虚寒下痢、便脓血不止者：常与干姜、粳米同用，如桃花汤（《伤寒论》）。

崩漏：常与海螵蛸、侧柏叶等同用，如滋血汤（《和剂局方》）。

便血、痔疮出血：常与禹余粮、龙骨、地榆等药同用。

妇女肾虚带脉失约，日久而赤白带下者：配伍鹿角霜、芡实等药。

疮疡久溃不敛：与龙骨、乳香、没药、血竭等同用，研细末，掺于疮口。

● **传统药膳**

赤石脂粥

原料：赤石脂30～50克，大米50克。

制法：先将赤石脂研成细粉，过筛备用，将大米淘洗后放入

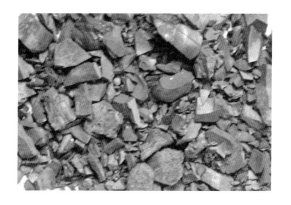

小砂锅内，加水适量，煮成稀薄粥。待粥将熟时，每次调入赤石脂粉3～5克，再煮2～3分钟即可。

用法： 每日早、晚餐两次温热服食，连用5～7日。

功效： 健脾，涩肠，止泻。

适用： 单纯性小儿水泻、慢性脾虚泄泻等。

赤石脂干姜粥

原料： 赤石脂30克，粳米60克，干姜10克。

制法： 将赤石脂打碎，与干姜入锅，加水300毫升，煎至100毫升，去渣取汁备用。粳米煮为稀粥，加入药汁，煮开1～2沸，待食。

用法： 每日早、晚空腹温热服食。

功效： 温中健脾，涩肠止痢。

适用： 慢性虚寒痢疾者。

禹余粮

● 原文

味甘，寒。主咳逆，寒热烦满，下利赤白，血闭癥瘕，大热，炼饵服之。不饥轻身延年。生池泽及山岛中。

● 今释

别　　名： 禹粮石。

来　　源： 本品为氢氧化物类矿物褐铁矿，主含碱式氧化铁。

采收加工： 采挖后，除去杂石。

性味归经： 甘、涩，微寒。归胃、大肠经。

功效主治： 涩肠止泻，收敛止血。主治久泻久痢，大便出血，崩漏带下。

用量用法： 9～15克，先煎；或入丸散。

使用禁忌： 孕妇慎用。

● 配伍应用

久泻、久痢者： 常与赤石脂相须而用，如赤石脂禹余粮汤（《伤寒论》）。

崩漏： 常与海螵蛸、赤石脂、龙骨等同用，如治妇人漏下方（《千金方》）。

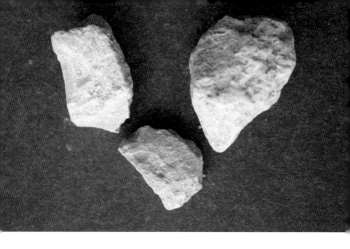

气虚失摄之便血者: 配人参、白术、棕榈炭等。

肾虚带脉不固之带下清稀者: 常与海螵蛸、煅牡蛎、白果等药
同用。

● **传统药膳**

赤石脂禹余粮汤

原料: 赤石脂（碎）、禹余粮（碎）各30克。

制法: 将上两味以水1200毫升,煮取400毫升,去滓。

用法: 分3次温服。

功效: 收敛固脱,涩肠止泻。

适用: 久泻、久痢、肠滑不能收摄者。

猪苓

● **原文**

味甘，平。主痎疟，解毒，蛊疰不祥，利水道。久服轻身，耐老。一名猳猪矢。生山谷。

● **今释**

别　　名： 野猪食、猪屎苓、地乌桃。

来　　源： 本品为多孔菌科真菌猪苓的干燥菌核。

采收加工： 春、秋二季采挖，除去泥沙，干燥。

性味归经： 甘、淡，平。归肾、膀胱经。

功效主治： 利水渗湿。主治小便不利，水肿，泄泻，淋浊，带下。

用量用法： 6～12克，水煎服。

使用禁忌： 无水湿者忌服。

● **配伍应用**

通身肿满、小便不利： 单用一味猪苓为末，热水调服。

水湿内停所致之水肿、小便不利： 常与泽泻、茯苓、白术等同用，如四苓散（《明医指掌》）。

肠胃寒湿、濡泻无度： 常与肉豆蔻、黄柏同用，如猪苓丸（《圣济总录》）。

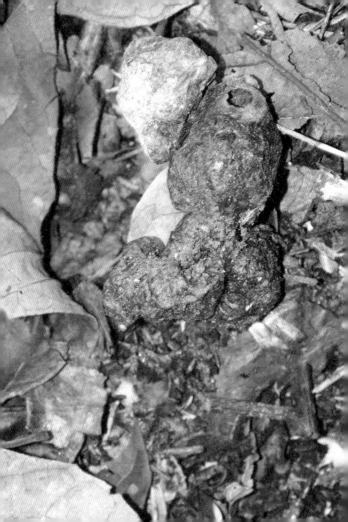

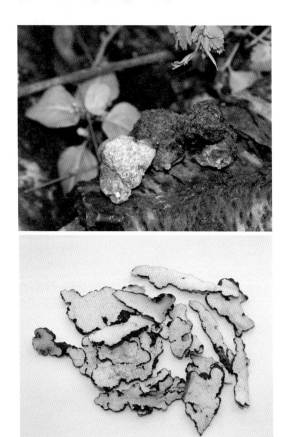

猪苓

热淋、小便不通、淋沥涩痛：本品配生地、滑石、木通等，如十味导赤汤（《医宗金鉴》）。

● 传统药膳

猪苓粥

原料：猪苓10克，大米100克，白糖少许。

制法：将猪苓择净，放入锅中，加清水适量，水煎取汁，加大米煮粥，待熟时调入白糖，再煮一二沸即成。

用法：每日1剂。

功效：利水渗湿。

适用：小便不利、水肿、泄泻、淋浊、带下等。

猪苓瓜皮鲫鱼汤

原料：猪苓、冬瓜皮各30克，鲫鱼500克，生姜4片。

制法：鲫鱼去鳞、鳃及内脏，洗净；猪苓、冬瓜皮、生姜洗净，与鲫鱼一齐放入砂锅，加清水适量，大火煮沸后，改用小火煲2小时，调味食用即可。

用法：佐餐食用。

功效：健脾去湿，消肿利水。

适用：肝硬化腹水、营养不良性水肿属脾虚水湿内停者。

茯苓

● **原文**

味甘，平。主胸胁逆气。忧恚，惊邪恐悸，心下结痛，寒热烦满，咳逆，止口焦舌干，利小便，久服安魂养神，不饥延年。一名茯菟。生山谷。

● **今释**

别　　名：茯菟、茯灵。

来　　源：本品为多孔菌科真菌茯苓的干燥菌核。

采收加工：多于7～9月采挖，挖出后除去泥沙，堆置"发汗"后，摊开晾至表面干燥，再"发汗"，反复数次至现皱纹、内部水分大部散失后，阴干，称为"茯苓个"；或将鲜茯苓按不同部位切制，阴干，分别称为"茯苓皮"及"茯苓块"。

性味归经：甘、淡、平。归心、肺、脾、肾经。

功效主治：利水渗湿，健脾，宁心。主治水肿尿少，痰饮眩悸，脾虚食少，便溏泄泻，心神不安，惊悸失眠。

用量用法：10～15克，煎服。

使用禁忌：虚寒精滑或气虚下陷者忌服。

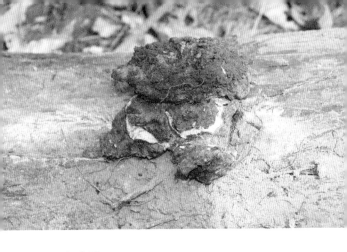

● **配伍应用**

斑秃：茯苓粉，每日2次，每次6克或临睡前10克吞服，或用茯苓煎水内服也可。

水湿内停所致之水肿、小便不利：常与泽泻、猪苓、白术、桂枝等同用，如五苓散（《伤寒论》）。

脾肾阳虚水肿：可与附子、生姜同用，如真武汤（《伤寒论》）。

水热互结、阴虚小便不利水肿：与滑石、阿胶、泽泻合用，如猪苓汤（《伤寒论》）。

痰饮之目眩心悸：配以桂枝、白术、甘草同用，如苓桂术甘汤（《金匮要略》）；若饮停于胃而呕吐者，多和半夏、生姜合

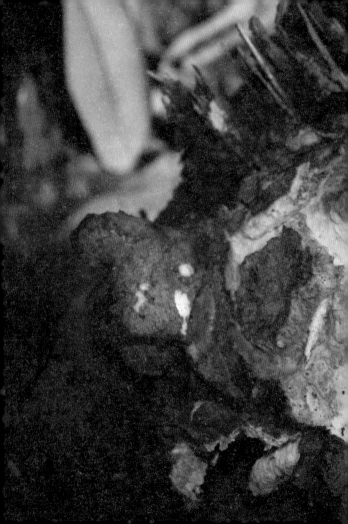

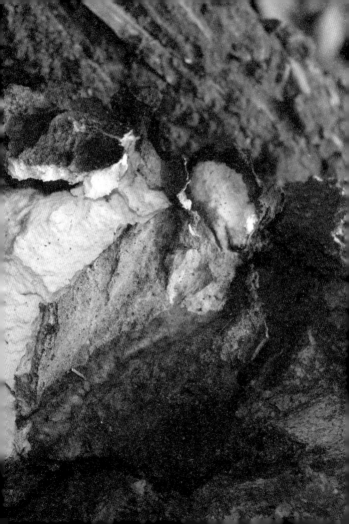

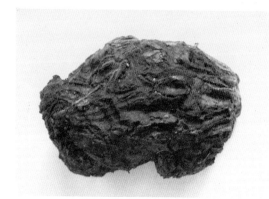

用，如小半夏加茯苓汤（《金匮要略》）。

脾虚泄泻：可与山药、白术、薏苡仁同用，如参苓白术散（《和剂局方》）。

脾胃虚弱、倦怠乏力、食少便溏：配人参、白术、甘草同用，如四君子汤（《和剂局方》）。

心脾两虚、气血不足之心悸、失眠、健忘：多与黄芪、当归、远志同用，如归脾汤（《济生方》）；若心气虚，不能藏神，惊恐而不安卧者，常与人参、龙齿、远志同用，如安神定志丸（《医学心悟》）。

● 传统药膳

茯苓益胃粥

原料：白茯苓15克，粳米100克，清水适量。

制法：将白茯苓磨成细粉，同淘净的粳米一同入锅煮粥，至米烂汁黏稠即可。

用法：早餐食用。

功效：健脾益胃，利水消肿。

适用：脾胃不和、小便不利者。

茯苓大枣粥

原料：茯苓粉、白米各30克，红枣20枚。

制法：如常法煮粥食。

用法：当早点或餐间加餐经常食用。

功效：健脾利湿。

适用：脾胃虚弱者。

茯苓赤小豆粥

原料：茯苓25克，赤小豆30克，大枣10枚，粳米100克。

制法：先将赤小豆冷水浸泡半日后同茯苓、大枣、粳米煮粥。

用法：早、晚餐温热服食。

功效：利水消肿，健脾益胃。

适用：水肿病、肥胖症以及大便溏薄等。

茯苓百合粥

原料：白茯苓、百合各15克，粳米60克。

制法：茯苓、百合磨成细粉，同淘洗干净的粳米一同入锅，加水适量煮粥。

用法：早、晚分食。

功效：健脾利湿，养阴降脂。

适用：脾虚湿盛兼失眠的肥胖症。

柏实

● 原文

味甘，平。主惊悸，安五脏，益气，除风湿痹。久服令人润泽美色，耳目聪明，不饥不老，轻身延年。生山谷。

● 今释

别　　名： 柏实、侧柏仁。

来　　源： 本品为柏科植物侧柏的干燥成熟种仁。

采收加工： 秋、冬二季采收成熟种子，晒干，除去种皮，收集种仁。

性味归经： 甘，平。归心、肾、大肠经。

功效主治： 养心安神，润肠通便，止汗。主治阴血不足，虚烦失眠，心悸怔忡，肠燥便秘，阴虚盗汗。

用量用法： 3～10克，煎服，大便溏者宜用柏子仁霜代替柏子仁。

使用禁忌： 便溏及痰多者慎服。

● 配伍应用

心阴不足、心血亏虚、心神失养之心悸怔忡、虚烦不眠、头晕健忘等： 常与人参、五味子、白术等配伍，如柏子仁丸（《普济本事方》）；也可与酸枣仁、当归、茯神等同用，如养心汤（《校

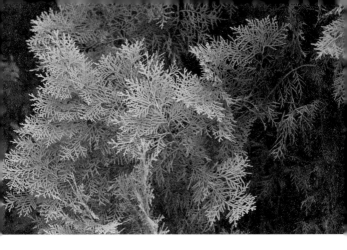

注妇人良方》）。

心肾不交之心悸不宁、心烦少寐、梦遗健忘：常以本品配伍麦冬、熟地黄、石菖蒲等同用，如柏子养心丸（《体仁汇编》）。

阴虚血亏，老年、产后等肠燥便秘证：常与郁李仁、松子仁、杏仁等同用，如五仁丸（《世医得效方》）。

● **传统药膳**

> **柏子仁粥**

原料：柏子仁10～15克，粳米30～60克，蜂蜜适量。

制法：先将柏子仁去净皮壳杂质，稍捣烂，同粳米煮粥，待粥成时，兑入蜂蜜适量，稍煮1～2沸即可。

用法：每日2次。

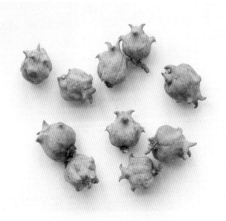

功效： 养心安神，润肠通便。

适用： 心血不足，心神失养之心悸、失眠、健忘以及阴血不足、肠燥便秘。

柏子李仁粥

原料： 柏子仁、郁李仁各10~15克，蜂蜜20克，粳米100克。

制法： 将柏子仁、郁李仁洗净，捣碎，煎汁，去净渣。粳米淘洗入锅，掺水烧开后加入药汁，煮成粥时，放入蜂蜜食之。

用法： 每日2次。

功效： 润肠通便，养心安神，利水消肿。

适用： 慢性便秘、心悸失眠、健忘、小便不利、水肿腹满等。

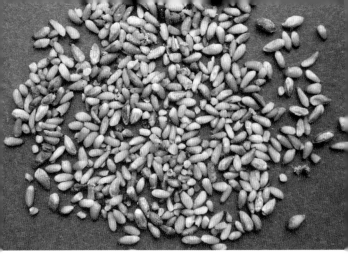

柏子仁炖猪心

原料： 柏子仁15克，猪心1个，盐适量。

制法： 将猪心洗净，剖开，纳入洗净的柏子仁，盛入瓦煲内，加清水适量，再将瓦煲置于大锅中，隔水蒸炖1小时左右，直至猪心熟烂，加盐调味即成。

用法： 佐餐食用。

功效： 养心安神，补血润肠。

适用： 心阴血虚引起的心悸不宁、失眠多梦、健忘及血虚肠燥所致大便秘结等。

天门冬

● 原文

味苦，平。主诸暴风湿偏痹，强骨髓，杀三虫，去伏尸，久服轻身益气延年。一名颠勒。生山谷。

● 今释

别　　名：天冬、武竹。

来　　源：本品为百合科植物天门冬的干燥块根。

采收加工：秋、冬二季采挖，洗净，除去茎基和须根。置沸水中煮或蒸至透心，趁热除去外皮，洗净，干燥。

性味归经：甘、苦，寒。归肺、肾经。

功效主治：养阴润燥，清肺生津。主治肺燥干咳，顿咳痰黏，腰膝酸痛，骨蒸潮热，内热消渴，热病津伤，咽干口渴，肠燥便秘。

用量用法：6～12克，煎服。

使用禁忌：虚寒泄泻及外感风寒致嗽者，皆忌服。

● 配伍应用

肺阴不足、燥热内盛之证：常与麦冬、沙参、川贝母等同用。

肾阴亏虚、眩晕耳鸣、腰膝酸痛者：常与熟地黄、枸杞子、牛膝等同用。

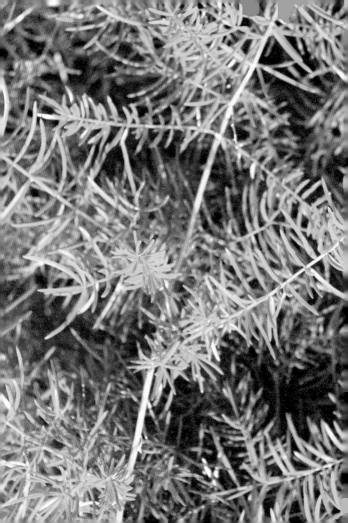

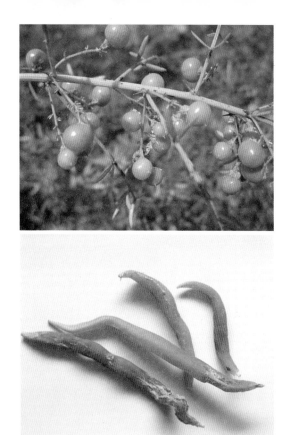

阴虚火旺、骨蒸潮热者：宜与生地黄、麦冬、知母、黄柏等同用。

肾阴久亏、内热消渴证：可与生地黄、山药、女贞子等同用。

肾阴虚之咳嗽咯血：可与生地黄、玄参、川贝母等同用。

气阴两伤、食欲不振、口渴者：宜与生地黄、人参等配伍同用。

津亏肠燥便秘者：宜与生地黄、当归、生首乌等同用。

● 传统药膳

天冬粥

原料：天冬20克，粳米100克。

制法：将天冬熬水，约20分钟，去渣留汁，备用。将粳米洗净，锅内加药汁及水适量，煮粥，待粥汁稠黏时停火起锅。

用法：每食适量。

功效：润肾燥，益肌肤，悦颜色，清肺，降火。

适用：老年痰咳、少年干咳、风湿不仁、冷痹、心腹积聚、耳聋等。

天冬枸杞粥

原料：天冬30克，枸杞子15克，粳米90克。

制法：将天冬、枸杞子用温开水浸泡5分钟，清水冲洗干净，加水煎取浓汁，待用。把粳米清洗干净，倒入锅内，加入天冬、枸杞汁，置于火上煮成粥，食之。

用法：每日分2次服食。

功效：益肾养阴。

适用：肺肾阴虚者。

麦门冬

● 原文

味甘，平。主心腹结气，伤中，伤饱，胃络脉绝，羸瘦短气。久服轻身，不老，不饥。生川谷及堤阪。

● 今释

别　　名： 麦冬、沿阶草。

来　　源： 本品为百合科植物麦门冬的干燥块根。

采收加工： 拣净杂质，用水浸泡，捞出，润透后抽去心，再洗净晒干。

性味归经： 甘、微苦，微寒。归心、肺、胃经。

功效主治： 养阴生津，润肺清心。主治肺燥干咳，阴虚痨嗽，喉痹咽痛，津伤口渴，内热消渴，心烦失眠，肠燥便秘。

用量用法： 6～12克，煎服。

使用禁忌： 与款冬、苦瓠、苦参、青蘘相克。

● 配伍应用

热伤胃阴、口干舌燥： 常与生地黄、玉竹、沙参等同用。

消渴： 与天花粉、乌梅等同用。

胃阴不足之气逆呕吐： 与半夏、人参等同用，如麦门冬汤（《金

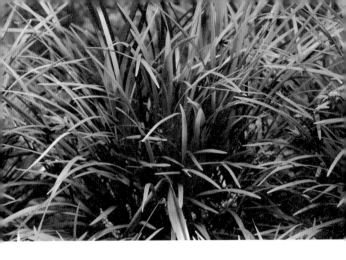

匮要略》）。

热邪伤津之便秘： 与生地黄、玄参同用，如增液汤（《温病条辨》）。

阴虚肺燥有热的鼻燥咽干、干咳痰少、咳血，咽痛音哑等症： 常与阿胶、石膏、桑叶、枇杷叶等同用，如清燥救肺汤（《医门法律》）。

心阴虚有热之心烦、失眠多梦、健忘、心悸怔忡等症： 宜与生地黄、酸枣仁、柏子仁等配伍，如天王补心丹（《摄生秘剖》）。

热伤心营、神烦少寐者： 宜与黄连、生地黄、玄参等同用，如清营汤（《温病条辨》）。

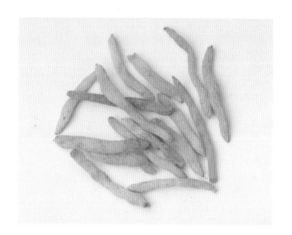

● **传统药膳**

麦冬竹叶粥

原料： 麦冬30克，淡竹叶15克，粳米100克，大枣6枚。

制法： 先将麦冬、炙甘草、淡竹叶、大枣煎水，去渣取汁，入粳米一同煮成粥即可。

用法： 随意食用。

功效： 甘淡清热，益气和胃。

适用： 暑热口渴、气短乏力、不思纳食等症。

麦冬粥

原料： 麦冬30克，粳米50克。

制法： 先将麦冬捣烂，加水煮成浓汁，去渣，取汁煮米做粥。

用法： 当早餐食用。

功效： 滋阴养心，生津止渴。

适用： 阴虚痨嗽、津伤口渴、内热消渴者。

麦冬汤

原料： 麦冬（去心）10克，大枣2枚，大米50克，冰糖适量。

制法： 麦冬温水浸泡片刻，合大枣、大米及冰糖同入锅后，加水如常法煮粥，煮至麦冬熟烂、米花粥稠即可。

用法： 每日温热服用，连服半个月。

功效： 润肺养胃，养阴清心。

适用： 肺燥干咳、心烦失眠者。

麦冬酒

原料： 麦冬30克，适量白酒。

制法： 将麦冬洗净，切片，放入酒瓶内，注酒满瓶，浸泡1月即可饮用。

用法： 每日1次。

功效： 养阴润肺，舒筋活血。

适用： 降血糖、泽肤延年。

麦冬石斛茶

原料： 麦冬10克，石斛6克，绿茶3克。

制法： 将麦冬、石斛共研成粗末，与绿茶一同放入大杯中，用沸水冲泡，加盖焖10分钟即成。

用法： 当茶频频饮用，一般可冲泡3～5次。

功效： 养胃阴，调胃气。

适用： 脾胃不和。

白术

● 原文

味苦，温。主风寒湿痹死肌，痉，疸，止汗，除热，消食，作煎饵。久服轻身延年，不饥。一名山蓟。生山谷。

● 今释

别　　名： 山蓟、山芥、日蓟、山姜、山精、山连、冬白术。

来　　源： 本品为菊科植物白术的干燥根茎。

采收加工： 冬季下部叶枯黄、上部叶变脆时采挖，除去泥沙，烘干或晒干，再除去须根。

性味归经： 苦、甘、温。归脾、胃经。

功效主治： 健脾益气，燥湿利水，止汗，安胎。主治脾虚食少，腹胀泄泻，痰饮眩悸，水肿，自汗，胎动不安。

用量用法： 6～12克，煎服。炒用可增强补气健脾止泻作用。

使用禁忌： 阴虚燥渴、气滞胀闷者忌服。

● 配伍应用

脾虚有湿、食少便溏或泄泻： 常与人参、茯苓等同用，如四君子汤（《和剂局方》）。

脾虚中阳不振、痰饮内停者： 宜与温阳化气、利水渗湿之品配

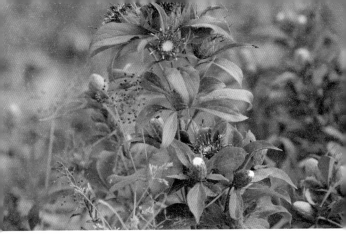

伍，如苓桂术甘汤（《金匮要略》）。

脾虚水肿：可与茯苓、桂枝等同用。

脾肺气虚、卫气不固、表虚自汗、易感风邪者：宜与黄芪、防风等配伍，以固表御邪，如玉屏风散（《丹溪心法》）。

脾虚胎儿失养者：宜与人参、阿胶等配伍。

脾虚失运、湿浊中阻之妊娠恶阻、呕恶不食、四肢沉重者：宜与人参、茯苓、陈皮等配伍。

便秘：生白术30～60克，水煎，早、晚2次分服，每日1剂。

● **传统药膳**

白术山药粥

原料：炒白术、炒山药各30克。

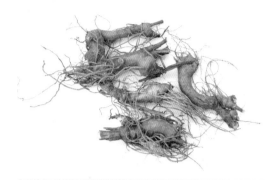

制法： 将上药放入砂锅煎汁，去渣，再加入洗净的粳米，共煮成粥，调入白糖即成。

用法： 温热服食，每日2次。

功效： 健脾燥湿。

适用： 脾虚所致带下腰酸神疲、纳呆食少等。

白术鲫鱼粥

原料： 白术10克，鲫鱼30～60克，粳米30克，调料适量。

制法： 将鲫鱼去掉鳞甲及内脏，白术洗净先煎汁100毫升，然后将鱼与粳米同煮成粥，粥成后入药汁和匀即可。

用法： 根据个人口味加入盐或糖食用。

功效： 健脾和胃。

适用： 脾胃虚弱型脘腹胀痛，呕恶不食，浑身无力，倦怠思睡，舌质淡、苔白、脉缓滑等。

干地黄

原文

味甘，寒。主折跌绝筋，伤中，逐血痹，填骨髓，长肌肉，作汤除寒热积聚，除痹，生者尤良。久服轻身不老。一名地髓。生川泽。

今释

别　名： 山烟、酒壶花、山白菜。

来　源： 本品为玄参科植物地黄的新鲜或干燥块根。

采收加工： 秋季采挖，除去芦头、须根及泥沙，鲜用或将地黄缓缓烘焙至约八成干。前者习称"鲜地黄"，后者习称"生地黄"。

性味归经： 鲜地黄：甘、苦，寒；归心、肝、肾经。生地黄：甘，寒；归心、肝、肾经。

功效主治： 鲜地黄：清热生津，凉血，止血；主治热病伤阴，舌绛烦渴，温毒发斑，吐血，衄血，咽喉肿痛。生地黄：清热凉血，养阴生津；主治热入营血，温毒发斑，吐血衄血，热病伤阴，舌绛烦渴，津伤便秘，阴虚发热，骨蒸劳热，内热消渴。

用量用法： 鲜地黄：12～30克。生地黄：10～15克。

使用禁忌： 地黄性凉，脾虚腹泻、胃虚食少者忌食。

干地黄

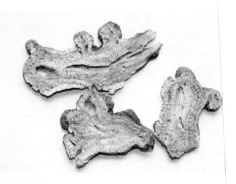

白术茯苓粥

原料： 白术12克，茯苓15克，陈皮6克，粳米100克。

制法： 将上药煎汁去渣，加入粳米同煮为稀粥。

用法： 每日2次，早、晚温热服。

功效： 健脾行水。

适用： 脾虚所致妊娠面目、四肢浮肿或遍及全身、小便短少。

白术糖

原料： 生白术30～60克，绵白糖50～100克。

制法： 先将生白术晒干后，研为细粉，过筛；再把白术粉同绵白糖和匀，加水适量，调拌成糊状，放入碗内，隔水蒸或置饭锅上蒸熟即可。

用法： 每日10～15克，分2～3次，温热时嚼服，连服7～10日。

功效： 健脾摄涎。

适用： 小儿流涎。

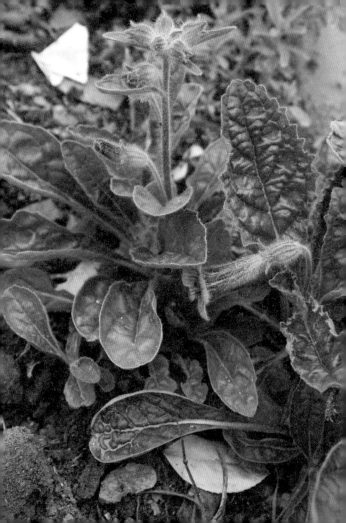

● 配伍应用

血虚血瘀、贫血、月经不调：与当归、白芍、川芎同用，如四物汤（《太平惠民和剂局方》）。

胃火牙痛，咽喉肿痛，口舌生疮：常与玄参、升麻、生石膏等配伍，如清胃散（《脾胃论》）。

温热病热入营血、壮热烦渴、神昏舌绛者：多配玄参、连翘、丹参等药用，如清营汤（《温病条辨》）。

血热吐衄：常与大黄同用，如大黄散（《伤寒总病论》）。

血热便血、尿血：常与地榆同用，如两地丹（《石室秘录》）。

血热崩漏或产后下血不止、心神烦乱：可配益母草用，如地黄酒（《圣惠方》）。

阴虚内热、潮热骨蒸：可配知母、地骨皮用，如地黄膏（《古今医统》）。

温病后期、余热未尽、阴津已伤、邪伏阴分（症见夜热早凉、舌红脉数者）：配青蒿、鳖甲、知母等用，如青蒿鳖甲汤（《温病条辨》）。

热病伤阴、烦渴多饮：常配麦冬、沙参、玉竹等药用，如益胃汤（《温病条辨》）。

阴虚内热之消渴证：可配山药、黄芪、山茱萸用，如滋饮（《医学衷中参西录》）。

温病津伤、肠燥便秘：可配玄参、麦冬用，如增液汤（《温病条辨》）。

● 传统药膳

生地黄煲蟹汤

原料：生地黄30克，鲜螃蟹1只。

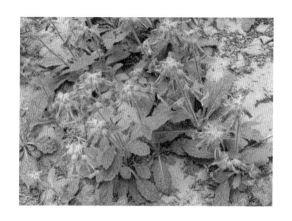

制法： 上二物洗净，加清水适量煎成1碗，去渣饮汤。

用法： 每日1次，连服3日。

功效： 清热凉血，解结散热。

适用： 急性咽喉炎、咽喉肿痛日久而声嘶者。

生地黄粥

原料： 生地黄汁150毫升，陈仓米30克。

制法： 先将米淘洗干净，放入锅内加适量清水，煮粥，粥成后加入生地黄汁搅匀即可食用。

用法： 每日早、晚分食。

功效： 调经止血，安胎。

适用： 阴虚发热、消渴、吐血、衄血、血崩、月经不调、胎动不安等。

生地黄莲子汤

原料： 生地黄9克，莲子心、甘草各6克。

制法： 将上几味药以适量水煎取汁。

用法： 每日1剂，连服数剂。

功效： 养阴生津，清心祛热。

适用： 舌绛烦渴、津伤便秘、阴虚发热、内热消渴。

生地黄石膏粥

原料： 生地黄15克，生石膏、粳米各30克。

制法： 生石膏煎煮1小时去渣取汁，与生地、粳米煮粥。

用法： 每日1次。

功效： 清心降火。

适用： 烦渴、津伤便秘、阴虚发热、骨蒸劳热、内热消渴等。

地黄蒸乌鸡

原料： 生地黄250克（切丝），饴糖150克，雌乌鸡1只。

制法： 先将鸡去毛及内脏，洗净，将生地丝、饴糖和匀，放入鸡腹内，缝固，置盆中入蒸锅内蒸熟即可。

用法： 佐餐食用。

功效： 补气血，益精髓。

适用： 气血亏虚骨蒸潮热、疲乏无力者。

生地黄稻草根黑豆煎

原料： 生地黄、稻草根、黑豆各30克。

制法： 三味共用水煎。

用法： 饮汤食黑豆，每日2次，连服5日。

功效： 补肾滋阴，养阴生津，凉血止血。

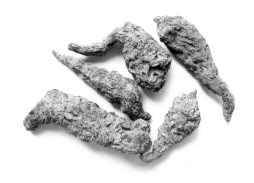

适用： 热入营血、温毒发斑、吐血衄血等。

生地黄精粥

原料： 生地黄、黄精（制）、粳米各30克。

制法： 先将前二味水煎取汁，用药汁与粳米煮粥食。

用法： 每日早、晚餐温热服。

功效： 补虚养血。

适用： 热入营血、津伤便秘者。

生地黄木耳汤

原料： 生地黄15克，木耳20克。

制法： 生地黄加适量水煎30分钟，取汁，木耳用冷水浸泡后，放入前汁煮至烂熟，加糖适量。

用法： 分2次服用，连服5日。

功效： 养阴清热，凉血止血。

适用： 阴虚发热、吐血衄血者。

菖蒲

● 原文

味辛，温。主风寒痹，咳逆上气，开心孔，补五脏，通九窍，明耳目，出音声。久服轻身，不忘，不迷惑，延年。一名昌阳。生池泽。

● 今释

别　　名： 山菖蒲、药菖蒲、金钱蒲、菖蒲叶、水剑草、香菖蒲。

来　　源： 本品为天南星科植物石菖蒲的干燥根茎。

采收加工： 秋、冬二季采挖，除去须根及泥沙，晒干。

性味归经： 辛、苦，温。归心、胃经。

功效主治： 开窍豁痰，醒神益智，化湿开胃。主治神昏癫痫，健忘失眠，耳鸣耳聋，脘痞不饥，噤口下痢。

用量用法： 3～10克，煎服。鲜品加倍。

使用禁忌： 阴虚阳亢，汗多、精滑者慎服。

● 配伍应用

脾中风痰迷心窍、神志昏乱、舌强不能语： 常与半夏、天南星、橘红等合用，如涤痰汤（《济生方》）。

痰热蒙蔽、高热、神昏谵语者： 常与郁金、半夏、竹沥等配伍，

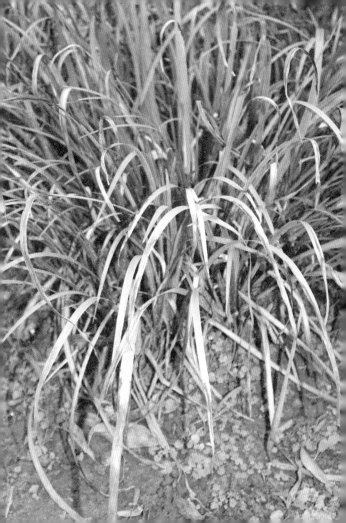

如菖蒲郁金汤（《温病全书》）。

痰热癫痫抽搐： 可与枳实、竹茹、黄连等配伍，如清心温胆汤（《古今医鉴》）。

湿浊蒙蔽、头晕、嗜睡、健忘等症： 常与茯苓、远志、龙骨等配伍，如安神定志丸（《医学心悟》）。

湿浊中阻、脘闷腹胀、痞塞疼痛： 常与砂仁、苍术、厚朴同用；若湿从热化、湿热蕴伏，见身热吐利、胸脘痞闷、舌苔黄腻者，可与黄连、厚朴等配伍，如连朴饮（《霍乱论》）。

湿浊、热毒蕴结肠中所致之水谷不纳、痢疾后重等： 可与黄连、茯苓、石莲子等配伍，如开噤散（《医学心悟》）。

心烦、失眠、健忘证： 常与人参、茯神、远志等配伍，如不忘散（《证治准绳》）、开心散（《千金方》）。

劳心过度、心神失养之失眠、多梦、心悸怔忡： 常与人参、白术、龙眼肉及酸枣仁、茯神、朱砂等配伍，如安神定志丸（《杂病源流犀烛》）。

心肾两虚之耳鸣耳聋、头昏、心悸： 常与菟丝子、女贞子、旱莲草及丹参、夜交藤等配伍，如安神补心丸（《中药制剂手册》）。

● 传统药膳

菖蒲五味猪肾粥

原料： 菖蒲、五味子各15克，粳米100克，葱白、姜丝、盐、味精、麻油各适量。

制法： 菖蒲、五味子水煎2次，每次用水600毫升，煎半小时，2次混合，去渣留汁于锅中。再将粳米淘净，猪肾剖开，除去臊腺，洗净切片，葱白洗净切段，和姜丝、盐一起放

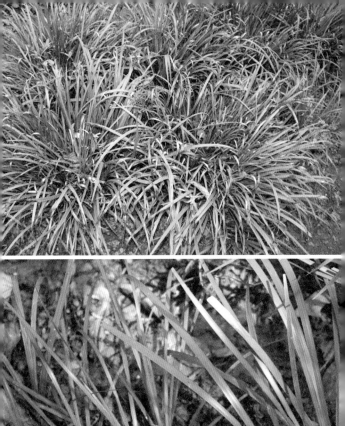
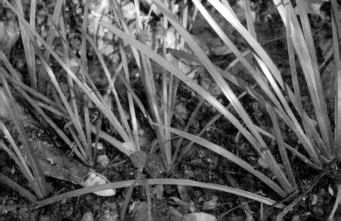

入，慢熬成粥，下味精，淋麻油，调匀。

用法： 分2次空腹服用。

功效： 补肾，益智。

适用： 肾虚耳鸣、智力减退。

菖蒲茶

原料： 菖蒲3克，红枣肉、酸梅肉各5枚，赤砂糖适量。

制法： 将上述前3味加水煎汤，再加入赤砂糖。

用法： 代茶饮。

功效： 宁心安神。

适用： 惊恐、心悸、失眠、健忘、不思饮食等。

菖根百合饮

原料： 菖蒲根、鲜百合各30克。

制法： 菖蒲根洗净，切成小段，鲜百合洗净，同置锅中，加清水700毫升，大火煮开5分钟，改小火煮30分钟，滤渣取汁。

用法： 分次食用。

功效： 清热和中。

适用： 大便干结、小便赤短等。

石菖蒲拌猪心

原料： 石菖蒲30克，猪心1个。

制法： 石菖蒲研细末，猪心切片，放入砂锅中加水适量煮熟，每次以石菖蒲粉3～6克拌猪心。

用法： 空腹食，每日1～2次。

功效： 化湿豁痰，宁心安神。

适用： 心悸、失眠、健忘等。

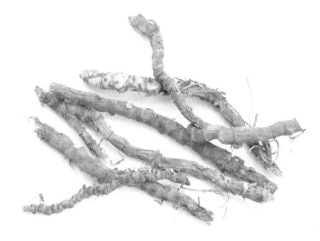

菖蒲红枣酒

原料： 石菖蒲50克，红枣100克，白酒2000毫升。

制法： 将石菖蒲洗净，切成薄片，晾干，用纱布袋盛装，扎紧袋口，连同红枣一并置酒坛内，倒入白酒，加盖密封，浸泡15日即成。

用法： 弃石菖蒲不用，取白酒饮用。每日2次，每次20毫升。

功效： 开窍醒脑，安神益智。

适宜： 老年心气不足、精神恍惚、心悸气短、少寐多梦、记忆力下降、食欲不振者。

远志

● 原文

味苦，温。主咳逆伤中，补不足，除邪气，利九窍，益智慧，耳目聪明，不忘，强志，倍力。久服轻身不老。叶，名小草。一名棘菀，一名葽绕，一名细草。生川谷。

● 今释

别　　名： 棘菀、细草、小鸡腿、小鸡眼、小草根。

来　　源： 本品为远志科植物远志或卵叶远志的干燥根。

采收加工： 春、秋二季采挖，除去须根及泥沙，晒干。

性味归经： 苦、辛，温。归心、肾、肺经。

功效主治： 安神益智，交通心肾，祛痰，消肿。主治心肾不交引起的失眠多梦、健忘惊悸、神志恍惚，咳痰不爽，疮疡肿毒，乳房肿痛。

用量用法： 3～10克，煎服。外用：适量。化痰止咳宜炙用。

使用禁忌： 阴虚火旺、脾胃虚弱者以及孕妇慎服。用量不宜过大，以免引起呕恶。

● 配伍应用

心肾不交之心神不宁、失眠、惊悸等症： 常与茯神、龙齿、朱砂等同用，如远志丸（《张氏医通》）。

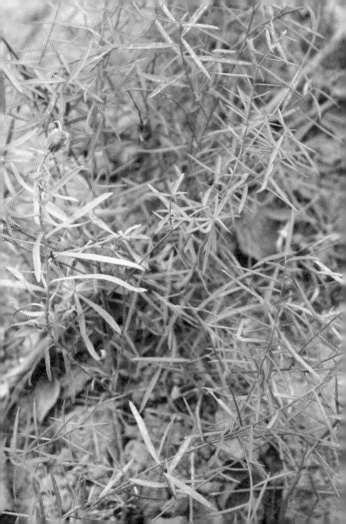

健忘证：常与人参、茯苓、菖蒲同用，如开心散（《千金方》），若方中再加茯神，即不忘散（《证治准绳》）。

癫痫昏仆、痉挛抽搐者：可与半夏、天麻、全蝎等配伍。

痰多黏稠、咳吐不爽或外感风寒、咳嗽痰多者：常与杏仁、贝母、瓜蒌、桔梗等同用。

痈疽疮毒、乳房肿痛（内服、外用均有疗效）：内服可单用为末，黄酒送服；外用可隔水蒸软，加少量黄酒捣烂敷患处。

● **传统药膳**

远志枣仁粥

原料：远志肉、炒酸枣仁各10克，粳米50克。

制法：如常法煮粥，粥熟时加入远志、枣仁稍煮即可。

用法：此粥宜睡前做夜宵服。枣仁不能久炒，否则油枯而失去镇静之效。

功效：补肝，宁心，安神。

适用：心悸、失眠。

远志莲子粥

原料：远志30克，莲子15克，粳米50克。

制法：将远志泡去心皮，与莲子均研成粉末。再煮粳米粥，候熟，入远志和莲子粉，再煮1～2沸即可。

用法：随意食用。

功效：补中益气，安神益智，聪耳明目。

适用：心脾两虚型失眠、目昏。

远志牛肉汤

原料：远志9克，枸杞子20克，青菜叶、牛肉各250克，姜、

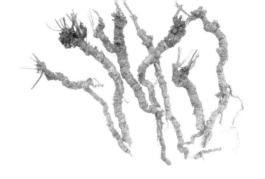

葱、盐、料酒均适量。

制法： 将牛肉洗净，用开水煮变色捞出，稍凉。切成长3厘米、宽2厘米的小块备用。锅内放入沙拉油，烧七成热放姜葱爆香，加水适量，放入牛肉块、远志、枸杞、食盐，大火烧开，再小火炖1.5～2小时即成。

用法： 佐餐食用。

功效： 健脑益智，强骨壮精。

适用： 精神倦怠、心悸头晕、不寐健忘、头晕、耳鸣等。

远志酒

原料： 远志500克，白酒2500毫升。

制法： 将远志研末，放入酒坛，倒入白酒，密封坛口，每日摇晃1次，7日后即成。

用法： 每日1次，每次饮服10～20毫升。

功效： 安神益智，消肿止痛。

适用： 健忘、惊悸、失眠。

泽泻

● 原文

味甘，寒。主风寒湿痹，乳难，消水，养五脏，益气力，肥健，久服耳目聪明，不饥，延年，轻身，面生光，能行水上。一名水泻，一名芒芋，一名鹄泻。生池泽。

● 今释

别　　名：水泽、日鹅蛋、一枝花、如意花。

来　　源：本品为泽泻科植物泽泻的干燥块茎。

采收加工：冬季茎叶开始枯萎时采挖，洗净，干燥，除去须根及粗皮。

性味归经：甘、淡，寒。归肾、膀胱经。

功效主治：利水渗湿，泄热，化浊降脂。主治小便不利，水肿胀满，泄泻尿少，痰饮眩晕，热淋涩痛，高脂血症。

用量用法：6～10克，煎服。

使用禁忌：无湿热及肾虚精滑者忌服。

● 配伍应用

水湿停蓄之水肿、小便不利：常和茯苓、猪苓、桂枝配用，如五苓散（《伤寒论》）。

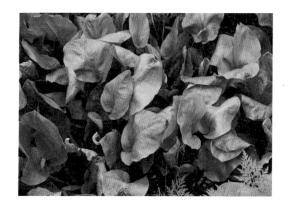

脾胃伤冷、水谷不分、泄泻不止：与厚朴、苍术、陈皮配用，如胃苓汤（《丹溪心法》）。

痰饮停聚、清阳不升之头目昏眩：配白术同用，如泽泻汤（《金匮要略》）。

湿热淋证：常与木通、车前子等药同用；对肾阴不足，相火偏亢之遗精、潮热，则与熟地黄、山茱萸、牡丹皮同用，如六味地黄丸（《小儿药证直诀》）。

● **传统药膳**

泽泻粥

　　原料：泽泻粉10克，粳米50克。

　　制法：先将粳米加水500毫升，煮粥。待米开花后，调入泽泻粉，改用小火稍煮数沸即可。

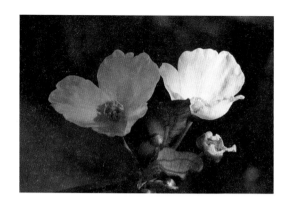

用法： 每日2次，温热服食，3日为1个疗程。不宜久食，可间断食用。

功效： 健脾渗湿，利水消肿。

适用： 水湿停滞、小便不利、水肿、下焦湿热带下、小便淋涩等。

泽泻薏米粥

原料： 泽泻10克，薏苡仁30克。

制法： 泽泻、薏苡仁洗净，加清水适量，大火煮沸后，小火煮1~2小时，调味供用（拣去泽泻）。

用法： 早餐食用。

功效： 健脾，利水，渗湿。

适用： 高脂血症、肥胖、糖尿病属脾虚水湿内停者，症见肥胖或水肿、小便不利、体倦身重、头目眩晕、四肢乏力。

泽泻

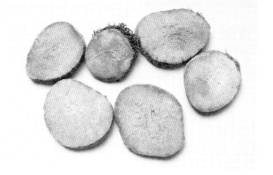

泽泻乌龙茶

原料： 泽泻20克，乌龙茶2克。

制法： 将泽泻洗净、晒干或烘干，切碎，放入砂锅中，加适量水，浓煎2次，每次30分钟，合并两次滤汁，备用。将乌龙茶放入有盖杯中，加入适量泽泻药汁，用沸水冲泡，加盖焖10分钟即可饮用。

用法： 代茶频频饮用。

功效： 利水渗湿减肥。

适用： 肥胖症。

泽泻焖水鸭

原料： 泽泻、白术各50克，水鸭1只，盐适量。

制法： 选中型水鸭1只，剥净去肠杂，取肉同白术、泽泻同焖。

用法： 食汁及水鸭肉。

功效： 祛寒除湿，补脑安神。

适用： 头眩长久治疗不见效、发作时天旋地转者。

薯蓣

● 原文

味甘，温。主伤中，补虚羸，除寒热邪气。补中，益气力，长肌肉。久服耳目聪明，轻身，不饥，延年。一名山芋。生山谷。

● 今释

别　　名： 山药、土薯、山薯、山芋、玉延。

来　　源： 本品为薯蓣科植物薯蓣的干燥根茎。

采收加工： 冬季茎叶枯萎后采挖，切去根头，洗净，除去外皮及须根，干燥；也有选择肥大顺直的干燥山药，置清水中，浸至无干心，闷透，切齐两端，用木板搓成圆柱状，晒干，打光。习称"光山药"。

性味归经： 甘，平。归脾、肺、肾经。

功效主治： 补脾养胃，生津益肺，补肾涩精。主治脾虚食少，久泻不止，肺虚喘咳，肾虚遗精，带下，尿频，虚热消渴。麸炒山药补脾健胃，用于脾虚食少，泄泻便溏，白带过多。

用量用法： 15～30克，煎服，麸炒可增强补脾止泻作用。

使用禁忌： 山药与甘遂不可同食用；也不可与碱性药物同服。大便燥结者不宜食用；另外有实邪者忌食山药。

薯蓣

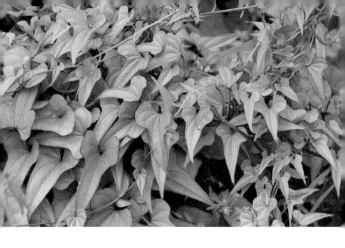

● **配伍应用**

肾虚小便不利、尿频、遗尿、腰膝冷痛：与熟地黄、山茱萸、熟附子、肉桂等配伍使用。

脾虚带下：常与人参、白术等药同用，如完带汤（《傅青主女科》）。

肺虚咳喘：可与太子参、南沙参等同用。

消渴气阴两虚证：常与黄芪、天花粉、知母等同用，如玉液汤（《医学衷中参西录》）。

● **传统药膳**

山药薏苡粥

原料：生山药、生薏苡仁各60克，柿霜饼24克。

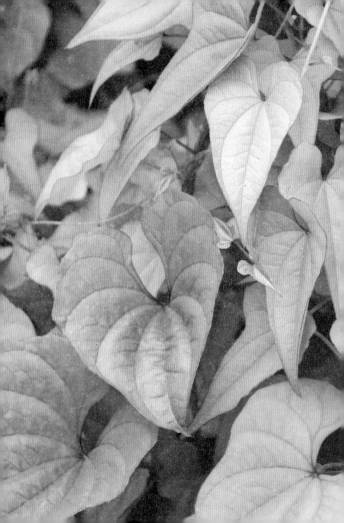

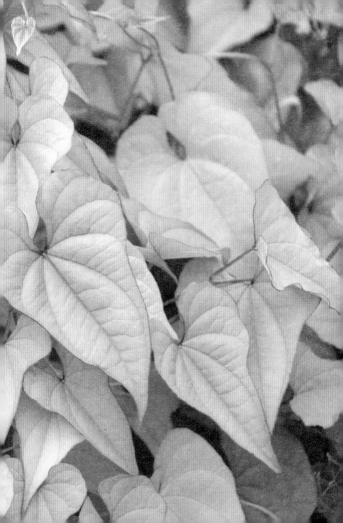

制法： 先将山药、薏苡仁捣成粗粒，放入砂锅，加水适量，置灶上，用火煮至烂熟，再将柿霜饼切碎，调入煮好的粥内，搅匀深化即成。

用法： 早、晚温热服食。

功效： 滋养脾肺，止咳祛痰。

适用： 脾肺气虚、饮食懒进、虚劳咳嗽及一切气阴两虚等。

山药羊肉粥

原料： 怀山药、精羊肉各500克。

制法： 将羊肉、山药入锅内煮烂，再入粳米和水适量，煮粥。

用法： 分3日食完。

功效： 益气养阴，补脾肺肾。

适用： 虚劳羸瘦、虚热劳嗽、脾虚泻泄、消渴、腰膝酸软等。

山药绿豆沙参粥

原料： 沙参、山药、粳米各50克，绿豆30克，桑椹20克。

制法： 先煮沙参，去渣取汁，入山药、绿豆、桑椹、粳米煮烂成粥，加白糖适量。

用法： 温服，每日1剂，连服15日。

功效： 益气养阴，健脾和胃。

适用： 虚劳羸瘦、虚热劳嗽、脾虚泻泄者。

山药半夏粥

原料： 生山药60克，清半夏30克，白糖适量。

制法： 水煮清半夏半小时，去渣，加入山药末，再煮粥，加入砂糖少许。

用法： 早餐食用。

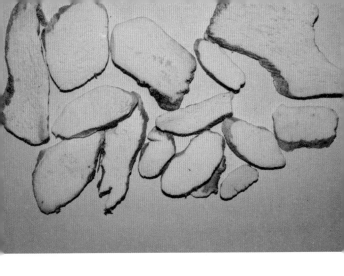

功效： 健脾和胃，降逆止呕。

适用： 脾虚气逆、呕吐频繁者。

山药小豆粥

原料： 鲜山药60克，赤小豆50克。

制法： 将山药洗净，去皮、毛，断小块，先用水煮赤小豆成半熟，放入山药块，煮至熟烂成粥。

用法： 每晨空腹服1次，连服数日。

功效： 健脾，利水，止泻。

适用： 脾虚不运、水肿、尿少、大便稀、腹胀、体倦、舌淡、苔白等。

山药扁豆糕

原料： 鲜山药200克，红枣肉500克，鲜扁豆50克，陈皮3克。

制法： 山药去皮切片，陈皮切丝、扁豆、枣肉切碎，将上述诸药拌匀蒸糕。

用法： 当早餐服，每次50～100克。

功效： 健脾益胃。

适用： 脾胃虚弱、食欲不振、四肢无力、便溏、气短神疲等。

山药芡实糕

原料： 山药、芡实各30克，芸豆60克，糯米、粳米、白糖各1000克。

制法： 将山药、芡实、粳米、糯米搅拌均匀，用石磨磨成细粉。把芸豆洗净、煮烂。将芸豆均匀地撒在屉上，待热气上匀后，把磨成的细粉拌白糖，一层一层地撒在芸豆上，蒸熟成糕状即可。

用法： 每日1次，当早餐食用。

功效： 补养脾胃。

适用： 遗精白浊、妇女白带等。

山药杏仁糊

原料： 山药、粟米各100克，杏仁50克，酥油适量。

制法： 将山药煮熟，粟米炒成粉，杏仁炒熟，去皮、尖，捣成末。服用时取杏仁末10克，山药、粟米粉、酥油各适量，用开水调成糊即可。

用法： 每日空腹食用。

薯蓣

功效： 补中益气，温中润肺。

适用： 肺虚久咳、脾虚体弱等。

山药茯苓包子

原料： 山药粉120克，茯苓粉90克，白糖150克，面粉500克。

制法： 将上3粉拌匀，加水和面，加小苏打适宜，揉匀，做包子皮，再加白糖、面粉少许，猪油少许调匀成馅，上合做成包子，笼上大火蒸熟。

用法： 每日1次，早餐食用。

功效： 益脾，补胃，涩精。

适用： 脾虚食少、慢性腹泻、肾虚遗精、遗尿等。

山药汤圆

原料： 生山药100克，熟鸡油、芝麻面各50克，炒核桃肉30克，白糖300克，糯米600克。

制法： 将生山药洗净，入笼蒸熟，剥去外皮，芝麻炒酥密成粉状，炒核桃肉压成末。将熟鸡油，核桃肉，芝麻面，白糖和山药泥揉匀成馅料。糯米淘洗干净，与水混合磨成米浆，放入布袋沥干水分，作为汤圆外皮料，包入馅料做成汤圆。入开水中煮熟即可食之。

用法： 每食适量。

功效： 补肾滋阴。

适用： 肾虚精亏所致腰痛无力等。

菊花

● **原文**

味苦，平。主诸风，头眩，肿痛，目欲脱，泪出，皮肤死肌，恶风湿痹。久服利血气，轻身耐老，延年。一名节华。生川泽及田野。

● **今释**

来　　源： 本品为菊科植物菊的干燥头状花序。

采收加工： 秋末冬初花盛开时采收。各产区都有传统的加工方法。亳菊先将花枝摘下，阴干后再剪花头；滁菊剪下花头后，用硫黄熏蒸，再晒至半干；贡菊直接由新鲜花头烘干；杭菊摘取花头后，上笼蒸3～5分钟后再取出晒干。

性味归经： 甘、苦，微寒。归肺、肝经。

功效主治： 散风清热，平肝明目，清热解毒。主治风热感冒，头痛眩晕，目赤肿痛，眼目昏花，疮痈肿毒。

用量用法： 5～10克，煎服。疏散风热宜用黄菊花，平肝、清肝明目宜用白菊花。

使用禁忌： 气虚胃寒、食少泄泻者慎服。

别　　名： 菊华、秋菊、日精、九华、节花、鞠、金蕊、甘菊。

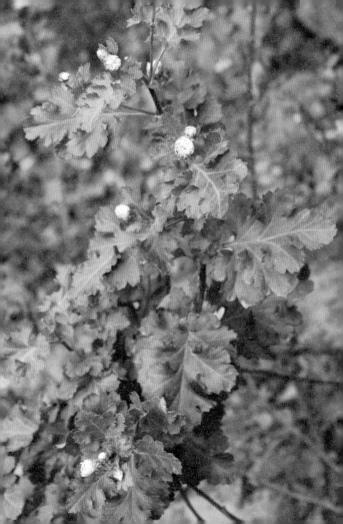

● 配伍应用

风热感冒或温病初起、温邪犯肺、发热、头痛、咳嗽等症： 常配伍连翘、薄荷、桔梗等，如桑菊饮（《温病条辨》）。

肝阳上亢、头痛眩晕： 每与石决明、珍珠母、白芍等同用。

肝火上攻而眩晕、头痛，以及肝经热盛、热极动风者： 可与羚羊角、钩藤、桑叶等同用，如羚角钩藤汤（《通俗伤寒论》）。

肝肾精血不足、目失所养、眼目昏花、视物不清： 又常配伍枸杞子、熟地黄、山茱萸等同用，如杞菊地黄丸（《医级》）。

疮痈肿毒： 常与金银花、生甘草同用，如甘菊汤（《揣摩有得集》）。

● 传统药膳

菊花枸杞猪肝粥

原料： 菊花、枸杞各15克，粳米50克，猪肝100克，水800毫升，盐、姜丝、麻油、味精各适量。

制法： 水中加入粳米，大火烧开，小火慢熬至粥将成时，再将菊花、枸杞分别洗净沥干，猪肝洗净切薄片，和姜丝一起放入，继续熬至粥成下盐、味精，淋麻油，调匀。

用法： 分1～2次趁热空腹服用。

功效： 明目，健脾益肾。

适用： 青少年近视眼、肝肾亏虚。

菊花决明子粥

原料： 白菊花瓣10克（洗净），决明子15克，粳米100克，冰糖适量。

制法： 先将决明子炒至微香，与洗净的白菊花同入砂锅，加

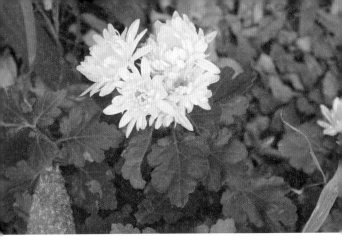

入清水适量，煎至水半量时，去渣留汁，加入淘洗干净的粳米，再加入清水适量和冰糖，用大火烧开后转用小火熬煮成稀粥。

用法：每日早、晚餐服食。

功效：清肝明目，降火通便。

适用：目赤肿痛、视物昏花及高血压病患者。

菊花龙井茶

原料：杭菊6克，龙井茶2克。

制法：先将杭菊拣去杂质后与龙井茶同放入大杯中，用沸水冲泡，加盖焖15分钟即可饮用。

用法：代茶，频频饮用，一般可冲泡3~5次，当日喝完。

功效: 消炎止咳。

适用: 急性结膜炎。

菊花茶

原料: 菊花5克。

制法: 开水冲泡。

用法: 代茶常饮。

功效: 疏散风热,清热解毒,平肝明目。

适用: 咽干唇燥、目赤肿痛、视物昏花等。

菊槐二花茶

原料: 菊花、槐花各10克。

制法: 将上味药放入杯中,加沸水冲泡,加盖,闷10分钟即可饮用。

用法: 代茶频饮。

功效: 平肝降压,软化血管。

适用: 各种高血压病。

菊花茶

原料: 菊花10克,枇杷叶、桑叶各5克。

制法: 将上味药研成粗末,用沸水冲泡代茶饮。

用法: 代茶频饮。

功效: 可防秋燥。

适用: 因秋燥犯肺引起的发热、咽干唇燥、咳嗽等。

双花绿茶饮

原料: 菊花、槐花、绿茶各5克。

制法: 将诸料放入杯中,以沸水冲泡,盖严杯盖,5分钟后可

菊花

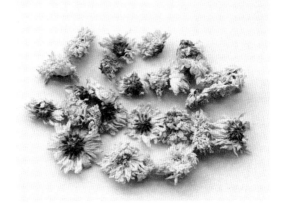

饮用。

用法： 代茶饮用。

功效： 清肝，健胃，消食。

适用： 肥胖症患者。

菊花决明子饮

原料： 菊花、草决明、生山楂各15克。

制法： 将以上3味中药洗净，放入保温杯中，沸水冲泡，盖严盖儿，温浸半小时即可。

用法： 代茶饮，每日1剂。

功效： 清利头目，平肝降压。

适用： 冠心病、高血压患者。

甘草

● **原文**

味甘，平。主五脏六府寒热邪气，坚筋骨，长肌肉，倍力，金疮
尰，解毒。久服轻身延年。生川谷。

● **今释**

别　　名：密草、国老、棒草、甜草根、粉甘草、红甘草、甜
根子。

使用禁忌：不宜与海藻、京大戟、红大戟、甘遂、芫花同用。

采收加工：春、秋二季采挖，除去须根，晒干。

性味归经：甘，平。归心、肺、脾、胃经。

功效主治：补脾益气，清热解毒，祛痰止咳，缓急止痛，调和诸
药。主治脾胃虚弱，倦怠乏力，心悸气短，咳嗽痰多，脘腹、四
肢挛急疼痛，痈肿疮毒，缓解药物毒性、烈性。

用量用法：2～10克，煎服。生用性微寒，可清热解毒；蜜炙药性
微温，并可增强补益心脾之气和润肺止咳作用。

● **配伍应用**

伤寒耗伤心气之心悸、脉结代（若属气血两虚）：宜与人参、阿
胶、生地黄等品同用，如炙甘草汤（《伤寒论》）。

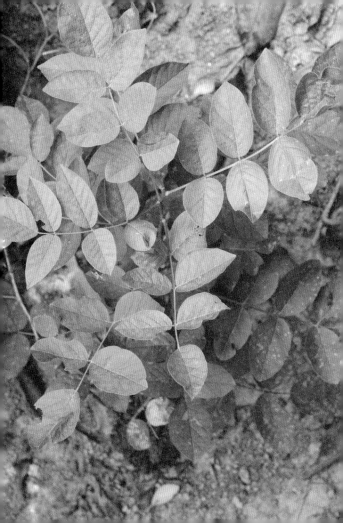

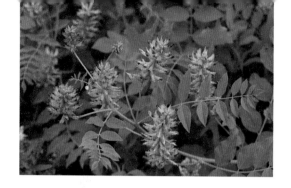

脘腹、四肢挛急疼痛：与白芍同用，即芍药甘草汤（《伤寒论》）。

热毒疮疡：可单用煎汤浸渍，或熬膏内服。更常与地丁、连翘等配伍。

热毒咽喉肿痛：宜与板蓝根、桔梗、牛蒡子等配伍。

● 传统药膳

甘麦大枣粥

原料：甘草15克，小麦100克，大枣30枚。

制法：将甘草布包，小麦稍捣一下，加水适量，共煮成粥，兑红糖适量即可。

用法：顿食，每日1次，连服5～7剂。

功效：健脾，养心安神。

适用：精神不振，或情志恍惚，情绪易于波动，心中烦乱，睡眠不安等。

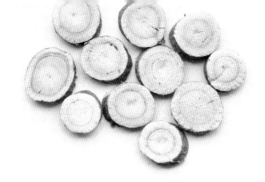

甘麦大枣汤

原料： 甘草9克，小麦30克，大枣10枚。

制法： 将以上三物水煮去渣。

用法： 经常服用，代茶饮。

功效： 健脾益气，养血补心，除热止渴。

适用： 情志恍惚、心中烦乱，睡眠不安等。

甘草瓜蒌酒

原料： 甘草2克，瓜蒌1枚，腻粉少许，黄酒1小杯。

制法： 将瓜蒌、甘草等研为粗末，倒入瓷碗中，加黄酒与水1小杯，并下腻粉，置炉火上煎开3～5沸后，去渣取汁备用。

用法： 每日1剂，睡前外涂患处。

功效： 清热解毒，化痰祛瘀，消肿止痛。

适用： 热毒侵袭、血淤痰阻之痈疽疔疮、红肿热痛、多日不消者。

人参

● 原文

味甘，微寒。主补五脏，安精神，定魂魄，止惊悸，除邪气，明目，开心益智。久服轻身延年。一名人衔，一名鬼盖。生山谷。

● 今释

别　　名： 棒锤、山参、园参。

来　　源： 本品为五加科植物人参的干燥根及根茎。

采收加工： 多于秋季采挖，洗净经晒干或烘干。栽培的又称"园参"；播种在山林野生状态下自然生长的又称"林下参"，习称"籽海"。

性味归经： 甘、微苦，微温。归脾、肺、心、肾经。

功效主治： 大补元气，复脉固脱，补脾益肺，生津养血，安神益智。主治体虚欲脱，肢冷脉微，脾虚食少，肺虚喘咳，津伤口渴，内热消渴，气血亏虚，久病虚羸，惊悸失眠，阳痿宫冷。

用量用法： 3～9克，另煎兑服；也可研粉吞服，每次2克，每日2次。

使用禁忌： 不宜与藜芦、五灵脂同用。

人参

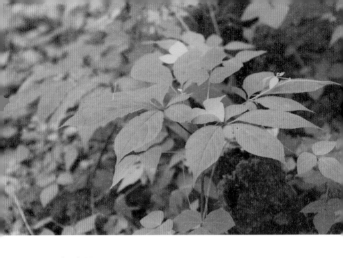

● **配伍应用**

大汗、大泻、大失血或大病、久病所致元气虚极欲脱、气短神疲、脉微欲绝的重危证候：单用有效，如独参汤（《景岳全书》）；气虚欲脱兼见汗出、四肢逆冷者：应与回阳救逆之附子同用，以补气固脱与回阳救逆，如参附汤（《正体类要》）；气虚欲脱兼见汗出身暖、渴喜冷饮、舌红干燥者：常与麦冬、五味子配伍，以补气养阴、敛汗固脱，如生脉散（《内外伤辨惑论》）。

肺气咳喘、痰多者：常与五味子、苏子、杏仁等同用，如补肺汤（《千金方》）。

脾虚不运常兼湿滞：常与白术、茯苓等配伍，如四君子汤（《和剂局方》）。

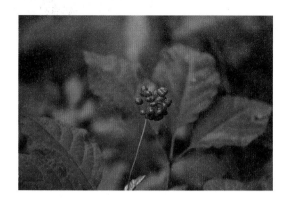

脾气虚弱、不能统血，导致长期失血者：常与黄芪、白术等配伍，如归脾汤（《济生方》）；脾气虚衰、气虚不能生血，以致气血两虚者：可与当归、熟地等配伍，如八珍汤（《正体类要》）。

失眠多梦、健忘：常与酸枣仁、柏子仁等配伍，如天王补心丹（《摄生秘剖》）。

虚喘：常与蛤蚧、五味子、胡桃等同用。

肾阳虚衰、肾精亏虚之阳痿：常与鹿茸等配伍。

热伤气津者：常与知母、石膏同用，如白虎加人参汤（《伤寒论》）。

● **传统药膳**

　人参粥

　原料：人参末3克，粳米100克，冰糖适量。

制法： 将人参末与淘洗干净的粳米同入锅中，加水适量，用大火烧开后改用小火慢煮至粥成，加入冰糖调味即可。

用法： 秋、冬季当早餐食用。

功效： 益元气，补五脏，抗衰老。

适用： 元气不足引起的老年体弱、五脏虚衰、久病羸瘦、劳伤亏损、食欲不振、慢性腹泻、发慌气短、失眠健忘、性功能减退等。

人参黄芪粥

原料： 人参5克，黄芪20克，白术10克，粳米50克，白糖少许。

制法： 将人参、黄芪、白术切成片，放入砂锅内，用清水浸泡40分钟后上火煮开，改用小火煎成液汁，取汁。另将粳米煮成粥后，兑入液汁，加白糖即可食用。

用法： 每日晨起空腹当早餐食用，连服2～3周。

功效： 益气健脾，补肺开音。

适用： 五脏虚衰、久病羸瘦、慢性腹泻、发慌气短、失眠健忘等。

人参麻雀粥

原料： 人参3克，麻雀5只，小米50克，盐、黄酒、葱各适量。

制法： 将人参切碎，隔水炖，取浓汁。将麻雀去毛及内脏，洗净细切，下锅煸炒，然后加入黄酒，稍煮；加水，加入淘洗干净的小米，先用大火烧开，再改用小火熬煮，待粥熟时兑入人参浓汁，搅匀，加料酒。

用法： 每日早餐食用。

功效： 益气壮阳，强筋壮骨。

适用： 阳虚神疲乏力之人。

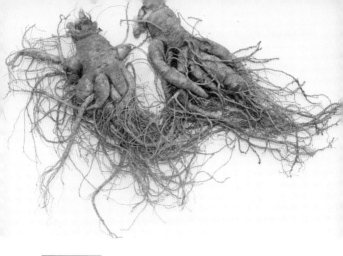

人参猪肾粥

原料： 人参1克，猪肾1对，粳米100克，葱白7根。

制法： 将猪肾剖为2片，剔去白筋膜，细切；葱洗净，切去根，细切；人参去芦，研末，粳米洗净。锅内加水适量，下防风熬水，约20分钟，去滓留汁，下米煮粥，用大火烧沸，改用小文火慢熬，待粥将熟时，向锅心下肾末，不要搅动，等粥汁稠黏时，再放入参末及葱花，拌匀，稍煮片刻即成。

用法： 每食适量。

功效： 大补五脏，聪耳明目。

适用： 五脏虚弱、气血不足、咳嗽气喘等。

人参枸杞汤

原料： 人参3～5克，枸杞子5克，蜂蜜适量。

制法： 将上味药水煎煮，服用时加蜂蜜适量即可。

用法： 随意饮用。

功效： 养肝益气。

适用： 慢性肝炎患者。

人参银耳鸽蛋汤

原料： 人参粉2～4克，鸽蛋、水发冬菇各15克，银耳20克，猪精肉30克，鸡汤、盐、鸡油各适量。

制法： 将银耳拣净杂质，用热水泡发至松软，鸽蛋打入瓷盘内（勿搅），盘边排好猪肉片、冬菇片，入笼蒸熟，倒入大汤碗内。锅内倒入鸡汤，加盐、银耳烧开，打净浮沫，银耳熟后加入鸡油和人参粉，再烧开，盛入大汤碗内即成。

用法： 佐餐食用。

功效： 补气血，益阴阳。

适用： 病后体虚之人。

人参菠菜汤

原料： 人参5克，猪肉馅、面粉各250克，菠菜500克，生姜、葱、酱油、香油、食盐各适量。

制法： 将菠菜剁成菜泥，用纱布包好挤出菜汁待用；人参研细末，与葱、酱油、香油、食盐、肉馅拌匀；用面粉、菠菜汁和肉按常规做成饺子即可。

用法： 喝汤吃水饺，每日晚餐食用。

功效： 益气补血，养心安神。

适用： 病后体虚之人。

独参汤

原料： 人参适量。

制法： 将人参的表面洗净，用湿纱布包裹好放入锅中蒸软，趁热切成薄片，晾干。

用法： 服用时每日取3～6克入盖杯中，加热水浸泡30分钟后即饮。每剂可重复冲服3～4次，每晚临睡前将参片嚼烂冲服即可。

功效： 大补元气，复脉固脱。

适用： 气虚欲脱、肺气虚弱、脾气不足、热病气津两伤、气血亏虚等引起的病症。

参归炖腰子

原料： 人参25克，当归20克，猪腰子2个，生姜、葱、盐、味精各适量。

制法： 将人参洗净，切片，当归洗净，切1厘米小节，猪腰洗净切小颗粒，放入砂锅内，锅内加入生姜、葱、食盐，水适量。将砂锅置大火上烧沸，移小火上炖1小时即成。食用时，可加味精少许。

用法： 去药渣，吃腰子。

功效： 补益心肾。

适用： 心肾虚损引起的自汗、心悸、腰膝酸软者。

人参胡桃饮

原料： 人参3克，胡桃肉3个。

制法： 人参、胡桃肉同时入锅，加水小火煎煮1小时即可。

用法： 饮汤并将人参、胡桃肉嚼食。

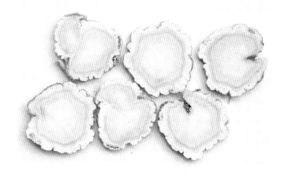

功效：补益肺肾，生津润肺。

适用：肺肾气虚导致的咳喘者。

参苓粥

原料：人参5克，白茯苓15克，粳米100克。

制法：人参、茯苓为末；大米淘净入锅加水煮粥，粥成入人参、茯苓末。

用法：当粥饮食，每日1次。

功效：益气健脾，利水降脂。

人参蒸鸡蛋

原料：人参3克，鸡蛋1个。

制法：将人参碾末，与鸡蛋调匀，上笼蒸熟即可。

用法：每日1次，连用15日。

功效：养阴养血，补气和中。

适用：年老体弱、形气不足、气血两亏者。

石斛

● 原文

味甘，平。主伤中，除痹，下气，补五脏虚劳羸瘦，强阴。久服厚肠胃，轻身延年。一名林兰。生山谷。

● 今释

别　　名： 石兰、吊兰花、金钗石斛。

来　　源： 本品为兰科植物金钗石斛、铁皮石斛或马鞭石斛及其近似种的新鲜或干燥茎。

采收加工： 全年均可采收，鲜用者除去根及泥沙干用者采收后，除去杂质。用开水略烫或烘软，再边搓边烘晒，至叶鞘搓净，干燥。铁皮石斛剪去部分须根后，边炒边扭成螺旋形或弹簧状，烘干，习称"铁皮枫斗（耳环石斛）"。

性味归经： 甘，微寒。归胃、肾经。

功效主治： 益胃生津，滋阴清热。主治热病津伤，口干烦渴，胃阴不足，食少干呕，病后虚热不退，阴虚火旺，骨蒸劳热，目暗不明，筋骨痿软。

用量用法： 6～12克，煎服；鲜品15～30克。

使用禁忌： 热病早期阴未伤者，湿温病未化燥者，脾胃虚寒者（指胃酸分泌过少者），均禁服。

石斛

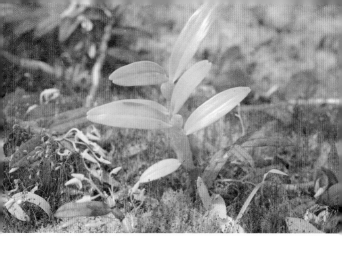

● **配伍应用**

    热病伤津、烦渴、舌干苔黑之证：常与天花粉、鲜生地黄、麦冬等同用。

    胃热阴虚之胃脘疼痛、牙龈肿痛、口舌生疮：可与生地黄、麦冬、黄芩等同用。

    肾阴亏虚、目暗不明者：常与枸杞子、熟地黄、菟丝子等同用，如石斛夜光丸（《原机启微》）。

    肾阴亏虚、筋骨痿软者：常与熟地黄、山茱萸、杜仲、牛膝等同用。

    肾虚火旺、骨蒸劳热者：宜与生地黄、枸杞子、黄柏、胡黄连等同用。

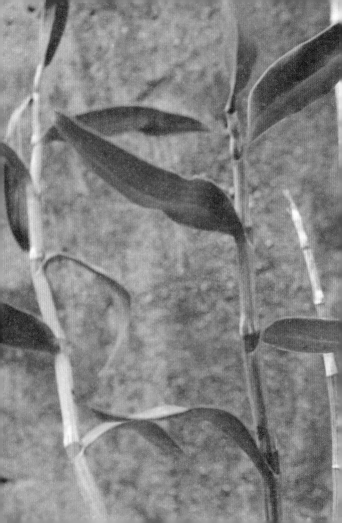

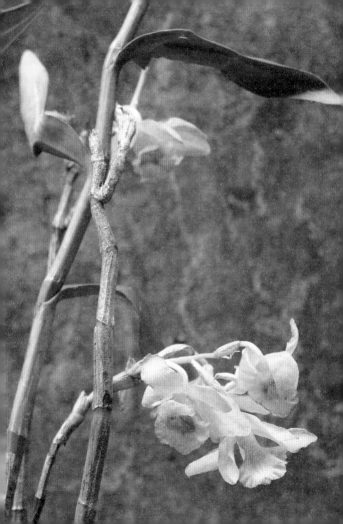

● 传统药膳

石斛粥

原料： 鲜石斛30克，粳米50克，冰糖适量。

制法： 将石斛加水，久煎取汁约100毫升，去渣；药液、北粳米、冰糖，一同放入砂锅中，再加水400毫升左右，煮至米开粥稠停火。

用法： 每日2次，稍温顿服。

功效： 养胃生津，滋阴清热。

适用： 脾胃虚弱者。

石斛生地茶

原料： 石斛、生地黄、熟地黄、天冬、麦冬、沙参、女贞子、茵陈、生枇杷叶各9克，西瓜汁100毫升。

制法： 开水煮沸。

用法： 代茶饮，频服。

功效： 清胃养阴，止渴通便。

适用： 脾胃虚弱、大小便不利者。

石斛茶

原料： 石斛15克，麦冬10克，绿茶叶5克。

制法： 将石斛、麦冬和绿茶一并放入茶杯内，开水泡茶。

用法： 代茶频饮。

功效： 养阴清热，生津利咽。

适用： 阴虚胃热、咽干口渴者。

石斛麦冬茶

原料： 石斛、谷芽、麦冬各10克。

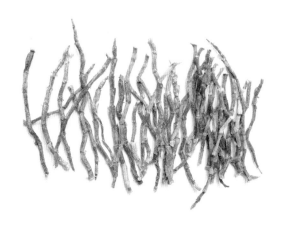

制法：沸水浸泡。

用法：代茶饮。

功效：养阴清热，消食和中。

适用：阴虚胃热、呕逆少食、咽干口渴、舌光少苔者。

石斛蔗浆饮

原料：石斛30克，甘蔗500克。

制法：石斛煎水取汁，甘蔗去皮，切碎略捣，绞取汁液，两汁混合。

用法：频频饮用。

功效：清热除烦，生津止渴。

适用：热伤津液、烦热口渴、舌红少苔者。

络石

● 原文

味苦，寒。主骨间寒热，惊痫邪气，续绝伤，定五脏，杀蛊毒。久服益智不忘。轻身耐老，一名陵游。生川谷。

● 今释

别　　名： 陵游。

来　　源： 本品为龙胆科植物条叶龙胆、龙胆、三花龙胆或坚龙胆的干燥根及根茎。前三种习称"龙胆"，后一种习称"坚龙胆"。

采收加工： 春、秋二季采挖，洗净，干燥。

性味归经： 苦，寒。归肝、胆经。

功效主治： 清热燥湿，泻肝胆火。主治湿热黄疸，阴肿阴痒，带下，湿疹瘙痒，肝火目赤，耳鸣耳聋，胁痛口苦，强中，惊风抽搐。

用量用法： 3~6克，煎服。

使用禁忌： 脾胃虚寒者不宜用。阴虚津伤者慎用。

● 配伍应用

湿热黄疸： 可配苦参用，如苦参丸（《杂病源流犀烛》）；或配

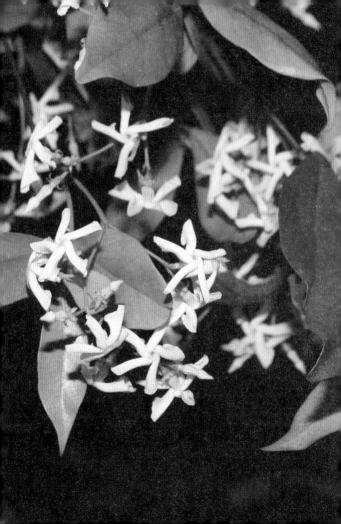

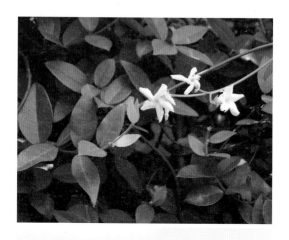

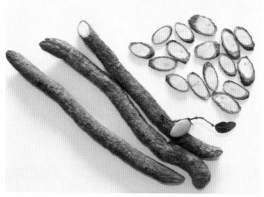

络石

栀子、大黄、白茅根等用，如龙胆散（《圣惠方》）。

湿热下注、阴肿阴痒、湿疹瘙痒、带下黄臭： 常配泽泻、木通、车前子等用，如龙胆泻肝汤（《兰室秘藏》）。

肝火头痛、目赤耳聋、胁痛口苦： 配柴胡、黄芩、栀子等用，如龙胆泻肝汤（《兰室秘藏》）。

肝经热盛、热极生风所致之高热惊风抽搐： 常配牛黄、青黛、黄连等用，如凉惊丸（《小儿药证直诀》）；或配黄柏、大黄、芦荟等用，如当归芦荟丸（《宣明论方》）。

● 传统药膳

龙胆草粥

原料： 龙胆草10克，竹叶20克，白米100克。

制法： 先用水煎龙胆草、竹叶，取汁加入白米煮成粥。

用法： 代早餐食用。

功效： 泻肝降火，清心除烦。

适用： 失眠兼急躁易怒、目赤口苦、小便黄、大便秘结，属于肝郁化火者。

芦荟龙胆茶

原料： 龙胆草、芦荟、川芎各1.8克，半夏、麦冬各3克。

制法： 将上药混匀，捣碎成粗末。

用法： 水煎代茶。

功效： 清热平肝，滋阴活血。

适用： 早期高血压病。

牛膝

● 原文

味苦，酸，平。主寒湿痿痹，四肢拘挛，膝痛不可屈，逐血气，伤热，火烂，堕胎。久服轻身耐老。一名百倍。生川谷。

● 今释

别　　名： 甜川牛膝、甜牛膝、大牛膝、白牛膝、拐牛膝。

来　　源： 本品为苋科植物川牛膝的干燥根。

采收加工： 秋、冬二季采挖，除去芦头、须根及泥沙，烘或晒至半干，堆放回润，再烘干或晒干。

性味归经： 苦、甘、酸，平。归肝、肾经。

功效主治： 逐瘀通经，补肝肾，强筋骨，利尿通淋，引血下行。主治经闭，痛经，腰膝酸痛，筋骨无力，淋证，水肿，头痛，眩晕，牙痛，口疮，吐血，衄血。

用量用法： 5～12克，煎服。活血通经、利水通淋、引火（血）下行宜生用；补肝肾、强筋骨宜酒炙用。

使用禁忌： 孕妇慎用。

● 配伍应用

瘀阻经闭、痛经、月经不调、产后腹痛： 常配当归、桃仁、红

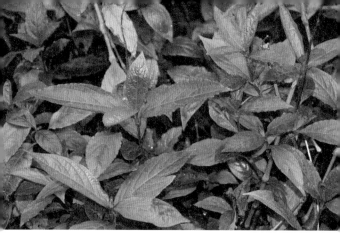

花，如血府逐瘀汤（《医林改错》）。

胞衣不下： 可与当归、瞿麦、冬葵子等同用，如牛膝汤（《备急千金要方》）。

跌打损伤、腰膝瘀痛： 与续断、当归、乳香、没药等同用，如舒筋活血汤（《伤科补要》）。

腰膝酸痛、下肢痿软： 可配伍杜仲、续断、补骨脂等同用，如续断丸（《扶寿精方》）。

痹痛日久、腰膝酸痛： 常配伍独活、桑寄生等，如独活寄生汤（《千金方》）。

湿热成痿、足膝痿软： 与苍术、黄柏同用，如三妙丸（《医学正传》）。

热淋、血淋、砂淋： 常配冬葵子、瞿麦、车前子、滑石用，如牛膝汤（《千金方》）。

水肿、小便不利： 常配生地黄、泽泻、车前子，如加味肾气丸（《济生方》）。

肝阳上亢之头痛眩晕： 可与代赭石、生牡蛎、生龟甲等配伍，如镇肝息风汤（《医学衷中参西录》）。

胃火上炎之齿龈肿痛、口舌生疮： 可配生地黄、石膏、知母等同用，如玉女煎（《景岳全书》）。

● 传统药膳

川牛膝炖猪蹄

原料： 川牛膝15克，猪蹄2只，黄酒80毫升。

制法： 猪蹄刮净去毛，剖开两边后切成数小块，与牛膝一起放入大炖盅内，加水500毫升，隔水炖至猪蹄熟烂，去牛膝。

用法： 食猪蹄肉、喝汤。

功效： 活血通经及美肤。

适用： 妇女气滞血瘀型闭经。

牛膝大豆酒

原料： 牛膝、生地黄、大豆各500克。

制法： 上味拌匀，同蒸，熟后倾出，绢囊贮，以酒15000毫升浸经宿。

用法： 每服30～50毫升，空腹温服。

功效： 祛风除湿。

适用： 久患风湿痹、筋挛膝痛、兼理胃气结聚、止毒热。

牛膝石斛饮

原料： 怀牛膝、石斛各15克，枸杞子10克。

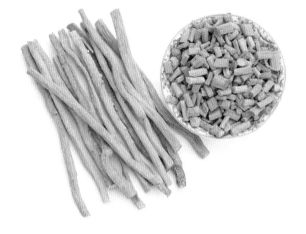

制法： 怀牛膝、石斛去浮灰后放入锅内，加入枸杞子、清水
适量，煎煮沸后用小火煮15分钟，去渣取汁，加白糖调味。

用法： 频饮，可常服。

功效： 清热生津养胃。

适用： 咽干口燥、脾胃虚弱者。

牛膝酒

原料： 牛膝150克，酒1500毫升。

制法： 以酒渍经3宿。

用法： 每于食前，温饮10毫升。

功效： 涩肠止痢。

适用： 肠蛊痢，先下白后下赤，或先下赤后下白。

卷柏

● **原文**

味辛，温。主五脏邪气，女子阴中寒热痛，癥瘕，血闭绝子。久服轻身，和颜色。一名万岁。生山谷。

● **今释**

别　　名： 一把抓、老虎爪、长生草、万年松、九死还魂草。

来　　源： 本品为卷柏科植物卷柏或垫状卷柏的干燥全草。

采收加工： 全年均可采收，除去须根及泥沙，晒干。

性味归经： 辛，平。归肝、心经。

功效主治： 活血通经。主治经闭痛经，癥瘕痞块，跌仆损伤。卷柏炭化瘀止血。主治吐血，崩漏，便血，脱肛。

用量用法： 5～10克，煎服。

使用禁忌： 孕妇慎用。

● **配伍应用**

咳血、崩漏、内痔便血： 单用或与地榆配伍使用。

烫伤： 卷柏研末，茶油调涂。

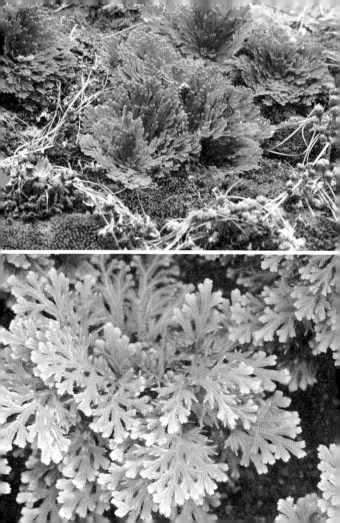

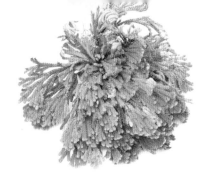

● **传统药膳**

卷柏芹菜鸡蛋汤

原料： 鲜卷柏、鲜芹菜各30克，鸡蛋2个。

制法： 鸡蛋煮熟去壳置瓦锅，放入芹菜、卷柏，加清水浸没药渣，煮熟后去药渣。

用法： 吃蛋饮汤，每日1剂，连服2～3剂。

功效： 调经止血。

适用： 月经过多、功能性子宫出血。

卷柏猪蹄汤

原料： 生卷柏5克，猪蹄250克，调味品适量。

制法： 将卷柏洗净，用纱布包裹，猪蹄洗净，掰成块，与卷柏一同放入锅中，加水炖煮至熟烂。去掉卷柏包，根据个人口味加入调味品适量即可。

用法： 每日1次，连食8～10日。

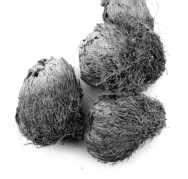

功效： 补筋骨，祛风湿，活血化瘀。

适用： 解除产后骨节酸痛。

卷柏炖肉

原料： 垫状卷柏（炒焦）30克，瘦猪肉60克。

制法： 将猪肉切小块，与卷柏加水共炖，肉熟烂即可。

用法： 服汤食肉。

功效： 止血，补虚。

适用： 吐血、便血、尿血。

卷柏饮

原料： 卷柏全草适量。

制法： 卷柏全草洗净晒干，每次15克，加开水浸泡。

用法： 代茶饮。

功效： 活血化瘀。

适用： 血瘀型产后恶露不下。

杜仲

● 原文

味辛，平。主腰脊痛，补中益精气，坚筋骨，强志，除阴下痒湿，小便余沥。久服轻身，耐老。一名思仙。生山谷。

● 今释

别　　名：思仙、木绵、思仲、丝连皮、玉丝皮、扯丝片、丝楝树皮。

来　　源：本品为杜仲科植物杜仲的干燥树皮。

采收加工：4—6月剥取，刮去粗皮，堆置"发汗"，至内皮呈紫褐色，晒干。

性味归经：甘，温。归肝、肾经。

功效主治：补肝肾，强筋骨，安胎。主治肝肾不足，腰膝酸痛，筋骨无力，头晕目眩，妊娠漏血，胎动不安。

用量用法：6～10克，煎服。

使用禁忌：阴虚火旺者慎服。

● 配伍应用

肾虚腰痛及各种腰痛：常与胡桃肉、补骨脂同用，如青娥丸（《和剂局方》）

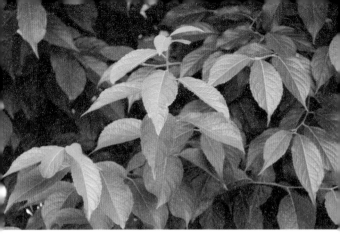

风湿腰痛冷重：与独活、桑寄生、细辛等同用，如独活寄生汤（《于金方》）。

外伤腰痛：与川芎、桂心、丹参等同用，如杜仲散（《圣惠方》）。

妇女经期腰痛：与当归、川芎、芍药等同用。

肾虚阳痿、精冷不固、小便频数：与鹿茸、山茱萸、菟丝子等同用，如十补丸（《鲍氏验方》）。

胎动不安：单用有效，亦可与桑寄生、续断、阿胶、菟丝子等同用，如杜仲丸（《圣济总录》）。

胎动不安：单用本品为末，枣肉为丸。

习惯性堕胎：以之与续断、山药同用（《简便单方》）。

● 传统药膳

杜仲鹌鹑汤

原料： 杜仲、山药各30克，枸杞子15克，生姜5克，鹌鹑3只，红枣10枚，盐适量。

制法： 鹌鹑去毛、内脏，与杜仲、山药、枸杞子、红枣同煮2～3小时，加盐调味即可。

用法： 每日分2次服食。

功效： 补益肝肾，强壮筋骨。

适用： 肝肾不足之腰膝软弱无力。

杜仲荷叶煨猪肾

原料： 杜仲末10克，猪腰子1枚，荷叶1张。

制法： 猪腰子1枚切片，以椒盐淹去腥水，入杜仲末10克在内，荷叶包之，煨熟为度。

用法： 适量食之，酒下。

功效： 补水脏。

适用： 肾虚腰痛。

杜仲炒腰花

原料： 杜仲20克，猪腰2个，味精、盐、植物油、淀粉、料酒、酱油、姜、葱各适量。

制法： 将杜仲剪碎，入锅，加清水熬成浓汁约50毫升，加少量淀粉、料酒、酱油、盐、味精，拌和均匀，备用。猪腰去臊筋膜，切成腰花片，将葱、姜分别切成葱段、姜丝。油锅烧热，先入葱、姜煸炒出香，入腰花片，急火熘炒，将杜仲药汁混合物倒入，拌匀勾芡即可。

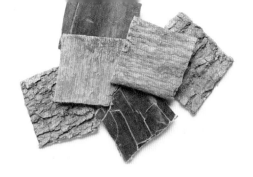

用法： 佐餐或当菜，随意服食。

功效： 补肾强精。

适用： 肾虚不固型遗精。

杜仲寄生茶

原料： 杜仲、桑寄生各等份。

制法： 上味药共研为粗末。

用法： 每次10克，沸水浸泡饮。

功效： 补肝肾，降血压。

适用： 高血压而有肝肾虚弱、耳鸣眩晕、腰膝酸软者。

杜仲酒

原料： 杜仲、丹参各400克，川芎250克。

制法： 上药细作，用酒7500毫升，浸5日。

用法： 随性多少温饮。

功效： 补肝肾。

适用： 腰痛。

细辛

● 原文

味辛，温。主咳逆，头痛脑动，百节拘挛，风湿痹痛，死肌。久服明目，利九窍，轻身长年。一名小辛。生川谷。

● 今释

别　　名：小辛、细草、少辛、独叶草、金盆草、山人参。

来　　源：本品为马兜铃科植物北细辛、汉城细辛或华细辛的根及根茎。前二种习称"辽细辛"。

采收加工：夏季果熟期或初秋采挖，除净地上部分和泥沙，阴干。

性味归经：辛，温。归心、肺、肾经。

功效主治：祛风散寒，祛风止痛，通窍，温肺化饮。主治风寒感冒，头痛，牙痛，鼻塞流涕，鼻鼽，鼻渊，风湿痹痛，痰饮喘咳。

用量用法：1～3克，煎服。散剂每次服0.5～1克。外用：适量。

使用禁忌：不宜与藜芦同用。

● 配伍应用

外感风寒、头身疼痛较甚者：常与羌活、防风、白芷等同用，如九味羌活汤（《此事难知》）。

风寒感冒而见鼻塞流涕者：常配伍白芷、苍耳子等同用。

细辛

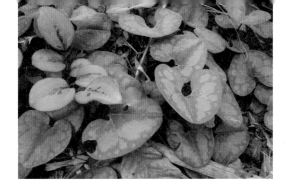

阳虚外感，恶寒发热、无汗、脉反沉者：配麻黄、附子，如麻黄附子细辛汤（《伤寒论》）。

少阴头痛、足寒气逆、脉象沉细者：常配伍独活、川芎等，如独活细辛汤（《症因脉治》）。

外感风邪、偏正头痛：常与川芎、白芷、羌活同用，如川芎茶调散（《太平惠民和剂局方》）。

风寒头痛：配伍川芎、麻黄、附子，如细辛散（《普济方》）。

风冷牙痛：可单用细辛或与白芷、荜茇煎汤含漱。

胃火牙痛者：又当配伍生石膏、黄连、升麻等。

龋齿牙痛者：可配杀虫止痛之蜂房煎汤含漱。

风寒湿痹、腰膝冷痛：常配伍独活、桑寄生、防风等，如独活寄生汤（《备急千金要方》）。

鼻渊等鼻科疾病之鼻塞、流涕、头痛者：宜与白芷、苍耳子、辛夷等配伍。

外感风寒、水饮内停之恶寒发热、无汗、喘咳、痰多清稀者：常

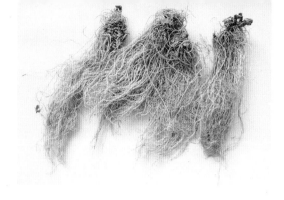

与麻黄、桂枝、干姜等同用，如小青龙汤（《伤寒论》）。

纯系寒痰停饮射肺、咳嗽胸满、气逆喘急者：可配伍茯苓、干姜、五味子等药，如苓甘五味姜辛汤（《金匮要略》）。

● **传统药膳**

细辛粥

原料：细辛3克，大米100克。

制法：将细辛择净，放入锅中，加清水适量，浸泡5～10分钟后，水煎取汁，加大米煮为稀粥。

用法：每日1～2剂，连续2～3日。

功效：祛风散寒，温肺化饮，宣通鼻窍。

适用：外感风寒头痛、身痛、牙痛、痰饮咳嗽、痰白清稀、鼻塞等。

细辛茶

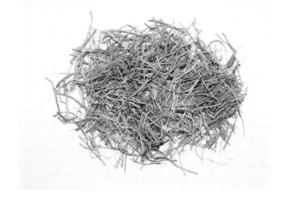

原料： 细辛3克。

制法： 将细辛放入有盖杯中，用沸水冲泡，加盖，焖15分钟即可开始饮用。

用法： 代茶，频频饮服，一般可冲泡3～5次。

功效： 补肾壮阳。

适用： 对寒滞肝脉型阳痿尤为适宜。

细辛甘草茶

原料： 细辛4克，炙甘草10克，绿茶1克。

制法： 将上药加水400毫升，煮沸5分钟，加入茶叶即可。

用法： 3次饭后服，每日1剂。

功效： 祛风止痛。

适用： 风湿性关节痛。

独活

● **原文**

味苦，平。主风寒所击，金疮止痛，贲豚，痫痉，女子疝瘕。久服轻身耐老。一名羌活，一名羌青，一名护羌使者。生川谷。

● **今释**

别　　名：大活、山独活、香独活、川独活、肉独活、巴东独活。

来　　源：本品为伞形科植物重齿毛当归的干燥根。

采收加工：春初苗刚发芽或秋末茎叶枯萎时采挖，除去须根及泥沙，烘至半干，堆置2～3日，发软后再烘至全干。

性味归经：辛、苦，微温。归肾、膀胱经。

功效主治：祛风除湿，通痹止痛。主治风寒湿痹，腰膝疼痛，少阴伏风头痛，风寒挟湿头痛。

用量用法：3～10克，煎服。外用：适量。

使用禁忌：阴虚血燥者慎服。

● **配伍应用**

外感受风寒湿邪的风寒湿痹，肌肉、腰背、手足疼痛：常与当归、白术、牛膝等同用，如独活汤（《活幼新书》）。

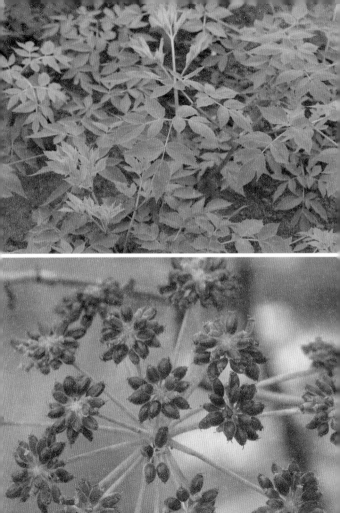

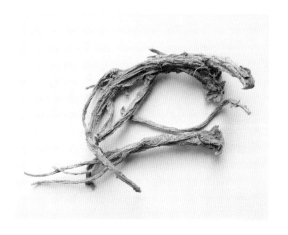

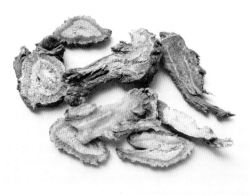

独活

痹证日久正虚、腰膝酸软、关节屈伸不利者：与桑寄生、杜仲、人参等配伍，如独活寄生汤（《千金方》）。

外感风寒挟湿所致的头痛头重、一身尽痛：多配羌活、藁本、防风等，如羌活胜湿汤（《内外伤辨惑论》）。

风扰肾经、伏而不出之少阴头痛：与细辛、川芎等相配，如独活细辛汤（《症因脉治》）。

● 传统药膳

独活黑豆汤

原料：独活10克，黑豆60克，江米酒30毫升。

制法：将黑豆泡发洗净，连泡发水一起加入砂锅；另加适量清水，放入独活煮开；煮至黑豆熟烂，加米酒少许调匀即可。

用法：佐餐食用。

功效：祛风止痛，通经络，活血。

适用：患脑血管疾病后遗肢体强直、瘫痪、活动不灵、语言障碍等。

独活酒

原料：独活300克，白酒2500毫升。

制法：将独活放入酒坛，倒入白酒，密封坛口，浸泡10日后即成。

用法：每日3次，每次空腹温饮15~20毫升。

功效：祛风湿，止痛。

适用：腰膝酸软、腿脚沉重疼痛。

柴胡

● **原文**

味苦，平。主心腹肠胃中结气，饮食积聚，寒热邪气，推陈致新。久服轻身明目，益精。一名地薰。生川谷。

● **今释**

别　　名： 地薰、芷胡、山菜、菇草、柴草。

来　　源： 本品为伞形科植物柴胡或狭叶柴胡的干燥根。按性状不同，分别习称"北柴胡"及"南柴胡"。

采收加工： 春、秋二季采挖，除去茎叶及泥沙，干燥。

性味归经： 辛、苦，微寒。归肝、胆、肺经。

功效主治： 疏散退热，疏肝解郁，升举阳气。主治感冒发热，寒热往来，胸胁胀痛，月经不调，子宫脱垂，脱肛。

用量用法： 3～10克，煎服。解表退热宜生用，且用量宜稍重，疏肝解郁宜醋炙，升阳可生用或酒炙，其用量均宜稍轻。

使用禁忌： 肝阳上亢、肝风内动、阴虚火旺及气机上逆者忌用或慎用。

● **配伍应用**

外风寒感冒、恶寒发热、头身疼痛： 常与防风、生姜等配伍，如

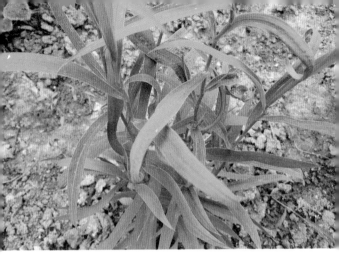

正柴胡饮（《景岳全书》）。

风热感冒、发热、头痛等症：可与菊花、薄荷、升麻等同用。

胸胁苦满、口苦咽干、目眩：常与黄芩同用，以清半表半里之热，共收和解少阳之功，如小柴胡汤（《伤寒论》）。

肝失疏泄、气机郁阻所致的胸胁或少腹胀痛、情志抑郁、妇女月经失调、痛经等症：常与香附、川芎、白芍同用，如柴胡疏肝散（《景岳全书》）。

肝郁血虚、脾失健运、妇女月经不调、乳房胀痛、胁肋作痛、神疲食少、脉弦而虚者：常配伍当归、白芍、白术、茯苓等，如逍遥散（《和剂局方》）。

脘腹重坠作胀、食少倦怠、久泻脱肛、子宫下垂、肾下垂等脏器

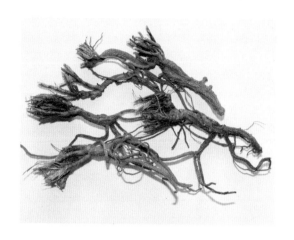

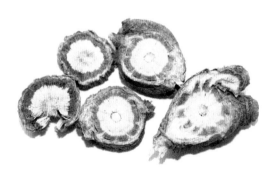

柴胡

脱垂： 常与人参、黄芪、升麻等同用，以补气升阳，如补中益气汤（《脾胃论》）。

● 传统药膳

柴胡粥

原料： 柴胡10克，大米100克，白糖适量。

制法： 将柴胡择净，放入锅中，加清水适量，水煎取汁，加大米煮粥，待熟时调入白糖，再煮一二沸即成。

用法： 每日1～2剂，连续3～5日。

功效： 和解退热，疏肝解郁，升举阳气。

适用： 外感发热、少阳寒热往来、肝郁气滞所致的胸肋乳房胀痛、月经不调、痛经、脏器下垂等。

柴胡栀子汤

原料： 柴胡、栀子各9克。

制法： 煎汤，去渣后加白糖调味。

用法： 每日1剂，连服7～8剂。

功效： 疏肝解郁，泻火解毒。

适用： 肝郁气滞所致的胸肋乳房胀痛、月经不调、痛经等。

柴胡青叶粥

原料： 柴胡、大青叶各15克，粳米30克，白糖适量。

制法： 将柴胡、大青叶同放入锅内加水适量煎煮，去渣取汁，用药汁煮粳米成粥，放入白糖调匀。

用法： 每日1次，6日为1个疗程。

功效： 疏肝清热。

适用： 带状疱疹患者。

酸枣

● 原文

味酸，平。主心腹寒热邪结气聚，四肢酸疼湿痹。久服安五脏，轻身延年。生川泽。

● 今释

别　　名： 刺枣、山枣。

来　　源： 本品为鼠李科植物酸枣的干燥成熟种子。

采收加工： 秋末冬初采收成熟果实，除去果肉及核壳，收集种子，晒干。

性味归经： 甘、酸，平。归肝、胆、心经。

功效主治： 养心补肝，宁心安神，敛汗，生津。主治虚烦不眠，惊悸多梦，体虚多汗，津伤口渴。

用量用法： 10～15克，煎服。研末吞服，每次1.5～2克。本品炒后质脆易碎，便于煎出有效成分，可增强疗效。

使用禁忌： 凡有实邪郁火及患有滑泄症者慎服。

● 配伍应用

心肝阴血亏虚、心失所养、神不守舍之心悸、怔忡、健忘、失眠、多梦、眩晕等症： 常与当归、白芍、何首乌、龙眼肉等药配伍。

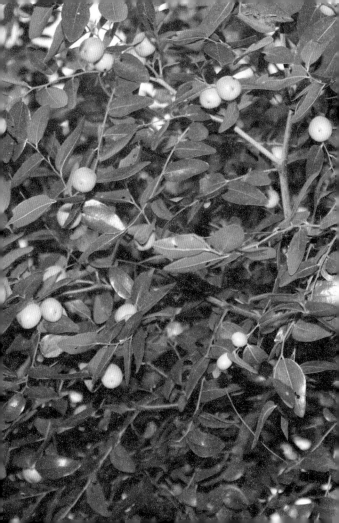

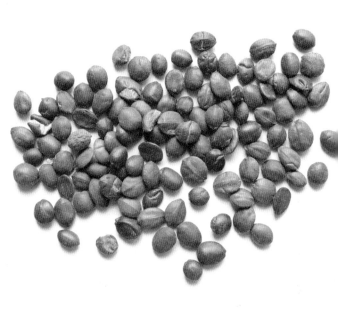

　　　　　　　　　　　　　　　　酸枣

肝虚有热之虚烦不眠： 常与知母、茯苓、川芎等同用，如酸枣仁汤（《金匮要略》）。

心脾气血亏虚、惊悸不安、体倦失眠者： 与黄芪、当归、党参等配伍应用，如归脾汤（《校注妇人良方》）。

心肾不足、阴亏血少、心悸失眠、健忘梦遗者： 与麦冬、生地、远志等合用，如天王补心丹（《摄生秘剖》）。

体虚自汗、盗汗： 与五味子、山茱萸、黄芪等同用。

● **传统药膳**

酸枣茱萸粥

原料： 酸枣仁15克，山茱萸肉15～20克，粳米100克，白糖适量。

制法： 先将山茱萸肉洗净去核，再与酸枣仁共煎，取汁去渣，与粳米同煮粥，待粥将熟时，加入白糖稍煮即可。

用法： 每日1～2次，10日为1疗程。

功效： 滋补肝肾，养心安神。

适用： 妇女更年期综合征及肝肾不足所致的夜寐不安、面部潮红、手足心热、头晕耳鸣、带下、遗尿、小便频数等。

枣仁粥

原料： 酸枣仁60克，粳米400克。

制法： 将酸枣仁炒熟，放入锅内，加清水适量，煎熬15～20分钟，取出酸枣仁，留药汁备用，将粳米洗净，与药汁一起放入锅中，用大火煮20分钟后，改小火煮至熟烂即可。

用法： 早、晚服食。

功效： 健脾安神。

适用： 虚烦不眠、惊悸多梦、体虚多汗者。

槐实

● 原文

味苦，寒。主五内邪气热，止涎唾，补绝伤，五痔，火疮，妇人乳瘕，子脏急痛。久服明目，益气，头不白，延年。生平泽。

● 今释

别　　名： 槐角、槐豆、槐子、槐连灯、槐连豆、九连灯。

来　　源： 本品为豆科植物槐的干燥成熟果实。

采收加工： 冬季采收，除去杂质，干燥。

性味归经： 苦，寒。归肝、大肠经。

功效主治： 清热泻火，凉血止血。主治肠热便血，痔肿出血，肝热头痛，眩晕目赤。

用量用法： 6~9克，煎服。或入丸、散。

使用禁忌： 脾胃虚寒及孕妇忌服。

● 配伍应用

新久痔血： 常配伍黄连、地榆等，如榆槐脏连丸（《成方便读》）。

便血属血热甚者： 常与山栀配伍，如槐花散（《经验良方》）。

目赤、头胀头痛及眩晕等症： 可用单味煎汤代茶饮，或配伍夏枯

槐实

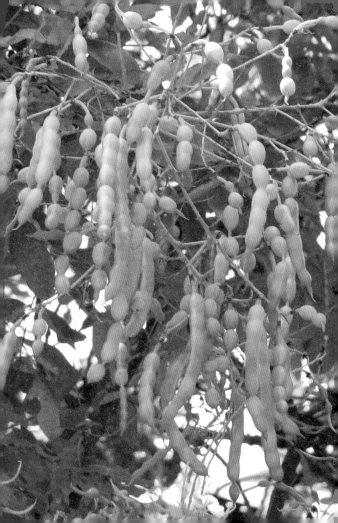

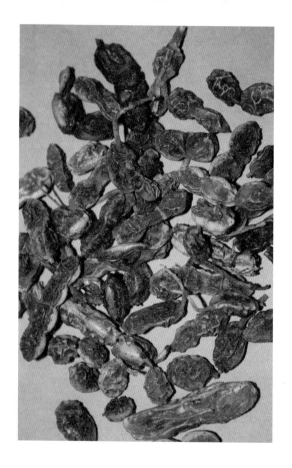

槐实

草、菊花等同用。

● 传统药膳

槐角乌龙茶

原料： 槐角、冬瓜皮各18克，乌龙茶3克，首乌30克，山楂肉15克。

制法： 将以上4味药共煎去渣，用药汤冲沏乌龙茶。

用法： 代茶饮用。

功效： 消脂减肥。

适用： 肥胖症。

槐角茶

原料： 槐角500克。

制法： 槐角每日取3～5粒泡水喝，泡出的水呈金黄色。

用法： 代茶饮。

功效： 润肠通便。

适用： 习惯性便秘。

二黄槐角饮

原料： 槐角15克，黄芩12克，黄柏10克。

制法： 将上几味水煎取汁。

用法： 代茶饮，每日1剂。

功效： 清热利湿，活血祛风，润燥。

适用： 痔疮出血。

枸杞

● **原文**

味苦，寒。主五内邪气，热中消渴，周痹，久服坚筋骨，轻身耐老。一名杞根，一名地骨，一名苟忌，一名地辅。生平泽。

● **今释**

别　　名： 西枸杞、白刺、山枸杞、白疙针。

来　　源： 为茄科植物宁夏枸杞的果实。

采收加工： 夏、秋季果实呈橙红色时采收，晾至皮皱后，再曝晒至外皮干硬、果肉柔软，除去果梗。

性味归经： 甘，平。归肝、肾经。

功效主治： 滋补肝肾，益精明目。主治虚劳精亏，腰膝酸痛，眩晕耳鸣，阳痿遗精，内热消渴，血虚萎黄，目昏不明。

用量用法： 6～12克，煎服。

使用禁忌： 外邪实热，脾虚有湿及泄泻者忌服。

● **配伍应用**

精血不足所致的视力减退、内障目昏、头晕目眩、腰膝酸软、遗精滑泄、耳聋、牙齿松动、须发早白、失眠多梦以及肝肾阴虚，潮热盗汗、消渴等： 可单用，或与补肝肾、益精补血之品配伍，

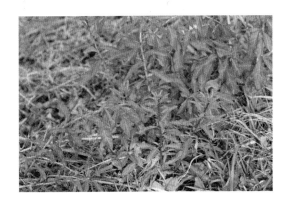

如《寿世保元》枸杞膏单用本品熬膏服。

肝肾阴虚或精亏血虚之两目干涩、内障目昏：常与熟地黄、山茱萸、山药、菊花等同用，如杞菊地黄丸（《医级》）。

● 传统药膳

枸杞粥

原料：枸杞子30克，大米60克。

制法：先将大米煮成粥，然后加枸杞子再煮5分钟即可。

用法：每日1～2次，每次1碗，可常服。

功效：滋补肝肾，明目养脑。

适用：肝肾阴虚引起的头晕目涩、腰膝酸软等。

枸杞羊肾粥

原料：枸杞叶250克（或枸杞子30克），粳米100克，羊肉60

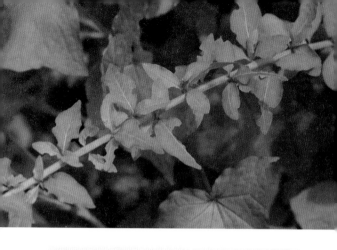

克，羊肾50克，葱白少许，盐适量。

制法： 将羊肾剖开，去其筋膜，洗净切碎。羊肉洗净切碎。先将洗净的枸杞叶煎煮取汁，用枸杞汁与羊肾、羊肉、粳米、葱白同煮成粥，加盐调匀即可。

用法： 趁热食用，经常服食。

功效： 温肾阳，益精血。

适用： 肾虚引起的头晕目眩、视力减退、腰膝酸软无力。

二子茶

原料： 枸杞子、女贞子各30克。

制法： 将枸杞子、女贞子洗净，晒干或烘干，装入纱布袋后扎口，放入大杯中，用沸水冲泡，加盖焖15分钟即可饮用。

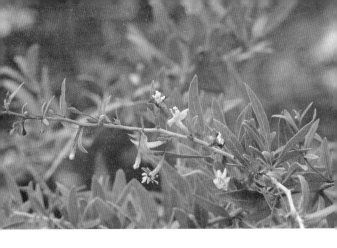

用法： 当茶频频饮之。

功效： 滋补肝肾，降低血脂。

适用： 对肝肾阴虚型肥胖症、脂肪肝均有辅助治疗的作用。

枸杞银耳汤

原料： 枸杞子10克，水发银耳100克，冰糖50克，桂花适量。

制法： 将水发银耳洗净后去蒂，撕成小片，与洗净枸杞子一同放入砂锅中，加水适量，煎煮20分钟，加入冰糖熬化，撇去浮沫，撒入桂花即成。

用法： 当点心食用。

功效： 滋阴润肺，生津益血。

适用： 虚劳早衰、白细胞减少症。

枸杞萝卜羊肉汤

原料: 枸杞子15克, 羊肉500克, 胡萝卜1000克, 生姜20克, 葱、盐、花椒、味精各适量。

制法: 将胡萝卜洗净, 去皮, 切块; 羊肉去筋膜, 洗净, 入沸水中氽一下去除血水, 切块; 生姜洗净切片。将萝卜、羊肉、枸杞子、生姜同入砂锅, 加适量水炖煮, 先大火烧沸, 再用小火炖煮至羊肉熟烂后, 加入各调料适量即成。

用法: 佐餐用, 每日1~2次。

功效: 强身健体, 补肾壮阳。

适用: 肾阳虚引起的腰膝酸软、阳痿遗精者。

枸杞猪肉汤

原料: 枸杞子15克, 猪瘦肉250克, 葱段、黄酒、盐、胡椒粉、猪肉汤各适量。

制法: 枸杞子去杂质洗净; 猪肉切成丝炒至白色, 加入黄酒、葱、姜、盐煸炒, 注入肉汤, 放入枸杞子, 煮至肉熟烂, 出锅加入胡椒粉、味精即成。

用法: 佐餐食用, 每日1~2次。

功效: 降脂减肥。

适用: 高脂血症、肥胖者食用, 一般人食之可防止血脂升高、肥胖。

枸杞猪肝汤

原料: 枸杞子50克, 猪肝100克, 盐、黄酒、姜片、葱段、猪油、胡椒粉各适量。

制法: 将枸杞子去杂, 洗净; 猪肝洗净, 切成片。锅烧热, 放入猪油, 下猪肝片煸炒, 加入黄酒、葱段、姜片、盐, 继

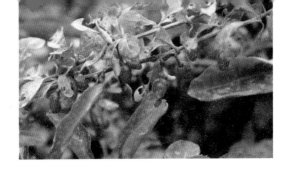

续煸炒，加入清水适量，放入枸杞子共煮，煮至猪肝熟透，再加胡椒粉调味即可。

用法： 佐餐食用。

功效： 滋肾，润肺，养血，补肝，明目。

适用： 肝虚所致的头晕眼花、夜盲症、贫血等。

枸杞菊花茶

原料： 枸杞、菊花各10克，绿茶5克。

制法： 枸杞洗净，加水500毫升，烧开后倒入茶杯内，加入菊花、绿茶，盖好，温浸半小时。

用法： 代茶饮。

功效： 降脂。

适用： 脂肪肝。

枸杞子炖鸡

原料： 枸杞子50克，小母鸡1只，黄酒、盐各适量。

制法： 将小母鸡宰杀，去毛及内脏，洗净。枸杞洗净，与小母鸡同放入炖盅内，加黄酒和清水适量，置小火上慢炖约3小时，直至汤浓肉熟烂，加盐调味即成。

用法： 佐餐食用。

功效： 补血养颜，滋养强壮。

适用： 体虚、血少、妇女产后虚损、病后虚弱等。

枸杞百合羹

原料： 枸杞子、百合各15克，鸡蛋黄1个，冰糖适量。

制法： 枸杞子、百合加水适量，同煮稠烂，加入搅碎的鸡蛋黄和冰糖，再煮沸片刻即可。

用法： 每日服食2次，可常用。

功效： 补肝肾，安心神。

适用： 肾阴不足引起的心悸、失眠者。

枸杞蒸鱼肠

原料： 枸杞子30克，鲩鱼肠3具，鸡蛋2个，盐、白醋、姜汁、胡椒粉各适量。

制法： 将鲩鱼肠剖开，刮洗净，用少量白醋腌10分钟左右，用清水冲洗干净，切碎备用；枸杞子用开水浸透，清水洗净；鸡蛋去壳，搅匀成蛋液，加入姜汁、枸杞子、切碎的鱼肠拌匀，盛于盘中，加入少量胡椒粉和盐，上笼隔水蒸至鱼肠熟透。

功效： 补肝明目。

用法： 佐餐食用。

适用： 两眼昏花、视力下降、肝肾亏虚、精神疲乏等。

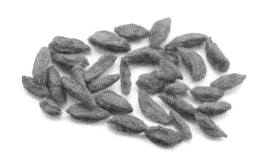

枸杞洋葱炖牛肉

原料： 枸杞子6克，洋葱片150克，牛肉100克，马铃薯块、胡萝卜块、番茄汁、豌豆荚、盐、奶油、味精、面粉、胡椒粉各适量。

制法： 将牛肉洗净后切成小方块，撒上盐与胡椒粉，再撒上面粉拌和。炒锅烧热，放入奶油熬热，下牛肉块炒成茶色，加入50克洋葱片，随即倒入番茄汁，并加热水适量，倒入洗净的枸杞子，盖上锅盖，煮沸后改用小火煮2小时，其间依次加入胡萝卜块、马铃薯块、豌豆荚，最后加入洋葱片100克。离火前加入盐、味精调味即可。

用法： 佐餐食用。

功效： 补脑益智，强筋壮骨。

适用： 头晕目眩、视力减退、精神疲乏、腰膝酸软、遗精、健忘等。

薏苡仁

● 原文

味甘，微寒。主筋急拘挛，不可屈伸，风湿痹，下气，久服轻身益气。其根，下三虫。一名解蠡。生平泽及田野。

● 今释

别　　名： 苡米、薏米、苡仁、米仁、土玉米、回回米、六谷子、薏珠子。

来　　源： 本品为禾本科植物薏苡的干燥成熟种仁。

采收加工： 秋季果实成熟时割取植株，晒干，打下果实，再晒干，除去外壳、黄褐色种皮及杂质，收集种仁。

性味归经： 甘、淡、凉。归脾、胃、肺经。

功效主治： 利水渗湿，健脾止泻，除痹，排脓，解毒散结。主治水肿，脚气，小便不利，脾虚泄泻，湿痹拘挛，肺痈，肠痈，赘疣，癌肿。

用量用法： 9～30克，煎服。清利湿热宜生用。健脾止泻宜炒用。

使用禁忌： 孕妇慎用。

● 配伍应用

脾虚湿盛之水肿腹胀、小便不利： 多与茯苓、白术、黄芪等同

薏苡仁

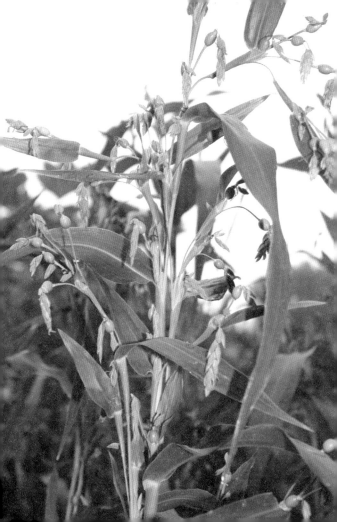

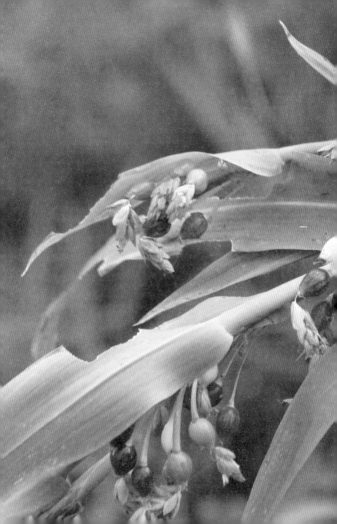

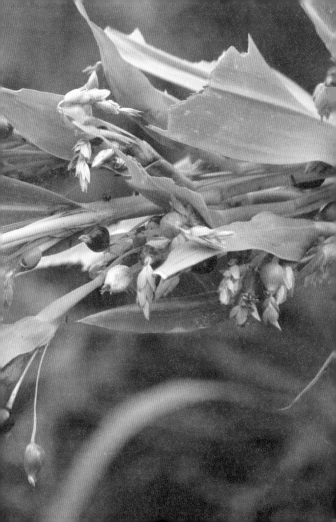

用，如（《独行方》）与郁李仁汁煮饭服食。

脚气浮肿：可与防己、木瓜、苍术同用。

脾虚湿盛之泄泻：常与人参、茯苓、白术等合用，如参苓白术散（《和剂局方》）。

湿痹而筋脉挛急疼痛者：与独活、防风、苍术同用，如薏苡仁汤（《类证治裁》）。

肺痈胸痛、咳吐脓痰：常与苇茎、冬瓜仁、桃仁等同用，如苇茎汤（《千金方》）。

肠痈：可与附子、败酱草、丹皮合用，如薏苡附子败酱散（《金匮要略》）。

● 传统药膳

冬瓜薏仁粥

原料：薏苡仁50克，冬瓜150克。

制法：将冬瓜切成小块，与薏苡仁加水共煮，至熟为度。

用法：早餐食用。

功效：健脾利湿，消脂减肥。

适用：肥胖症和减肥、健美。

薏苡仁田螺花椒粥

原料：田螺10只，薏苡仁30克，花椒10克。

制法：先将田螺以水养一夜后，用沸水烫熟，取出田螺肉，与薏苡仁、花椒共煮成稀粥，趁热调味即可。

用法：早、晚分食，连用7日为1个疗程。

功效：清热除湿，利水消肿。

适用：各类型的水肿。

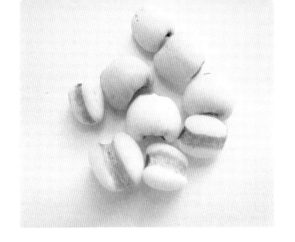

绿豆苡仁粥

原料：薏苡仁80克，绿豆50克。

制法：将绿豆及薏仁入砂锅内，加水适量，置大火上煮沸，改小火熬，待其烂熟成粥即成。

用法：早餐食用。

功效：清热解毒，凉血止血。

适用：血热或湿热内蕴所致的小儿紫癜。

苡仁红枣粥

原料：薏苡仁50克，糯米100克，红枣10个，红糖20克。

制法：将薏苡仁浸泡，淘洗净，糯米淘洗净，红枣洗净去核，切成四瓣。糯米、苡仁下锅，掺清水烧开后，加入红枣，煮成粥，放入红糖食之。

用法： 每日2次。

功效： 健脾益气，养血安神。

薏苡仁白糖粥

原料： 薏苡仁50克，白糖、水各适量。

制法： 薏苡仁加适量水以小火煮成粥，加白糖适量搅匀。

用法： 早餐食用。

功效： 健脾补肺，清热利湿。

适用： 扁平疣、青春疙瘩等。

苡仁二豆羹

原料： 薏苡仁、赤小豆、绿豆各30克，湿淀粉、水适量。

制法： 将薏苡仁、绿豆、赤小豆同入砂锅，加水适量略浸泡，大火煮沸后改小火煨三者至熟烂，汤汁浓稠后，以湿淀粉勾芡成羹。

用法： 早、晚各1次分服。

功效： 除湿止痒。

适用： 皮肤瘙痒症。

薏苡粳米粥

原料： 薏苡仁30克，粳米50克，冰糖适量。

制法： 将薏苡仁、粳米同放入锅中，加适量清水，大火煮开后改用小火煮至粥熟米烂，调入冰糖，略煮即成。

用法： 早、晚分食。

功效： 清热利湿，利水消肿。

适用： 各种类型的水肿。

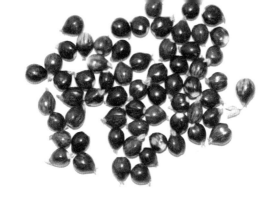

薏苡饼

原料： 薏苡仁粉2500克。

制法： 以枣肉乳汁拌和，作团如蒸饼大，依法蒸熟。

用法： 随性食之。

功效： 益气补虚。

适用： 虚劳。

薏米粳米粥

原料： 薏米30克，粳米50克，白糖适量。

制法： 薏米、粳米分别淘洗干净，入锅用清水煮粥，粥成后加白糖调味。

用法： 每日2次，每次1碗，10～15日为1个疗程。

功效： 利湿通淋。

适用： 大、小便不利者。

车前子

● 原文

味甘，寒。主气癃，止痛，利水道小便，除湿痹。久服轻身耐老。一名当道。生平泽。

● 今释

别　　名： 车前实、虾蟆衣子、猪耳朵穗子、凤眼前仁。

来　　源： 本品为车前科植物车前或平车前的干燥成熟种子。

采收加工： 夏、秋二季种子成熟时采收果穗，晒干，搓出种子，除去杂质。

性味归经： 甘、寒。归肝、肾、肺、小肠经。

功效主治： 清热利尿通淋，渗湿止泻，明目，祛痰。主治热淋涩痛，水肿胀满，暑湿泄泻，目赤肿痛，痰热咳嗽。

用量用法： 9～15克，煎服，宜包煎。

使用禁忌： 凡内伤劳倦，阳气下陷，肾虚精滑及内无湿热者，慎服。

● 配伍应用

湿热下注于膀胱而致小便淋沥涩痛者： 常与木通、滑石、瞿麦等同用，如八正散（《和剂局方》）。

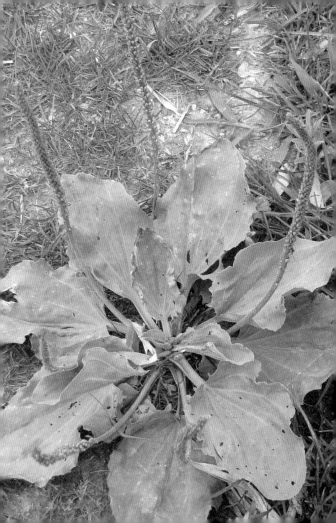

水湿停滞水肿、小便不利：可与猪苓、茯苓、泽泻同用。

病久肾虚、腰重脚肿：可与牛膝、熟地黄、山茱萸、肉桂等同用，如济生肾气丸（《济生方》）。

脾虚湿盛泄泻：可配白术同用。

暑湿泄泻：与香薷、茯苓、猪苓等同用，如车前子散（《杨氏家藏方》）。

目赤涩痛：多与菊花、决明子等同用。

肝肾阴亏、两目昏花：配熟地黄、菟丝子等同用，如驻景丸（《圣惠方》）。

肺热咳嗽痰多：多与瓜蒌、浙贝母、枇杷叶等同用。

● **传统药膳**

车前草叶羹

原料：车前草叶500克，葱白1根，粳米50克。

制法：切车前草叶，与葱白共煮成羹。

用法：上、下午分食。

功效：清热化湿，降低血脂。

适用：高血压、高脂血症。

车前田螺汤

原料：车前子30克，红枣10枚，田螺（连壳）1000克。

制法：先用清水静养田螺1~2日，经常换洗以漂去污物，斩去田螺壳顶尖。红枣（去核）洗净。用纱布另包车前子，与红枣、田螺一齐放入煲中，加清水适量，大火煮沸后改小火煲2小时，经调味即成。

用法：饮汤，吃田螺。

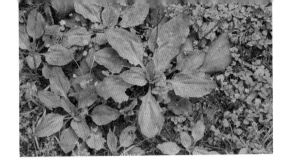

功效：利水通淋，清热祛湿。

适用：病久肾虚、腰重脚肿者。

车前子粥

原料：车前子12克，粳米50克。

制法：将车前子用纱布包好，放入砂锅，加水200毫升，中火煎至100毫升去药袋，加入粳米，再加水400毫升，小火煮至粥成。

用法：温热食用，每日2次。

功效：养肝明目，利水消肿，祛痰止咳。

适用：球结膜水肿、目赤肿痛、高血压病、高脂血、老年慢性支气管炎等。

车前茯苓粥

原料：车前子、茯苓各40克，白糖25克，粳米60克。

制法：将车前子用纱布包，放入锅中加水500毫升，煎取汁350毫升；茯苓压成细粉，同放锅内，加入淘洗干净的粳米，再

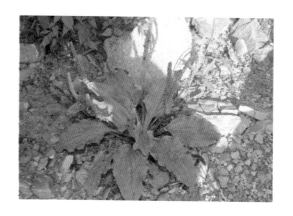

加水适量，以大火煮沸，放入白糖搅匀，改用小火，煮至米烂粥成即可。

用法： 每日1剂，代早餐用，连用5～7剂。

功效： 清热除湿，健脾止带。

适用： 脾虚生湿，湿郁化热所致的带下病。

车前子茶

原料： 炒车前子10克，红茶3克。

制法： 将二味药用沸水冲泡浓汁，加盖闷10分钟即可。

用法： 每日1～2剂，分2次温服。

功效： 健脾利水，抗菌消炎，敛肠止泻。

适用： 脾虚水泻、胃肠炎。

车前子

车前瓜皮米仁粥

原料： 冬瓜皮、米仁各30克，茯苓皮、车前草各15克。

制法： 将以上四味一同入锅，加水适量，先用大火烧开，再转小火熬煮成稀粥。

用法： 每日服1剂，连服5～7日。

功效： 清热利湿，健脾和胃。

适用： 脾胃虚弱者。

车前糯米粥

原料： 车前叶10～15克，糯米50克。

制法： 将车前叶洗净，切碎，煮汁后去渣，加入糯米煮成粥。

用法： 不拘时适量食用。

功效： 清热利尿。

适用： 小儿急性腹泻及小便不通等。

车前赤豆玉米须汤

原料： 车前叶60克，赤豆、玉米须各45克，生甘草10克。

制法： 将车前叶洗净切碎，同玉米须、生甘草共入锅中，水煎去渣取汁，加入赤小豆共炖烂熟即成。

用法： 吃豆喝汤，每日1剂，连服7～10日。

功效： 利尿消肿。

适用： 小便不利、淋沥涩痛者。

车前茵陈汤

原料： 车前草、玉米须、茵陈各30克，白糖适量。

制法： 将上味药加水500克，浓煎去渣，加白糖调服。

用法： 不拘时适量食用。

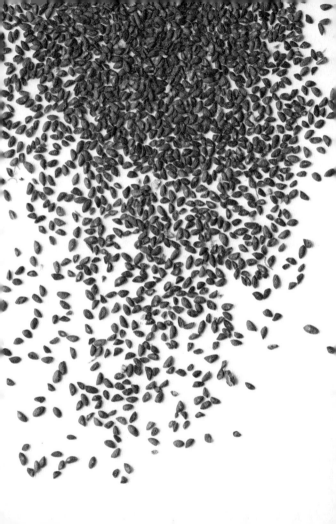

功效： 清热祛湿，利胆退黄。

适用： 肝炎、胆囊炎所致的黄疸。

车前枸杞荠菜汤

原料： 车前叶、荠菜、枸杞叶各30克，白糖适量。

制法： 将车前叶、枸杞叶、荠菜分别洗净、切碎，共入锅中，加适量水煎煮，去渣取汁约500毫升加入白糖调味即成。

用法： 每日1～2剂，7日为1疗程。

功效： 清肝明目。

适用： 目赤涩痛、夜盲症等。

车前冬瓜汤

原料： 车前草30克，茵陈15克，冬瓜500克。

制法： 将车前草、茵陈布包，与冬瓜（切块）煎煮至熟。

用法： 吃瓜喝汤，每日1次，连服3日。

功效： 利水通淋。

适用： 湿热下注所致之小便淋沥涩痛。

车前大枣红糖饮

原料： 车前草50克，大枣17枚，红糖10克。

制法： 将车前草、大枣洗净，加水适量，共煎煮之，弃掉车前草即可。

用法： 吃枣饮汤，每日2次。

功效： 利水通淋。

适用： 脾虚水运失常所致的妊娠小便淋沥不畅。

蛇床子

● 原文

味苦，平。主妇人阴中肿痛，男子阴痿，湿痒，除痹气，利关节，癫痫，恶疮。久服轻身。一名蛇米。生川谷及田野。

● 今释

别　　名：蛇米、蛇栗、野茴香、野胡萝卜子。

来　　源：本品为伞形科植物蛇床的干燥成熟果实。

采收加工：夏、秋二季果实成熟时采收，除去杂质，晒干。

性味归经：辛，苦，温；有小毒。归肾经。

功效主治：燥湿祛风，杀虫止痒，温肾壮阳。主治阴痒带下，湿疹瘙痒，湿痹腰痛，肾虚阳痿，宫冷不孕。

用量用法：3～10克，内服。外用：适量，多煎汤熏洗或研末调敷。

使用禁忌：下焦有湿热，或肾阴不足，相火易动以及精关不固者忌服。

● 配伍应用

阴部湿痒、湿疹、疥癣：常与苦参、黄柏、白矾等配伍，如（《濒湖集简方》）。

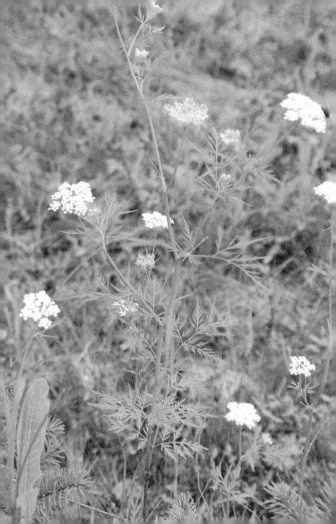

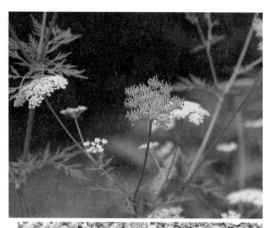

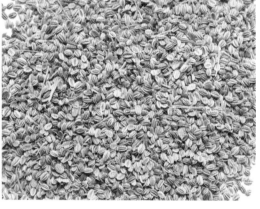

蛇床子

带下腰痛，尤宜于寒湿兼肾虚所致者：常与山药、杜仲、牛膝等同用。

肾虚阳痿、宫冷不孕：常与当归、枸杞、淫羊藿、肉苁蓉等配伍，如赞育丹（《景岳全书》）。

● 传统药膳

蛇床子炖麻雀

原料：蛇床子15克，生姜12克，大蒜6克，麻雀5只，花椒、酱油、味精、食盐、葱各适量。

制法：将麻雀去毛及肠杂，洗净备用；生姜切片；蛇床子去净灰尘装入麻雀腹内，放碗内，并加入生姜、葱、大蒜、酱油、花椒等，隔水炖熟，至熟后去掉药渣，锅中放油，加入调料略炖煮即成。

用法：食肉饮汤，每日1次。

功效：补肾壮阳，生精补髓。

适用：肾阳虚型畸形精子过多症。

蛇床子野菊苦参洗方

原料：蛇床子30克，野菊花15克，苦参12克。

制法：把以上3味加水适量，煎取药液，待温备用。

用法：洗浴阴部。

功效：清热燥湿，杀虫止痒。

适用：滴虫性阴道炎、霉菌性阴道炎。

菟丝子

● 原文

味辛，平。主续绝伤，补不足，益气力，肥健人，汁去面䵟。久服明目，轻身延年。一名菟芦。生川泽。

● 今释

别　　名： 黄丝、豆寄生、金黄丝子、马冷丝、巴钱天、黄鳝藤。

来　　源： 本品为旋花科植物菟丝子的干燥成熟种子。

采收加工： 秋季果实成熟时采收植株，晒干，打下种子，除去杂质。

性味归经： 辛、甘、平。归肝、肾、脾经。

功效主治： 补益肝肾，固精缩尿，安胎，明目，止泻；外用消风祛斑。主治肝肾不足，腰膝酸软，阳痿遗精，遗尿尿频，肾虚胎漏，胎动不安，目昏耳鸣，脾肾虚泻；外治白癜风。

用量用法： 6～12克，煎服。外用：适量。

使用禁忌： 阴虚火旺者忌用。

● 配伍应用

阳痿遗精： 与枸杞子、覆盆子、车前子同用，如五子衍宗丸

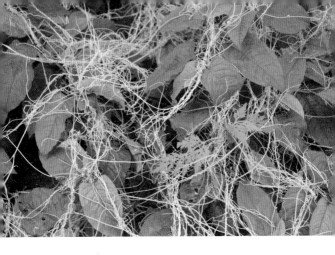

（《丹溪心法》）。

小便过多或失禁： 与桑螵蛸、肉苁蓉、鹿茸等同用，如菟丝子丸（《世医得效方》）。

遗精、白浊、尿有余沥： 与茯苓、石莲子同用，如茯苓丸（《和剂局方》）。

肝肾不足、目暗不明： 常与熟地黄、车前子同用，如驻景丸（《和剂局方》）。

脾虚便溏： 与人参、白术、补骨脂为丸服（《方脉正宗》）。

脾肾虚泄泻： 与枸杞子、山药、茯苓、莲子同用，如菟丝子丸（《沈氏尊生书》）。

肾虚胎元不固、胎动不安、滑胎： 常与续断、桑寄生、阿胶同用，如寿胎丸（《医学衷中参西录》）。

● 传统药膳

菟丝子粥

原料： 菟丝子60克，粳米100克，白糖适量。

制法： 菟丝子研碎，放入砂锅内，加入水300毫升，用小火煎至200毫升，去渣留汁，加入粳米后另加水300毫升及适量白糖，用小火煮成粥。

用法： 早、晚分服。

功效： 补肾益精，养肝明目。

适用： 肝肾不足的腰膝筋骨酸痛，腿脚软弱无力、阳痿遗精、呓语、小便频数、尿有余沥、头晕眼花、视物不清、耳鸣耳聋以及妇女带下、习惯性流产等。

菟丝子羊脊骨汤

原料： 菟丝子18克，肉苁蓉25克，羊脊骨（连尾）1条。

制法： 将菟丝子酒浸3日，晒干，捣末；肉苁蓉酒浸一宿；羊脊骨洗净、斩块。把肉苁蓉、羊脊骨放入锅内，加清水适量，小火煮2～3小时，调入菟丝子末，调味即可。

用法： 空腹酌量服食。

功效： 补肝肾，益精髓，强筋骨。

适用： 肝肾不足之腰椎肥大。

菟丝肾

原料： 菟丝子30克，山萸肉20克，杜仲10克，猪肾1对。

制法： 将菟丝子、杜仲用新纱布包好，再与山萸肉、猪肾共煮，待猪肾煮熟，捞出药包即可。

用法： 吃猪肾喝汤，隔日1剂。

菟丝子

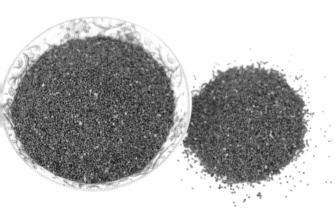

功效： 补肾壮腰。

适用： 肾虚所致的腰痛胫软、耳鸣、尿频等。

菟丝子蛋饼

原料： 菟丝子10克，鸡蛋1个，油适量。

制法： 先将菟丝子洗净，烘干研成细粉末，再将鸡蛋去外壳打入菟丝子粉内调匀。净锅置于旺火上加油烧热，倒入菟丝子鸡蛋糊煎炸成饼即可。

用法： 佐餐食用。

功效： 补肝明目。

适用： 肝血不足所致的视物模糊者。

地肤子

● **原文**

味苦，寒。主膀胱热，利小便，补中益精气。久服耳目聪明，轻身耐老。一名地葵。生平泽及田野。

● **今释**

别　　名： 地葵、扫帚子、扫帚菜子。

来　　源： 为藜科植物地肤的果实。

采收加工： 秋季果实成熟时采收植株，晒干，打下果实。

性味归经： 辛、苦，寒。归肾、膀胱经。

功效主治： 清热利湿，祛风止痒。主治小便涩痛，阴痒带下，风疹，湿疹，皮肤瘙痒。

用量用法： 9～15克，煎服。鲜者加倍。外用：适量，煎汤熏洗。

使用禁忌： 恶螵蛸，脾虚者慎用。

● **配伍应用**

膀胱湿热、小便不利、淋沥涩痛： 常与木通、瞿麦、冬葵子等同用，如地肤子汤（《济生方》）。

风疹、湿疹： 常与白鲜皮、蝉蜕、黄柏等同用。

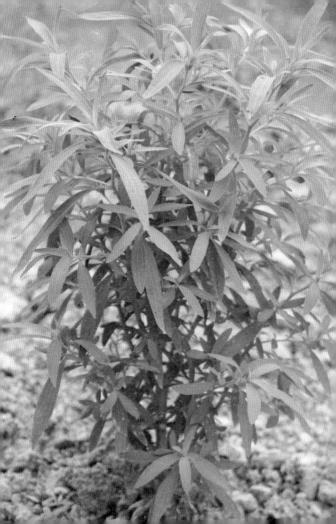

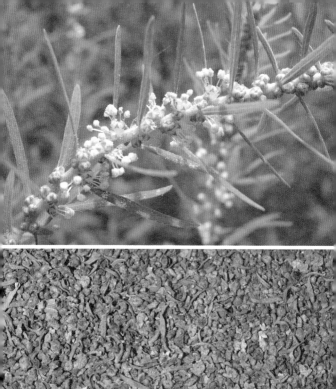

下焦湿热、外阴湿痒者：可与苦参、龙胆草、白矾等煎汤外洗患处。

湿热带下：可配黄柏、苍术等煎服。

● 传统药膳

苍耳地肤子蜜饮

原料：地肤子、苍耳子各10克，蜂蜜30克。

制法：先将苍耳子、地肤子分别拣杂、洗净后，同放入砂锅，加水适量，煎煮30分钟，用洁净纱布过滤取汁，放入容器，趁温热加入蜂蜜，拌匀即成。

用法：早、晚2次分服。

功效：祛风止痒。

适用：风寒型皮肤瘙痒症。

地肤子白矾煎剂

原料：地肤子250克，白矾10克。

制法：将上药打碎后加水500毫升，煎煮。

用法：洗患处，每日1～2次（洗后不要用清水冲洗），连用3～7日。

功效：清热燥湿消疣。

适用：寻常疣。

蒺藜子

原文

味苦，温。主恶血，破癥结积聚，喉痹，乳难。久服长肌肉，明目，轻身。一名旁通，一名屈人，一名止行，一名犲羽，一名升推。生平泽，或道旁。

今释

别　　名： 蒺藜、七厘子。

来　　源： 本品为蒺藜科植物蒺藜的干燥成熟果实。

采收加工： 秋季果实成熟时采割植株，晒干。打下果实，除去杂质。

性味归经： 辛、苦，微温；有小毒。归肝经。

功效主治： 平肝解郁，活血祛风，明目，止痒。主治头痛眩晕，胸胁胀痛，乳闭乳痛，目赤翳障，风疹瘙痒。

用量用法： 6～10克，煎服。

使用禁忌： 血虚气弱及孕妇慎服。

配伍应用

头痛眩晕，目赤肿痛： 配决明子、青葙子等同用。

风疹瘙痒： 配菊花、地肤子、苦参同用。

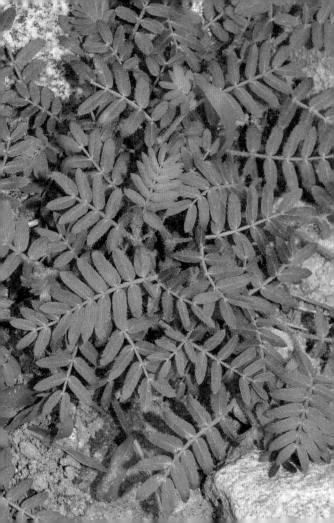

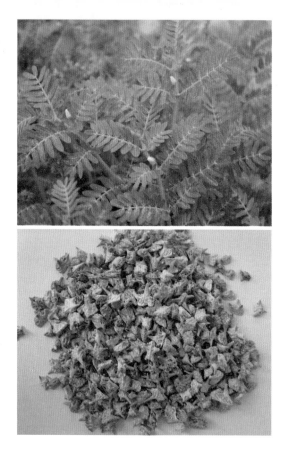

● **传统药膳**

蒺藜子甲鱼汤

原料： 沙苑蒺藜、菟丝子各30克，甲鱼1000克，植物油、姜各10克，盐4克。

制法： 杀死甲鱼后，剖腹留肝、蛋，去肠杂，洗净，切大块备用；洗净菟丝子、沙苑蒺藜；油锅烧热，放姜、甲鱼块，翻炒几分钟；放适量水，再焖炒几分钟，盛砂锅内；将菟丝子、沙苑蒺藜也放砂锅内；放清水以把甲鱼浸没为准，大火煮沸；改小火炖熟烂，加盐少许，弃药渣即成。

用法： 佐餐食用。

功效： 滋肝肾阴，补肾阳虚。

适用： 神经衰弱、频繁遗精，或因劳累引起的遗精等。

蒺藜烩豆腐

原料： 蒺藜子15克，青豌豆100克，猪肉200克，豆腐2块，胡萝卜4条，香菇5朵，虾米少许，鸡汤少许。

制法： 将蒺藜子洗净，捣碎后煎出汁待用，用麻油起锅，把剁碎的猪肉炒一遍调味后盛起，将胡萝卜洗净切丝，冬菇泡软后切丝，虾米最好用酒泡一下，用麻油起锅，放入豆腐用大火不停地翻炒，用锅铲将豆腐压碎，放入胡萝卜、豌豆、冬菇、虾米、猪肉、鸡汤和蒺藜子汁，调味后勾芡即成。

用法： 佐餐食用。

功效： 补肾虚，清肝明目。

适用： 肾虚、视力衰退。

茜根

● 原文

味苦，寒。主寒湿风痹，黄疸，补中。久服益精气，轻身。生山谷。

● 今释

别　　名： 金草、地血、四轮草、小活血、血见愁、过山藤、红根仔草。

来　　源： 本品为茜草科植物茜草的干燥根及根茎。

采收加工： 春、秋二季采挖，除去泥沙，干燥。

性味归经： 苦，寒。归肝经。

功效主治： 凉血，祛瘀，止血，通经。主治吐血、衄血，崩漏，外伤出血，瘀阻经闭，关节痹痛，跌仆肿痛。

用量用法： 6～10克，煎服。大剂量可用至30克。也入丸、散。止血炒炭用，活血通经生用或酒炒用。

使用禁忌： 血少者忌用。

● 配伍应用

衄血： 可与艾叶、乌梅同用，如茜梅丸（《本事方》）。

血热崩漏： 常配生地、生蒲黄、侧柏叶等同用。

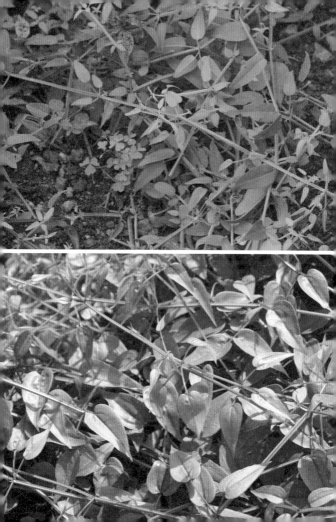

尿血：常与小蓟、白茅根等同用，如固冲汤（《医学衷中参西录》）。

经闭、跌打损伤、风湿痹痛等血瘀经络闭阻之症：单用本品酒煎服；或配桃仁、红花、当归等同用，如（《经验广集》）治血滞经闭。

跌打损伤：可单味泡酒服；或配三七、乳香、没药等同用。

痹证：也可单用浸酒服；或配伍鸡血藤、海风藤、延胡索等同用。

● 传统药膳

茜草酒

原料：鲜茜草根50～100克，白酒1000毫升。

制法：洗净，浸入白酒中，7日后可服用。

用法：每日1次，空腹热服。第1次喝七、八成醉，盖被取汗，以后酌减。

功效：祛风止痛。

适用：关节疼痛。

茜根酒

原料：茜草根15克，红花3克，糯米酒适量。

制法：以糯米酒代水煎煮上药。

用法：早、晚2次分服，每日1剂，连服10日。

功效：调经活血。

适用：闭经、痛经。

茜草高粱茶

原料：茜草、茶叶、高粱穗、红糖各15克。

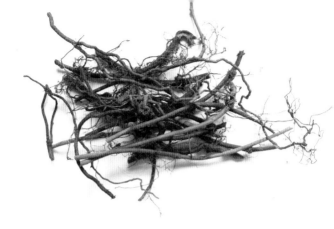

制法： 将上药放入盛有开水的保温瓶内，浸泡30分钟后，倒入茶杯，代茶饮用。

用法： 每日1剂，分数次饮服。

功效： 凉血，降压。

适用： 高血压。

二草生地粥

原料： 茜草15克，通草6克，生地黄30克，小米50克。

制法： 上味药洗净加水煎煮，去渣留汁，将小米放入药液中，煎煮成粥即可。

用法： 空腹食用。

功效： 利尿通淋，凉血止血。

适用： 尿路感染、湿热下注型血淋。

茵陈蒿

● **原文**

味苦，平。主风寒，湿热邪气，热结黄疸。久服轻身益气，耐老。生丘陵阪岸上。

● **今释**

别　　名：臭蒿、茵陈、婆婆蒿。

来　　源：本品为菊科植物滨蒿或茵陈蒿的干燥地上部分。

采收加工：春季幼苗高6～10厘米时采收或秋季花营长成时采割，除去杂质及老茎，晒干。春季采收的习称"绵茵陈"，秋季采割的称"茵陈蒿"。

性味归经：苦、辛，微寒。归脾、胃、肝、胆经。

功效主治：清利湿热，利胆退黄。主治黄疸尿少，湿温暑湿，湿疮瘙痒。

用量用法：6～15克，煎服。外用：适量，煎汤熏洗。

使用禁忌：非因湿热引起的发黄忌服，蓄血发黄者及血虚萎黄者慎用。

● **配伍应用**

黄疸：常与栀子、黄柏、大黄同用，如茵陈蒿汤（《伤寒

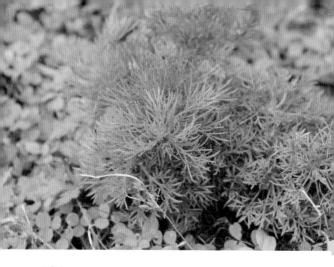

论》）。

湿热内蕴之风瘙隐疹、湿疮瘙痒：可单味煎汤外洗，也可与黄柏、苦参、地肤子等同用。

● **传统药膳**

茵陈大枣粥

原料： 茵陈9克，大枣200克。

制法： 将上味药水煎。

用法： 食枣饮汤。

功效： 清热，利湿，保肝。

适用： 慢性肝炎、肝硬化。

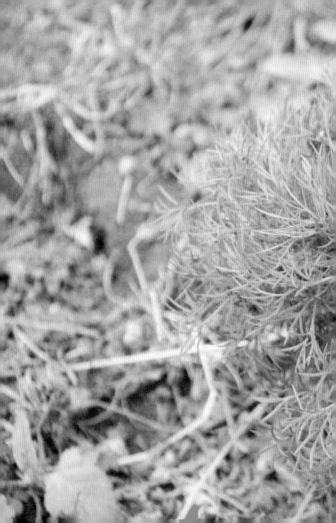

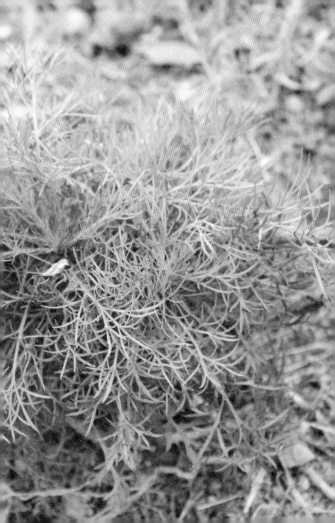

茵陈干姜饮

原料: 茵陈15克,干姜6克,红糖适量。

制法: 将茵陈、干姜入锅中,加红糖,水煎服。

用法: 每日1次,连服半个月。

功效: 温中散寒,利湿退黄。

适用: 湿热黄疸。

茵陈粥

原料: 茵陈蒿、粳米各30~60克,白糖适量。

制法: 先将茵陈洗净,水煎取汁,去渣,以汁入粳米煮粥,欲熟时,加入白糖,稍煮1~2沸即可。

用法: 每日2~3次,每次适量。

功效: 清利湿热,利胆退黄。

适用: 湿热黄疸。

茵陈薏米粥

原料: 茵陈30克,薏米60克。

制法: 将茵陈煎煮去渣,加入薏米煮粥熟即可。

用法: 每日2~3次。

功效: 利胆消炎。

适用: 胆囊炎患者。

姜楂茵陈汤

原料: 茵陈20克,山楂30克,生姜3片。

制法: 上三味同放入锅内,加水适量,煎20~30分钟即可。

用法: 每日1剂,分2~3次服。

功效: 消食利水,活血降脂。

茵陈蒿

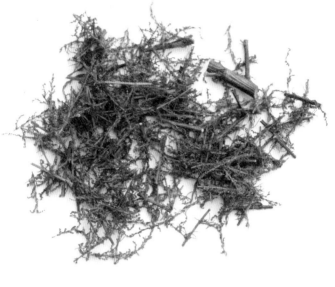

适用： 高脂血症患者。

茵陈丹参茶

原料： 茵陈30克，丹参60克，红糖适量。

制法： 将上药放入盛有开水的保温瓶内，浸泡20分钟，取汁代茶饮用。

用法： 每日1剂，频频饮用。连服20～30日见效。

功效： 清利湿热，退黄疸。

适用： 急性肝病患者。

漏芦

● **原文**

味苦，寒。主皮肤热，恶疮、疽痔，湿痹，下乳汁。久服轻身益气，耳目聪明，不老延年。一名野兰。生山谷。

● **今释**

别　　名: 野兰、狼头花、和尚头、华州漏芦、禹州漏芦、独花山牛蒡。

来　　源: 本品为菊科植物祁州漏芦的干燥根。

采收加工: 春、秋二季采挖。除去须根及泥沙，晒干。

性味归经: 苦，寒。归胃经。

功效主治: 清热解毒，消痈，下乳，舒筋通脉。主治乳痈肿痛，痈疽发背，瘰疬疮毒，乳汁不通，湿痹拘挛。

用量用法: 5～9克，煎服。外用：研末调敷或煎水洗。

使用禁忌: 孕妇慎用。

● **配伍应用**

乳痈肿痛: 常与瓜蒌、蛇蜕同用，如漏芦散（《和剂局方》）。

热毒壅聚、痈肿疮毒: 常与大黄、连翘、紫花地丁等同用，如漏芦汤（《千金方》）。

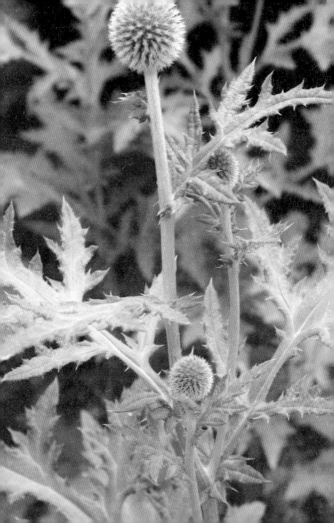

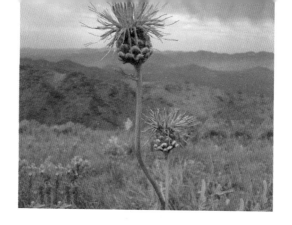

痰火郁结、瘰疬欲破者：可与海藻、玄参、连翘等同用，如漏芦汤（《圣济总录》）。

乳络塞滞、乳汁不下、乳房胀痛、欲作乳痈者：常与穿山甲、王不留行等同用。

气血亏虚、乳少清稀者：当与黄芪、鹿角胶等同用。

湿痹、筋脉拘挛、骨节疼痛：常与地龙配伍，如古圣散（《圣济总录》）。

● 传统药膳

漏芦鸡蛋

原料：漏芦100克，鸡蛋10克。

制法：将漏芦洗净，放入锅中，加一大碗清水，煮熬15分钟后，去掉药渣，烧开后，打入鸡蛋即成。

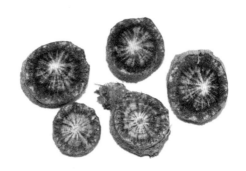

用法： 每日1次。

功效： 催乳。

适用： 产后无奶、乳汁不通者。

漏芦猪蹄粥

原料： 漏芦10克，通草3克，粳米100克，猪蹄1只，葱白、味精、盐各适量。

制法： 将猪蹄洗净，斩成块，通草、漏芦放入锅中，加清水适量熬煮成浓汁，去渣取汁；热锅，放入猪蹄、药汁、粳米、葱白，加清水适量炖煮至肉熟烂，加入味精、盐调味即可。

用法： 佐餐食用。

功效： 通乳汁，利血脉。

适用： 产后无奶、乳汁不通者。

王不留行

● 原文

味苦，平。主金疮止血，逐痛出刺，除风痹，内寒。久服轻身耐老增寿。生山谷。

● 今释

别　　名： 奶米、不母留、大麦牛、王母牛。

来　　源： 本品为石竹科植物麦蓝菜的干燥成熟种子。

采收加工： 夏季果实成熟、果皮尚未开裂时采割植株，晒干，打下种子，除去杂质，再晒干。

性味归经： 苦，平。归肝、胃经。

功效主治： 活血通经，下乳消肿，利尿通淋。主治经闭，痛经，乳汁不下，乳痈肿痛，淋证涩痛。

用量用法： 5～10克，煎服。外用：适量。

使用禁忌： 孕妇慎用。

● 配伍应用

妇人难产，或胎死腹中： 常配当归、川芎、香附、红花等同用，如胜金散（《普济方》）。

产后乳汁不下： 常与穿山甲等同用，如涌泉散（《卫生宝鉴》）。

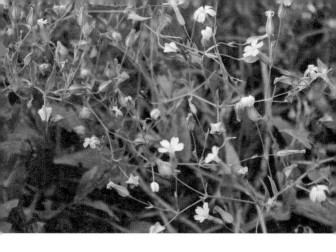

产后气血亏虚，乳汁稀少：与黄芪、当归或当归、猪蹄同用。

乳痈肿痛：可配蒲公英、夏枯草、瓜蒌等，如（《本草汇言》）。

多种淋症：常与石韦、瞿麦、冬葵子等同用。

● **传统药膳**

王不留行炖猪蹄

原料：王不留行12克，猪蹄3~4个，调味料若干。

制法：将王不留行用纱布包裹，和洗净的猪蹄一起放进锅内，加水及调味料煮烂即可食用。

用法：佐餐食用。

功效：催乳，下乳。

适用：产后乳汁不足者。

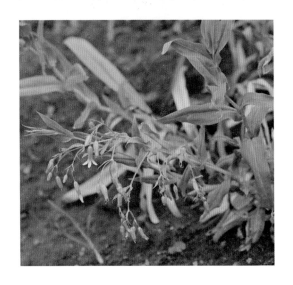

王不留行蒸虾

原料： 王不留行、桑椹各30克，海虾100克。

制法： 先将洗净的王不留行、桑椹投入砂锅，加入清水2碗，用小火煲约20分钟。滤去药渣，放入海虾，煮滚至虾熟透即成。食时调好盐、味精。

用法： 佐餐食用。

功效： 活血通经，下乳消痈，利尿通淋，止血，补益肝肾，熄风滋阴。

适用： 经行不畅、产后乳少、胃虚食少、肝肾阴亏等症。

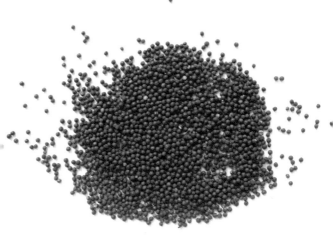

王不留行明矾方

原料： 王不留行30克，明矾9克。

制法： 将以上2味加水1500毫升，煮沸10分钟，去渣取汁，备用。

用法： 温洗手足，并浸浴15分钟，每日2次，重复使用前需加温。

功效： 收敛止汗，除臭。

适用： 手足多汗症、汗疱疹等。

蒲黄

● **原文**

味甘，平。主心、腹、膀胱寒热，利小便，止血，消瘀血。久服轻身，益气力，延年神仙。生池泽。

● **今释**

别　　名： 蒲黄、蒲棒、水蜡烛、毛蜡烛。

来　　源： 本品为香蒲科植物水烛香蒲、东方香蒲或同属植物的干燥花粉。

采收加工： 夏季采收蒲棒上部的黄色雄花序，晒干后碾轧，筛取花粉。剪取雄花后，晒干，成为带有雄花的花粉，即为草蒲黄。

性味归经： 甘，平。归肝、心包经。

功效主治： 止血，化瘀，通淋。主治吐血，衄血，咯血，崩漏，外伤出血，经闭痛经，胸腹刺痛，跌仆肿痛，血淋涩痛。

用量用法： 5～10克，煎服，包煎。外用：适量，研末外掺或敷患处。止血多炒用，化瘀、利尿多生用。

使用禁忌： 孕妇慎用。

● **配伍应用**

吐血、衄血、咯血、尿血、崩漏等： 可单用冲服，亦可配伍其他

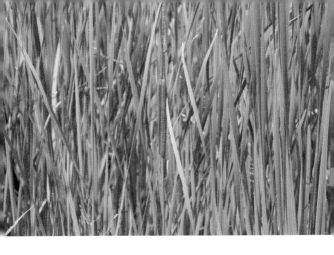

止血药同用，如（《圣惠方》）。

鼻衄经久不止： 与石榴花同用，和研为散服。

月经过多、漏下不止： 可配合龙骨、艾叶同用，如蒲黄丸（《圣济总录》）。

尿血不已： 可与郁金同用。

外伤出血： 可单用外掺伤口。

跌打损伤： 单用蒲黄末，温酒服。

心腹疼痛、产后瘀痛、痛经等： 常与五灵脂同用，如失笑散（《和剂局方》）。

血淋尿血： 常配生地黄、冬葵子同用，如蒲黄散（《证治准绳》）。

● 传统药膳

蒲黄粥

原料： 蒲黄10克，大米100克，白糖适量。

制法： 将蒲黄择净，布包，放入锅中，加清水适量，浸泡5～10分钟后，水煎取汁，加大米煮粥，待粥熟时调入白糖，再煮一二沸即成，或将蒲黄3克研为细末，待粥熟时调入粥中服食。

用法： 每日1剂，连续3～5日。

功效： 收敛止血，行血去瘀。

适用： 咯血、吐血、衄血、崩漏、便血、尿血、创伤出血及心腹疼痛、产后瘀痛、恶露不净、痛经等。

蒲黄蜜玉竹

原料： 生蒲黄、香油各6克，白糖10克，蜂蜜50克，鲜玉竹500克，香精1滴，淀粉少许。

制法： 把鲜玉竹去须根洗净，切成3厘米长的段。炒锅放火上，放入香油、白糖炒成黄色，加适量开水，并将蜂蜜和蒲黄加入，再放入玉竹段，烧沸后用小火焖烂，捞出玉竹段。锅内汁加一滴香精，用少许淀粉勾芡，浇在玉竹段上即成。

用法： 每日1次。

功效： 清润肺胃。

适用： 咽喉疼痛、口舌干燥、口腔溃疡等。

蒲黄五灵脂山楂蜜饮

原料： 蒲黄粉30克，五灵脂40克，蜂蜜60克，生山楂15克。

制法： 先将五灵脂、生山楂（洗净后切片）同放入砂锅，

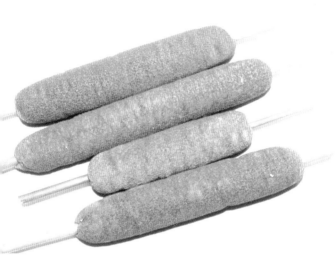

加水适量，浓煎30分钟，用洁净纱布过滤，去渣，取汁回入砂锅，调入蒲黄粉，视滤汁量可再加清水适量，再煎煮15分钟，离火，待煎汁温热时调入蜂蜜，拌匀即成。

用法： 每日3次，每次约100毫升，温服。

功效： 活血化瘀，抗癌止痛。

适用： 胃癌患者胃脘刺痛、舌质紫暗属血瘀者。

肉苁蓉

● 原文

味甘，微温。主五劳七伤补中，除茎中寒热痛，养五脏，强阴，益精气，多子，妇人癥瘕，久服轻身。生山谷。

● 今释

别　　名： 寸芸、苁蓉、地精。

来　　源： 本品为列当科植物肉苁蓉或管花肉苁蓉的干燥带鳞叶的肉质茎。

采收加工： 多于春季苗未出土或刚出土时采挖，除去花序，切段，晒干。

性味归经： 甘、咸，温。归肾、大肠经。

功效主治： 补肾阳，益精血，润肠通便。主治肾阳不足，精血亏虚，阳痿不孕，腰膝酸软，筋骨无力，肠燥便秘。

用量用法： 6～10克，煎服。

使用禁忌： 相火偏旺、胃弱便溏、实热便结者禁服。

● 配伍应用

男子五劳七伤、阳痿不起、小便余沥： 常配伍菟丝子、续断、杜仲同用，如肉苁蓉丸（《医心方》）。

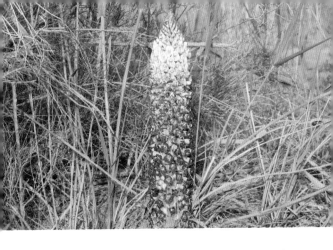

肾虚骨痿、不能起动： 亦可与杜仲、巴戟天、紫河车等同用，如金刚丸（《张氏医通》）。

津液耗伤所致大便秘结： 常与沉香、麻子仁同用，如润肠丸（《济生方》）。

肾气虚弱引起的大便不通、小便清长、腰酸背冷： 或与当归、牛膝、泽泻等同用，如济川煎（《景岳全书》）。

● **传统药膳**

肉苁蓉羊肉粥

　　原料： 肉苁蓉30克，羊肉150克，粳米100克，盐、味精各适量。

　　制法： 羊肉洗净切片，与肉苁蓉、粳米同煮成粥，加盐、味精调味即可。

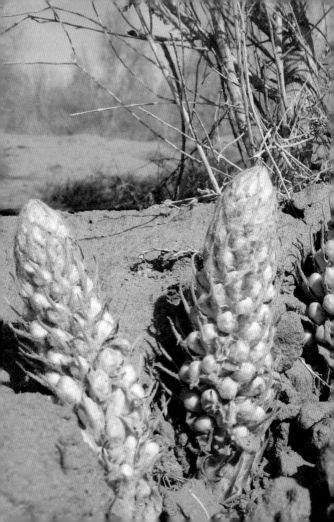

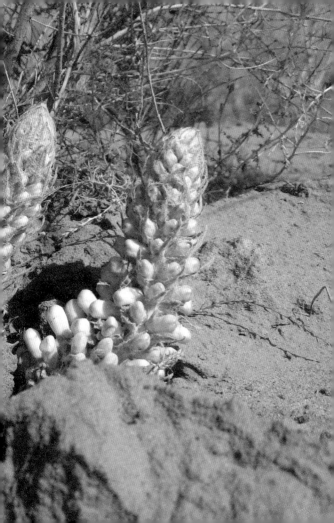

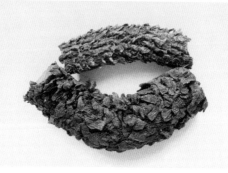

用法： 早、晚温热食用。

功效： 补肾益精，收敛滑泄。

适用： 遗精、滑精。

酒洗苁蓉粥

原料： 鲜肉苁蓉25～50克，大米、羊肉各适量。

制法： 选用肉苁蓉嫩者，刮去鳞，用酒洗，煮熟后切薄片，与大米、羊肉同煮成粥，加入调味品即可。

用法： 每日1～2次，温热食。

功效： 调经止痛，补肾益精。

适用： 妇女虚寒性痛经、不孕症，热症、实症及阴虚火旺者忌用。

苁蓉煮羊肾

原料： 肉苁蓉30克，羊肾1对，调料适量。

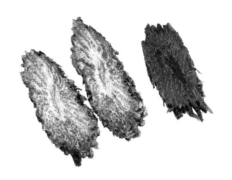

制法： 将羊肾剥去筋膜细切，用酱油、淀粉、黄酒拌匀稍腌渍，肉苁蓉加水适量煮20分钟，去渣留汁。再入羊肾同煮至水沸，加葱、姜、盐、味精、香油等调味即可。

用法： 佐餐食用。

功效： 温阳通便。

适用： 便秘、阳痿者。

肉苁蓉酒

原料： 肉苁蓉90克，白酒适量。

制法： 把肉苁蓉浸白酒中，洗去鳞甲，切片，用水3碗，煎作1碗。

用法： 可加少许调味品，顿服，连服数日。

功效： 填精补虚。

适用： 高年血液枯槁、大便燥结、胸中作闷等。

石下长卿

● 原文

味咸，平。主鬼疰精物，邪恶气，杀百精蛊毒，老魅注易，亡走啼哭，悲伤恍惚。一名徐长卿。生池泽。

● 今释

别　　名：督邮、徐长卿。

来　　源：本品为萝藦科植物徐长卿的干燥根及根茎。

采收加工：秋季采挖，除去杂质，阴干。

性味归经：辛，温。归肝、胃经。

功效主治：祛风，化湿，止痛，止痒。主治风湿痹痛，胃痛胀满，牙痛，腰痛，跌仆伤痛，风疹、湿疹。

用量用法：3～12克，煎服，后下。

使用禁忌：体弱者慎用。

● 配伍应用

风湿疼痛：常与威灵仙、石见穿等同用。

皮肤瘙痒：可配伍白鲜皮、地肤子等使用。

跌打肿痛、接骨：鲜徐长卿适量，捣烂敷患处。

石下长卿

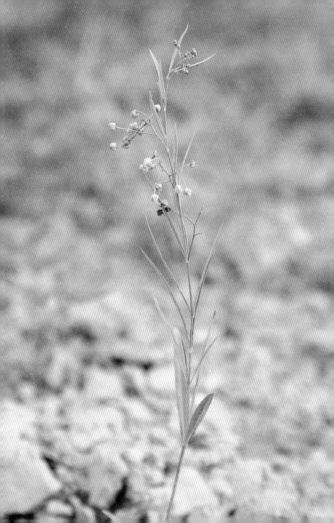

● 传统药膳

徐长卿猪肉酒

原料： 徐长卿根24～30克，猪瘦肉200克，老酒100毫升。

制法： 将上3味酌加水煎成半碗。

用法： 饭前服，每日2次。

功效： 祛风，除湿，活血，镇痛。

适用： 风湿痛。

徐长卿饮

原料： 徐长卿10克，炙甘草3克。

制法： 将徐长卿、炙甘草洗净，用水煎煮，取汁200毫升。

用法： 代茶饮用，每日1剂。

功效： 祛风通络，止痛。

适用： 风湿痹痛、肩周炎等。

两面针徐长卿蜜饮

原料： 徐长卿、川芎各15克，两面针、蜂蜜各30克。

制法： 先将两面针、徐长卿、川芎分别拣杂，洗净，晾干或晒干，切碎后，同放入砂锅，加水浸泡片刻，煎煮30分钟，用洁净纱布过滤，去渣，取滤汁放入容器，待其温热时，兑入蜂蜜，拌和均匀即成。

用法： 早晚2次分服。

功效： 清热解毒，行气止痛。

适用： 鼻咽癌疼痛。

石下长卿

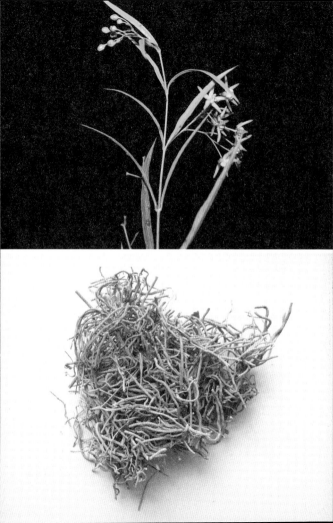

蔓荆实

● 原文

味苦，微寒。主筋骨间寒热，湿痹拘挛，明目坚齿，利九窍，去白虫。久服轻身耐老。小荆实亦等。生山谷。

● 今释

别　　名： 京子、荆条子、白布荆。

来　　源： 本品为马鞭草科植物单叶蔓荆或蔓荆的干燥成熟果实。

采收加工： 秋季果实成熟时采收，除去杂质，晒干。

性味归经： 辛、苦，微寒。归膀胱、肝、胃经。

功效主治： 疏散风热，清利头目。主治风热感冒头痛，齿龈肿痛，目赤多泪，目暗不明，头晕目眩。

用量用法： 5～10克，煎服。

使用禁忌： 胃虚者慎服。

● 配伍应用

风热感冒而头昏头痛者： 常与薄荷、菊花等同用。

风邪上攻之偏头痛： 常配伍川芎、白芷、细辛等。

风热上攻、目赤肿痛、目昏多泪： 常与菊花、蝉蜕、白蒺藜等同用。

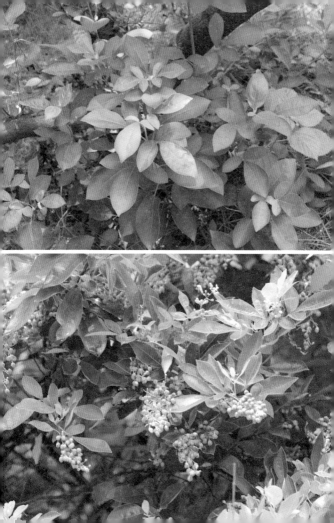

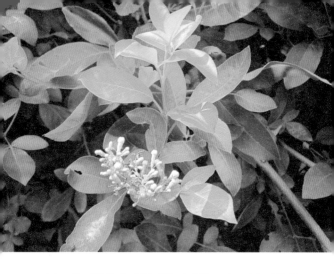

中气不足、清阳不升、耳鸣耳聋：与黄芪、人参、升麻、葛根等同用，如益气聪明汤（《证治准绳》）。

● 传统药膳

荆子酒

原料：蔓荆子200克，醇酒500毫升。

制法：将上药捣碎，用酒浸于净瓶中，7日后，去渣备用。

用法：每次徐饮10～15毫升，每日3次。

功效：祛风止痛。

适用：感风热所致头昏头痛及偏头痛。

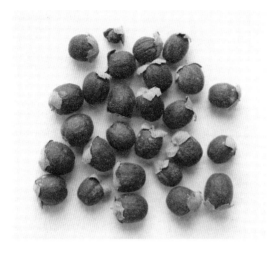

蔓荆止痛饮

原料： 蔓荆子、防风各9克，白芷6克，细辛3克，蜂蜜适量。

制法： 将白芷、细辛、蔓荆子、防风常法加水浸泡半小时，然后用大火煎煮，水沸后用小火再煎10分钟即可，服时加适量蜂蜜。

用法： 不拘时随意饮用。

功效： 祛风，解痉，止痛。

适用： 因风寒外袭引起的偏头痛者。

女贞实

● **原文**

味苦，平。主补中，安五脏，养精神，除百疾。久服肥健，轻身不老。生山谷。

● **今释**

别　　名： 女贞子、冬青子、爆格蚤、白蜡树子、鼠梓子。

来　　源： 本品为木犀科植物女贞的干燥成熟果实。

采收加工： 冬季果实成熟时采收，除去枝叶，稍蒸或置沸水中略烫后，干燥；或直接干燥。

性味归经： 甘、苦，凉。归肝、肾经。

功效主治： 滋补肝肾，明目乌发。主治肝肾阴虚，眩晕耳鸣，腰膝酸软，须发早白，目暗不明，内热消渴，骨蒸潮热。

用量用法： 6～12克，煎服，因主要成分齐墩果酸不易溶于水，故以丸剂为佳。本品以黄酒拌后蒸制，可增强滋补肝肾作用，并使苦寒之性减弱，避免滑肠。

使用禁忌： 本品虽补而不腻，但性凉。故脾胃虚寒泄泻及肾阳虚者慎用。

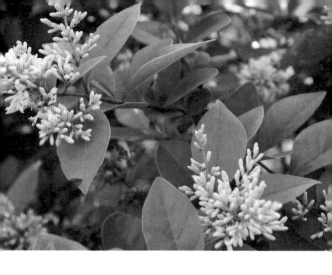

● 配伍应用

风肝肾阴虚所致的目暗不明、视力减退、须发早白、眩晕耳鸣、失眠多梦、腰膝酸软、遗精等： 常与墨旱莲配伍，如二至丸（《医方集解》）。

阴虚有热、目微红羞明、眼珠作痛者： 宜与生地黄、石决明、谷精草等同用。

肾阴亏虚消渴者： 宜与生地黄、天冬、山药等同用。

阴虚内热之潮热心烦者： 宜与生地黄、知母、地骨皮等同用。

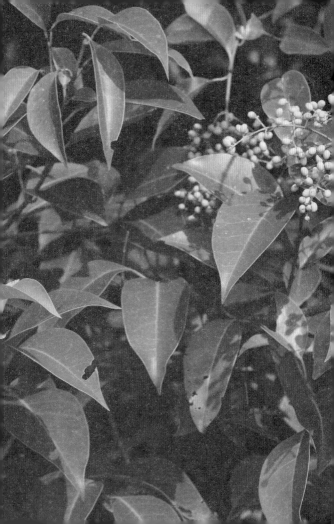

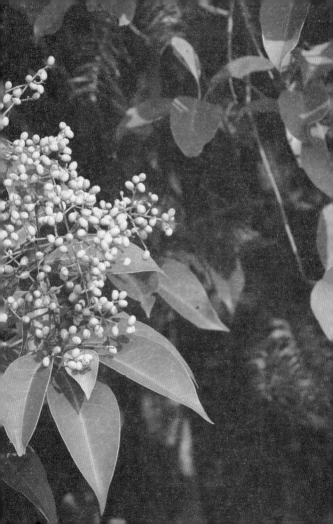

● 传统药膳

女贞子粥

原料： 女贞子15克，大米100克，白糖适量。

制法： 将女贞子洗净，放入锅中，加清水适量，水煎取汁，再加大米煮粥，待熟时调入白糖，再煮一二沸即成。

用法： 每日1剂。

功效： 滋补肝肾，明目养阴。

适用： 肝肾阴虚所致的头目眩晕、视物昏花、眼目干涩、视力减退、腰膝酸软、须发早白、胁肋疼痛等。

贞杞猪肝

原料： 女贞子、枸杞子各30克，猪肝250克，姜、葱、香油、酱油、蒜、醋各适量。

制法： 猪肝洗净，用牙签在猪肝上随意刺透10余次；葱、姜切片，蒜捣成泥，女贞子、枸杞子洗净，放入砂锅内加水适量，用小火煮30分钟后放入猪肝，继续煮30分钟，取出猪肝切片装盘，用酱油、香油、醋、葱、姜调汁淋在猪肝上即可。

用法： 佐餐用，每日1～2次。

功效： 滋补肝肾。

适用： 化疗或放疗后所致白细胞减少。

女贞子炖肉

原料： 女贞子100克，猪肉500克，调料适量。

制法： 猪肉切成小块，女贞子装纱布袋，扎紧口，同放砂锅内，加水适量，炖至肉熟烂，入调料。

用法： 每日分次食100克肉，连用10～15日。

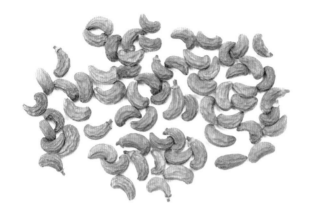

功效：补肾益精明目。

适用：肝肾阴虚型近视眼。

女贞桑椹旱莲酒

原料：女贞子80克，桑椹子、旱莲草各100克，黄酒1000毫升。

制法：将女贞子、捣烂的桑椹子和捣为粗末的旱莲草同装入细纱布袋中，扎紧袋口，置入装有黄酒的瓷坛内，加盖密封，置阴凉处，每日摇动数次。浸泡15日后，去掉药袋即可饮用。

用法：每日1次，每次20毫升，晚上空腹温饮。

功效：补益肝肾，凉血滋阴，乌发延年。

适用：肝肾阴虚引起的须发早白。

桑上寄生

SANG SHANG JI SHENG

● 原文

味苦，平。主腰痛，小儿背强，痈肿，安胎，充肌肤，坚齿发，长须眉。其实，明目，轻身通神。一名寄屑，一名寓木，一名宛童。生山谷。

● 今释

别　　名： 寄生、桑寄生。

来　　源： 本品为桑寄生科植物桑寄生的干燥带叶茎枝。

采收加工： 冬季至次春采割，除去粗茎，切段，干燥，或蒸后干燥。

性味归经： 苦、甘、平。归肝、肾经。

功效主治： 祛风湿，补肝肾，强筋骨，安胎元。主治风湿痹痛，腰膝酸软，筋骨无力，崩漏经多，妊娠漏血，胎动不安，头晕目眩。

用量用法： 9～15克，煎服。

使用禁忌： 忌火。

● 配伍应用

腰膝酸软、筋骨无力者： 常与独活、杜仲、牛膝、桂心等同用，

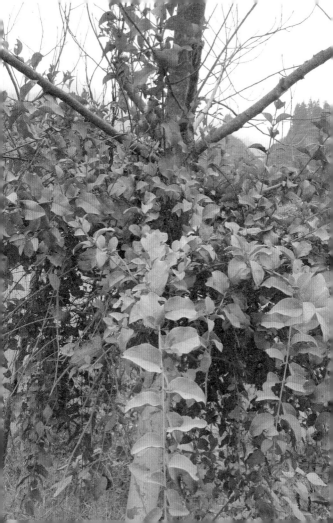

如独活寄生汤（《千金方》）。

肝肾亏虚、月经过多、崩漏、妊娠下血、胎动不安者： 每与阿胶、续断、当归、香附等配伍，如桑寄生散（《证治准绳》）；或配阿胶、续断、菟丝子，如寿胎丸（《医学衷中参西录》）。

阴虚有热、目微红羞明、眼珠作痛者： 宜与生地黄、石决明、谷精草等同用。

肾阴亏虚消渴者： 宜与生地黄、天冬、山药等同用。

阴虚内热之潮热心烦者： 宜与生地黄、知母、地骨皮等同用。

● **传统药膳**

桑寄生鸡肉汤

原料： 桑寄生50克，海玉竹25克，红枣8粒，生姜2片，鸡胸肉1块。

制法： 将材料洗净，加水煮约1小时即成。

用法： 佐餐食用。

功效： 养血风，补虚舒筋。

适用： 腰膝酸软、疼痛患者。

桑寄生酒

原料： 桑寄生10克，白酒适量。

制法： 将桑寄生炮制后，研成细末备用。

用法： 每日1剂，以白酒调服。

功效： 祛湿通经。

适用： 因风湿窜入下肢经络造成的腰腿疼痛、无力。

桑上寄生

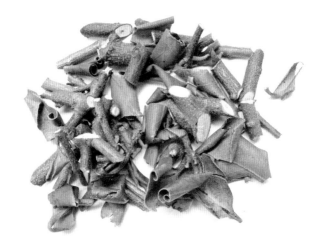

寄生杜仲蛋

原料： 桑寄生、杜仲各10克，阿胶5克，鸡蛋2个。

制法： 桑寄生、杜仲加水煎取浓汁，阿胶溶化；鸡蛋敲破，倾入碗中，加入前药，搅匀，蒸熟食。

用法： 每日1剂。

功效： 补肝肾，安胎，养血止血。

适用： 妊娠下血、胎动不安或习惯性流产。

辛夷

● 原文

味辛，温。主五脏、身体寒热，风头脑痛，面皯。久服下气，轻身，明目，增年耐老。一名辛矧，一名侯桃，一名房木。生山谷。

● 今释

别　　名： 木兰、春花、木笔花、望春花、紫玉兰、白玉兰、二月花、广玉兰。

来　　源： 本品为木兰科植物望春花、玉兰或武当玉兰的干燥花蕾。

采收加工： 冬末春初花未开放时采收，除去枝梗，阴干。

性味归经： 辛，温。归肺、胃经。

功效主治： 散风寒，通鼻窍。主治风寒头痛，鼻塞流涕，鼻衄，鼻渊。

用量用法： 3～10克，煎服，宜包煎。外用：适量。

使用禁忌： 阴虚火旺者忌服。

● 配伍应用

外感风寒、肺窍郁闭、恶寒发热、头痛鼻塞者： 可配伍防风、白

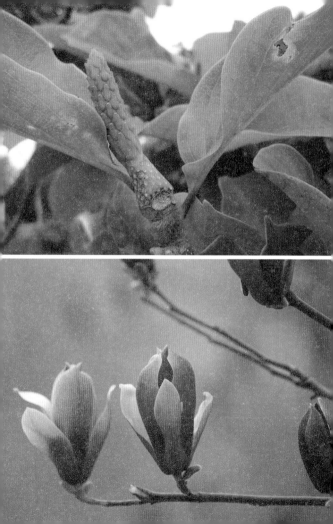

芷、细辛等。

鼻渊头痛、鼻塞流涕： 常与白芷、细辛、苍耳子等同用，如苍耳子散（《济生方》）。

偏风热者： 多与薄荷、连翘、黄芩等同用。

肺胃郁热发为鼻疮者： 可与黄连、连翘、野菊花等配伍。

● 传统药膳

辛夷菊花茶

原料： 辛夷、菊花各15克。

制法： 将辛夷、菊花用滚开水浸15分钟。

用法： 代茶饮。

功效： 通窍消炎。

适用： 鼻炎、鼻窦炎患者。

辛夷苏叶茶

原料： 辛夷花6克，苏叶9克，姜、葱各适量。

制法： 上二味共制成粗末，用纱布包好，以沸水冲泡。

用法： 每日1剂，代茶频饮。

功效： 疏散风寒，宣通鼻窍。

适用： 鼻炎、鼻窦炎患者。

辛夷热红茶

原料： 辛夷3克，红茶2克，红糖15克。

制法： 先将辛夷花拣去杂质，晒干，与红茶同放入杯中，用刚煮沸的水冲泡，加盖焖15分钟，加入适量红糖，拌匀即成。

用法： 代茶频频饮用。一般可冲泡3～5次，红糖视冲泡次数

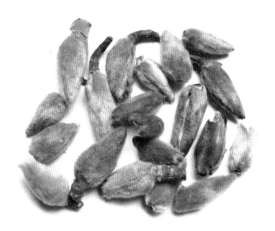

分配。

功效： 消炎通窍。

适用： 风寒型单纯性慢性鼻炎。

辛夷花煲鸡蛋

原料： 辛夷花10～20克，鸡蛋2个。

制法： 将辛夷花、鸡蛋加水适量同煮，蛋熟后去壳再煮片刻即可。

用法： 饮汤吃蛋，每日1次，连服7日。

功效： 散风寒，通鼻窍，补脾益胃。

适用： 鼻炎、鼻窦炎患者。

阿胶

● **原文**

味甘，平。主心腹内崩，劳极洒洒如疟状，腰腹痛，四肢酸疼，女子下血，安胎。久服轻身益气。一名傅致胶。

● **今释**

别　　名： 驴皮胶。

来　　源： 本品为马科动物驴的干燥皮或鲜皮经煎煮、浓缩制成的固体胶。

采收加工： 将驴皮浸泡去毛，切块洗净，分次水煎，滤过，合并滤液，浓缩（可分别加入适量的黄酒、冰糖和豆油）至稠膏状，冷凝，切块，晾干，即得。

性味归经： 甘，平。归肺、肝、肾经。

功效主治： 补血滋阴，润燥，止血。主治血虚萎黄，眩晕心悸，肌痿无力，心烦不眠，虚风内动，肺燥咳嗽，劳嗽咯血，吐血尿血，便血崩漏，妊娠胎漏。

用量用法： 3～9克，入汤剂宜烊化冲服。

使用禁忌： 胃弱便溏者慎用。

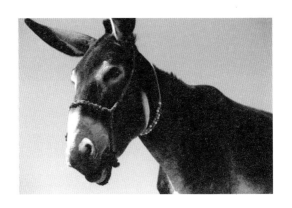

● 配伍应用

血虚诸症、出血而致血虚：可单用本品即效，亦常配熟地黄、当归、芍药等同用，如阿胶四物汤（《杂病源流犀烛》）。

气虚血少之心动悸、脉结代：与桂枝、甘草、人参等同用，如炙甘草汤（《伤寒论》）。

阴虚血热吐衄：常配伍蒲黄、生地黄等。

肺破嗽血：配人参、天冬、白及等，如阿胶散（《仁斋直指方》）。

血虚血寒之崩漏下血等症：也可与熟地黄、当归、芍药等同用，如胶艾汤（《金匮要略》）。

脾气虚寒便血或吐血等症：配白术、灶心土、附子等同用，如黄土汤（《金匮要略》）。

肺热阴虚、燥咳痰少、咽喉干燥、痰中带血、肺阴虚燥咳：常配

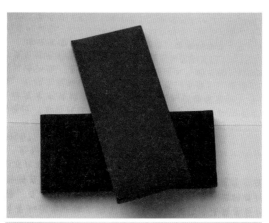

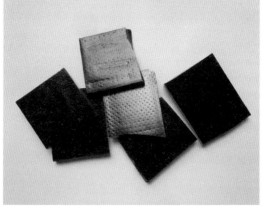

　　　　阿胶

马兜铃、牛蒡子、杏仁等同用，如补肺阿胶汤（《小儿药证直诀》）。

燥邪伤肺、干咳无痰、心烦口渴、鼻燥咽干等：也可与桑叶、杏仁、麦冬等同用，如清燥救肺汤（《医门法律》）。

热病伤阴、肾水亏而心火亢、心烦不得眠：常与黄连、白芍等同用，如黄连阿胶汤（《伤寒论》）。

温热病后期、真阴欲竭、阴虚风动、手足瘈疭：也可与龟甲、鸡子黄等养阴息风药同用，如大、小定风珠（《温病条辨》）。

● **传统药膳**

阿胶益寿粥

原料：大米或小米100克，阿胶15克（砸碎），冰糖50克。

制法：将上味药一同放入锅中做成粥，可供3～5人食用。

用法：温服，可经常食用。

功效：补血益肾，乌发美容，延年益寿。

适用：面色苍白、头发早白等。

阿胶糯米粥

原料：阿胶20～30克，糯米100克，红糖15克。

制法：先将糯米淘洗净，入锅加清水煮沸，待粥熟时，放入捣碎的阿胶粒，边煮边搅均匀，加入红糖食之。

用法：每食适量。

功效：滋阴补虚，益肺安胎，养血止血。

适用：血虚咳嗽、久咳咯血、吐血、衄血、大便出血、月经过多、胎动不安等。

葡萄

● 原文

味甘，平。主筋骨湿痹，益气倍力，强志，令人肥健，耐饥，忍风寒。久食轻身，不老延年。可作酒。生山谷。

● 今释

别　　名： 蒲桃、草龙珠。

来　　源： 为葡萄科植物葡萄的果实。

采收加工： 夏末秋初果熟时采收，阴干。多数制成葡萄干用。

性味归经： 甘、微酸，平。归肾、肺、脾经。

功效主治： 补气血，益肝肾，生津液，强筋骨，止咳除烦，补益气血，通利小便。主治气血虚弱，肺虚咳嗽，心悸盗汗，风湿痹痛，淋症，浮肿，气短乏力，水肿，小便不利。

用量用法： 适量。煎汤、捣汁或浸酒。

使用禁忌： 不宜过食，虚寒者慎食。

● 配伍应用

血小板减少症： 葡萄若干，浸泡在适量酒中，每次饮10～15毫升，每日2～3次。

营养不良性水肿： 葡萄干30克，生姜皮10克，水煎服。

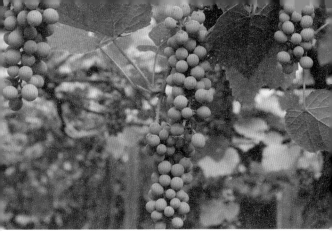

痛风： 鲜葡萄30克，去籽，水煮开后放入适量大米及鲜葡萄，共煮粥服食。

- ## 传统药膳

山莲葡萄粥

原料： 生山药切片、莲子肉、葡萄干各50克，白糖少许。

制法： 将三物同煮熬成粥，加糖食用；亦可将三物同蒸烂成泥，加糖食用。

用法： 早餐食用。

功效： 补中健身，益脾养心。

适用： 心脾不足而引起的怔忡心悸、腹胀便清、面色黄白、乏力倦怠、形体瘦弱等。

葡萄小枣糯米粥

原料： 葡萄干、小红枣各50克，糯米100克，冰糖适量。

制法： 糯米加水1000毫升，烧开后，再将葡萄干洗净，小红枣去核和冰糖一起放入，小火慢熬成粥。

用法： 空腹分2次服。

功效： 养心除烦，益血开胃，清热止渴。

适用： 气血两亏、脾胃虚弱、食欲不振。

葡萄酒

原料： 葡萄干250克，糯米1250克，神曲适量。

制法： 将葡萄干与适量神曲研为细末，把糯米煮熟放冷后与神曲、葡萄干末合在一起，加水10000毫升，搅匀，倒入瓮中覆盖，酿成酒。

用法： 不拘时，随意温饮。

功效： 补脾胃，驻颜色。

适用： 日常保健，有减肥、美容的作用。

葡蜜膏

原料： 生葡萄500克，熟蜜20克。

制法： 将生葡萄绞汁，用瓦器熬稠，入熟蜜收膏。

用法： 用开水溶后温饮。

功效： 益气血，滋肝肾。

适用： 心烦口渴。

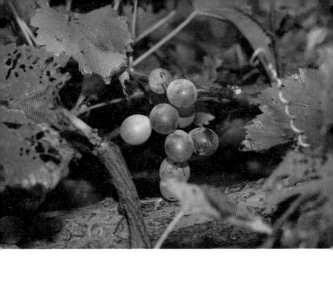

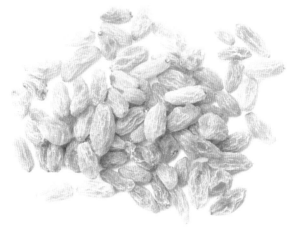

蓬蘽

● **原文**

味酸，平。主安五脏，益精气，长阴令坚，强志，倍力，有子。久服轻身不老。一名覆盆。生平泽。

● **今释**

别　名： 覆盆子。

来　源： 本品为蔷薇科植物华东覆盆子的干燥果实。

采收加工： 夏末果实由绿变绿黄时采收，除去梗、叶，置沸水中略烫或略蒸，取出，干燥。

性味归经： 甘、酸、温。归肝、肾、膀胱经。

功效主治： 益肾固精缩尿，养肝明目。主治遗精滑精，遗尿尿频，阳痿早泄，目暗昏花。

用量用法： 6～12克，煎服。

使用禁忌： 肾虚火旺，小便短赤者慎服。

● **配伍应用**

肾虚遗精、滑精、阳痿、不孕者： 常与枸杞子、菟丝子、五味子等同用，如五子衍宗丸（《丹溪心法》）。

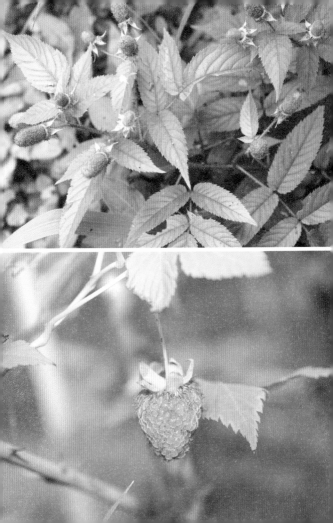

肾虚遗尿、尿频者： 常与桑螵蛸、益智仁、补骨脂等同用。

肝肾不足、目暗不明者： 可单用久服，或与枸杞、桑椹子、菟丝子等同用。

● 传统药膳

四子麻雀粥

原料： 覆盆子粉、枸杞子粉、五味子粉、菟丝子粉各2克，粳米60克，麻雀5只，葱白、生姜、盐各适量，白酒少许。

制法： 麻雀去毛、内脏，洗净用白酒炒，然后与粳米同煮粥，粥将成加药末及调味品，煮至粥成。

用法： 空腹食用，每日2次。

功效： 温补肾阳，收敛固精。

适用： 中老年人肾阳虚者。

党参覆盆子红枣粥

原料： 党参、覆盆子各10克，大枣20枚，粳米100克，白糖适量。

制法： 将党参、覆盆子放入锅内，加适量清水煎煮，去渣取汁；粳米淘洗干净。将药汁与大枣、粳米煮粥，粥熟加入白糖调味即成。

用法： 早餐食用。

功效： 补气养血，固摄乳汁。

适用： 产后气血虚弱所致的乳汁自出。

覆盆酒

原料： 覆盆子不拘量，酒适量。

制法： 将覆盆子用酒浸泡后，焙干研为细末。

蓬蘽

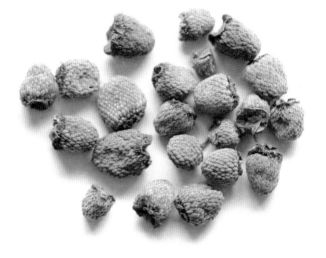

用法： 每日以酒送服9克。

功效： 补肾壮阳。

适用： 阳痿。

巴戟二子酒

原料： 巴戟天、覆盆子、菟丝子各15克，米酒250毫升。

制法： 将巴戟天、菟丝子、覆盆子用米酒浸泡，7日后即可服用。

用法： 每日2次，每次10毫升。

功效： 益肾涩精，利小便。

适用： 肾虚所致精液异常、滑精、小便频数、腰膝冷痛等。

大枣

● 原文

味甘，平。主心腹邪气，安中养脾，助十二经，平胃气，通九窍，补少气、少津液，身中不足，大惊，四肢重，和百药。久服轻身长年。叶，覆麻黄能令出汗。生平泽。

● 今释

别　　名： 红枣、小枣。

来　　源： 为鼠李科植物枣的果实。

采收加工： 秋季采摘成熟果实，晒干；或烘炕至皮软再晒干。

性味归经： 甘，温。归脾、胃、心经。

功效主治： 补中益气，养血安神。主治脾虚食少，乏力便溏，妇人脏躁。

用量用法： 6～15克，砸破煎服。

使用禁忌： 凡有湿痰、积滞、齿病、虫病者，均不相宜。糖尿病患者切忌多食。

● 配伍应用

脾气虚弱、消瘦、倦怠乏力、便溏等症： 单用有效，气虚乏力较甚，宜与人参、白术等配伍。

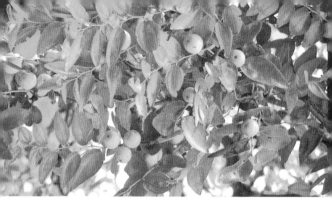

脏躁、自悲、自哭、自笑： 单用有效，常与浮小麦、甘草配伍，如甘麦大枣汤（《金匮要略》）。

● 传统药膳

红枣粥

原料： 红枣15枚，粳米100克。

制法： 将红枣洗净，用清水浸泡至软，与淘洗干净粳米同入锅中，加水适量，煮成稀粥。

用法： 每日早、晚餐食用。

功效： 补气养血，健脾益胃。

适用： 老人胃虚食少、脾虚便溏、气血不足、贫血、慢性肝炎、营养不良、病后体虚、羸瘦衰弱等。

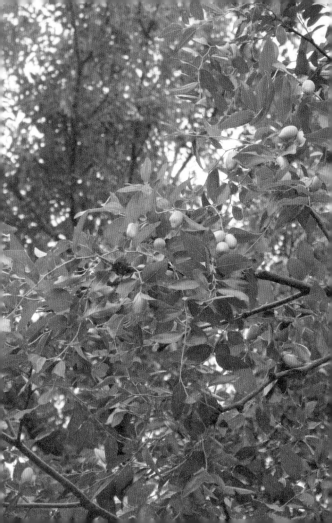

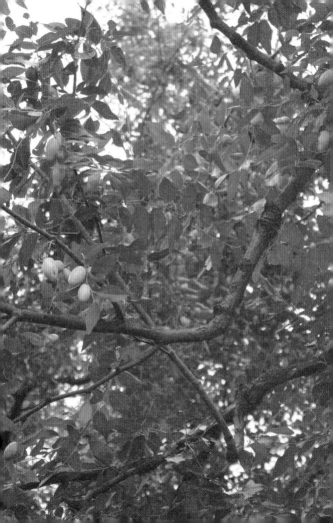

大枣煨猪肘

原料： 红枣500克，猪肘1000克，黑木耳20克，盐、糖、味精适量。

功效： 将猪肘刮去毛洗净，在锅内加水煮开，除去腥味后，取出，移至砂锅内，加水适量，放入红枣及浸发的黑木耳，用文火煨煮，待猪肘熟烂，汤汁粘稠浓厚，加入盐、糖、味精适量调味即成。

用法： 分数次佐餐食用。

功效： 健脾益肾，补虚健脑。

适用： 脾胃虚弱者。

大枣健脾粥

原料： 大枣10～15枚，粳米50～100克，砂糖适量。

制法： 将大枣浸泡片刻洗净，同粳米置于砂锅内熬成粥。

用法： 每日早、晚餐食用。

功效： 清凉消暑，甜润健脾。

适用： 食欲不振、消化不良、睡眠不实、心绪不宁等体质虚弱者及脾虚反胃、贫血、产后乳汁不通或乳少等。

红枣五味汤

原料： 红枣30克（去核），五味子10克，冰糖适量。

制法： 红枣、五味子，加水500毫升，烧开后，小火炖至酥烂，下冰糖，炖至糖溶。

用法： 分1～2次食枣喝汤，连服5～7日。

功效： 清热，保肝。

适用： 血清谷丙转氨酶升高。

大枣

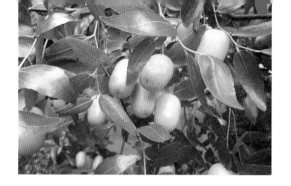

红枣百合汤

原料： 红枣50克，百合30克，白糖适量。

制法： 红枣、百合洗净，加清水800毫升，小火慢熬至酥烂，加入白糖溶化。

用法： 分1～2次服用。

功效： 清热，利湿，止咳平喘。

适用： 肺结核日久、咳嗽、食欲不振。

红枣甜酒饮

原料： 红枣（去核）500克，糯米酒酿800毫升。

制法： 两者搅匀，加盖酿制1日即成。

用法： 每日2～3次，每次50克，红枣随意嚼食。

功效： 补中，益气，养血。

适用： 气血不足、贫血。

红枣炖泥鳅

原料： 红枣20枚，泥鳅250克，盐、植物油各适量。

制法： 先将红枣洗净，放入温水中浸泡片刻，去核后备用。将泥鳅养在清水盆中，滴数滴植物油，每日换水1次，待排除肠内污物，约3日后用温水洗净，剖杀，去除内脏，与红枣同放入砂锅，加水适量，用小火炖至泥鳅熟烂，加盐少许，拌匀即成。

用法： 佐餐或当菜，随意服食。

功效： 祛湿止痒。

适用： 血虚生风型皮肤瘙痒症。

红枣炖兔肉

原料： 兔肉500克，红枣100克，黄酒、姜丝、盐、酱油、味精、白糖、麻油、胡椒粉各适量。

制法： 兔肉洗净切块，红枣去核，茶油1000毫升（实耗50毫升）。油锅烧至八成热，下兔肉入锅炸熟，倒出沥油。原锅留少许余油，继续加热，投入姜丝、兔肉、黄酒、酱油、盐、白糖同翻炒入味，再投入红枣和适量清水，加盖，小火焖至熟烂，下蒜段稍焖，勾芡加尾油，调味精，出锅，撒胡椒粉，淋麻油。

用法： 分1～2次趁热服，单食或佐餐。

功效： 强身健体，有益睡眠。

适用： 糖尿病身体羸瘦、皮肤枯燥无华、阴虚失眠、过敏性紫癜。

胡椒大枣茶

原料： 胡椒7粒，大枣3枚。

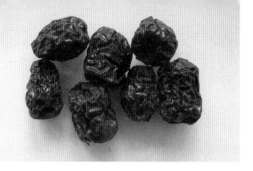

制法： 将二味药放入砂锅内，加水500毫升，煎沸15分钟，取汁代茶饮用。

用法： 每日1剂，分2次服，连用25～35日。

功效： 祛寒，养血，健胃。

适用： 虚寒性胃痛。

红枣炖香菇

原料： 红枣10枚，干香菇20只，黄酒、盐、姜片、味精、素油各适量。

制法： 将红枣、香菇用温水泡发并洗净。取有盖的炖盅1只，放入澄清过滤的泡发香菇的水、香菇、红枣、盐、味精、黄酒、姜片、素油少量，盖上盅盖，上笼蒸炖1小时左右，出笼即成。

用法： 佐餐食用。

功效： 补中益气。

适用： 嫩肤养颜及气血不足虚证、脾胃虚弱等。

藕实茎

● 原文

味甘，平。主补中、养神、益气力，除百疾。久服轻身，耐老，不饥，延年。一名水芝丹。生池泽。

● 今释

别　　名： 莲实、莲子、泽芝、莲蓬子。

来　　源： 本品为睡莲科植物莲的干燥成熟种子和茎。

采收加工： 秋季果实成熟时采割莲房，取出果实，除去果皮，干燥。

性味归经： 甘、涩，平。归脾、肾、心经。

功效主治： 补脾止泻，止带，益肾涩精，养心安神。主治脾虚泄泻，带下，遗精，心悸失眠。

用量用法： 6～15克，煎服。

使用禁忌： 中满痞胀、大便秘结者禁服。

● 配伍应用

肾虚精关不固之遗精、滑精： 常与芡实、龙骨等同用，如金锁固精丸（《医方集解》）。

脾虚带下者： 常与茯苓、白术等同用。

藕实茎

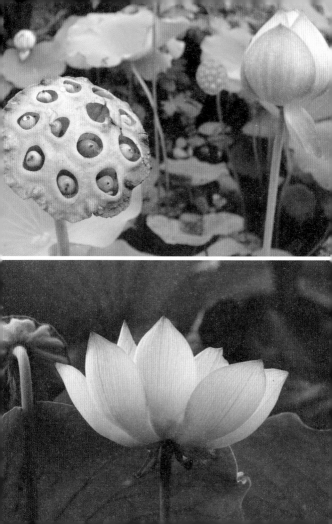

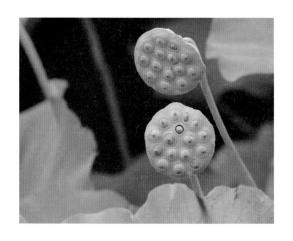

脾肾两虚、带下清稀、腰膝酸软者：可与山茱萸、山药、芡实等同用。

脾虚久泻、食欲不振者：常与党参、茯苓、白术等同用，如参苓白术散（《和剂局方》）。

心肾不交之虚烦、心悸、失眠者：常与酸枣仁、茯神、远志等同用。

● **传统药膳**

> **莲子粥**

> **原料：**莲子、糯米各50克，白糖100克。
> **制法：**将莲子去皮心，细切，煮烂，将糯米淘洗干净，锅内加水煮粥，待粥将熟时下莲子末，继续煮烂，加白糖停

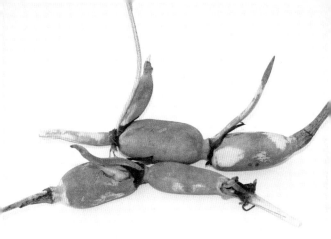

火起锅。

用法： 热食，每食适量。

功效： 补脾止泻，益肾固精，安神养心。

适用： 夜寐多梦、遗精、久痢、虚泻、妇人崩漏带下。

莲子山药粥

原料： 莲子25克，山药15克，糯米100克。

制法： 将三者洗净，共入锅中，如常法煮粥，熟后加糖或盐、味精，依个人口味而定。

用法： 供早、晚餐食用，可连服10～15日。

功效： 补益精气，健脾止泻，养心抗衰。

适用： 气血不足、贫血、脾虚便溏者。

莲子甘麦大枣粥

原料： 莲子、小麦各50克，甘草15克，大枣20枚，红糖适量。

制法： 将小麦轻捣（成半即可）甘草布包，加水适量，四味共煮成粥，调入红糖即可。

用法： 顿食，每日1次，连服5～7剂。

功效： 补虚安神。

适用： 心神不安所致之多梦易惊、失眠、神疲、哭笑无常、多汗等。

莲子百合煲瘦肉

原料： 莲子、百合各30克，猪瘦肉250克。

制法： 上三者入锅煲熟，加入调味品后食用。

用法： 当菜佐餐。

功效： 健脾，养心，安神。

适用： 失眠、神疲者。

莲子芡实粥

原料： 莲子、山药各10克，金樱子、芡实各6克，大米50克，白糖适量。

制法： 把莲子、山药、芡实、金樱子研成细粉与大米同煮成粥，食时加白糖。

用法： 每食适量。

功效： 健脾益气，缩尿止遗。

适用： 小儿遗尿、脾肺气、虚症见少气懒言、面色萎黄、食欲不振、大便溏稀、常易出汗等。

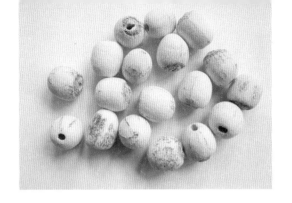

莲子虾丝鸡蛋汤

原料： 莲子、虾米各50克，丝瓜200克，鸡蛋1个。

制法： 先将莲子加水适量煮烂，入丝瓜（切小块）煮5分钟，放入虾米，散打鸡蛋，加调味品适量即可。

用法： 顿食，每日1次，连服5～7日。

功效： 补脾，益肾，养心，下乳。

适用： 产后体虚乳汁不足。

莲子龙眼汤

原料： 莲子、芡实各30克，龙眼肉8克，薏苡仁50克。

制法： 将四味一同入砂锅内。加水500毫升，微火煮1小时，再加入蜂蜜少许调味即成。

用法： 食莲子饮汤，1次服完。

功效： 健脾益气，补血润肤，白面美容。

适用： 脸面苍白无色者。

鸡头

● 原文

味甘，平。主湿痹腰脊膝痛，补中，除暴疾，益精气，强志，令耳目聪明。久服轻身不饥，耐老神仙。一名雁喙。生池泽。

● 今释

别　　名： 芡实。

来　　源： 本品为睡莲科植物芡的干燥成熟种仁秋末冬初采收成熟果实。

采收加工： 除去果皮，取出种子，洗净，再除去硬壳（外种皮），晒干。

性味归经： 甘、涩，平。归脾、肾经。

功效主治： 益肾固精，补脾止泻，除湿止带。主治遗精滑精，遗尿尿频，脾虚久泻，白浊，带下。

用量用法： 9～15克，煎服。

使用禁忌： 凡外感前后，疟痢疳痔，气郁痞胀，溺赤便秘，食不运化及新产后皆忌之。

● 配伍应用

肾虚不固之腰膝酸软、遗精滑精者： 常与金樱子相须而用，如水陆二仙丹（《仁存堂经验方》）；亦可与莲子、莲须、牡蛎等配

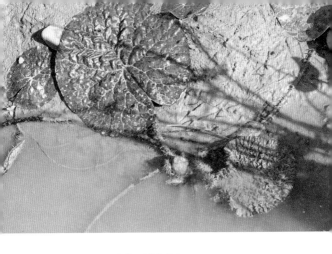

伍，如金锁固精丸（《医方集解》）。

脾虚湿盛、久泻不愈者：常与白术、茯苓、扁豆等同用。

脾肾两虚之带下清稀：常与党参、白术、山药等同用。

湿热带下黄稠：则配伍清热利湿之黄柏、车前子等同用，如易黄汤（《傅青主女科》）。

● **传统药膳**

芡实粥

原料：芡实60克，粳米100克。

制法：先将芡实洗净，煮熟，晒干或烘干，研粉备用。粳米淘净后入锅，加水适量煮粥，待煮至半熟时，调入芡实粉，拌和均匀，用小火煮成稠粥，加少量白糖即成。

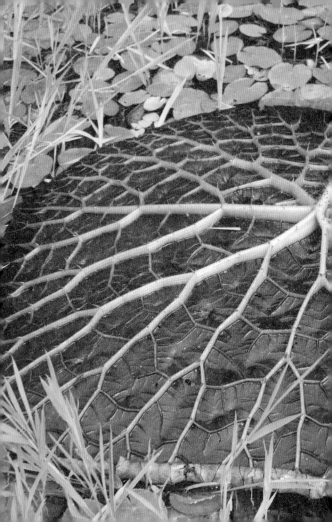

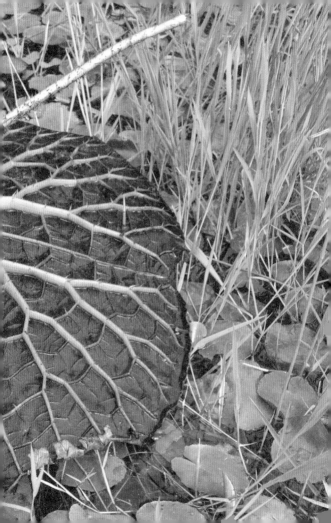

用法： 早、晚2次分服。

功效： 益肾固精。

适用： 肾虚不固型遗精、尿频失禁。

芡实核桃粥

原料： 芡实粉30克，核桃肉15克，红枣7枚。

制法： 将核桃肉打碎，红枣去核，芡实粉用凉开水打成糊状，放入滚开水中搅拌，再入核桃肉、红枣，煮成粥，加糖食用。

用法： 每日1次，可作点心，连用半个月。

功效： 益气温肾，止带。

适用： 赤白带下等。

芡实圆肉粥

原料： 芡实、桂圆肉各15克，白糖、粳米各60克，白莲子6克。

制法： 莲子洗净去心；芡实去壳，洗净，捣碎；粳米淘洗干净后，加入莲子、芡实、桂圆肉同入锅，加适量水煮粥，粥成后加入白糖溶化后即成。

用法： 每日1次，可常食。

功效： 补益心脾，养血安神。

适用： 心脾两虚引起的失眠多梦、心悸、健忘者。

芡实汤

原料： 芡实30克。

制法： 将芡实淘洗干净，放在锅内，加入清水。先用大火煮沸，再用小火煮熬30分钟左右，以芡实熟烂为度。

用法： 当点心食用。

鸡头

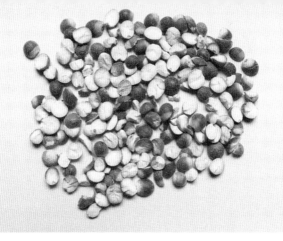

功效： 益肾固精，止遗缩尿。

适用： 肾虚不固、早泄、梦遗、滑精、小便频数。

芡实莲子鸡

原料： 芡实、莲子各50克，糯米100克，乌骨鸡1只（约500克）。

制法： 将乌骨鸡去毛杂、洗净，将莲子、芡实、糯米放入鸡腹中，用线缝口，放在砂锅内，加水适量，用小火炖烂熟，调味即可。

用法： 佐餐食用。

功效： 健脾补肾，除湿止带。

适用： 赤白带下等。

白瓜子

● **原文**

味甘，平。主令人悦泽，好颜色，益气不饥。久服轻身耐老。一名水芝。生平泽。

● **今释**

别　　名：甘瓜子、冬瓜子。

来　　源：为葫芦科植物冬瓜的种子。

采收加工：将冬瓜子筛净泥屑，炒至黄色，取出晾凉。

性性味归经：甘，微寒。归肺、大肠经。

功效主治：清肺化痰，利湿排脓。主治肺热咳嗽，肺痈，肠痈，淋病，水肿，脚气，痔疮，鼻面酒等。

用量用法：10～15克，煎服，或研末服。外用：适量，煎水洗或研膏涂敷。

使用禁忌：久服寒中。

● **配伍应用**

水肺痈：冬瓜仁与苇茎、薏苡仁、桃仁同用，如千金苇茎汤（《金匮要略》）。

肠痈脓未成，少腹肿痞，按之即痛，如淋，小便自调，时时发

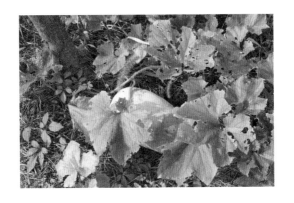

热，自汗出，复恶寒，其脉迟紧者：冬瓜仁与大黄、牡丹皮、桃仁、芒硝同用，如大黄牡丹汤（《金匮要略》）。

男子白浊，女子白带：陈冬瓜仁炒为末，每空心米饮服。（《救急易方》）

消渴不止，小便多：干冬瓜子、麦冬、黄连同用，水煎饮之。《摘元方》

● **传统药膳**

冬瓜豆腐汤

　　原料：冬瓜子30克，豆腐500～1000克。

　　制法：将豆腐切成块，与冬瓜子同入砂锅内，加适量水煮20分钟即可。

　　用法：佐餐食用。

功效： 化痰止咳。

适用： 咳嗽多痰、慢性气管炎。

冬瓜子粥

原料： 冬瓜子30克（干品15克），粳米100克。

制法： 冬瓜子煎水去渣，同米煮粥。

用法： 随意服食。

功效： 利尿消肿。

适用： 小便不利、身体浮肿者。

白果冬瓜莲子饮

原料： 白果8粒，去壳，莲子去心30克，冬瓜子40克。

制法： 上几味药洗净，一同放入锅中，加适量水，用小火炖30分钟，至莲子熟烂后加入白糖15克即成。

用法： 每日上、下午分服。

功效： 健脾益气，利湿止带。

适用： 老年性阴道炎，证属脾虚者。

冬瓜子饮

原料： 冬瓜子500克。

制法： 冬瓜子以绢袋盛投入沸汤中，片刻取出，曝干。如此3次，再放入清苦酒中渍2夜，曝干为末。

用法： 每日9克。

功效： 令人肥悦，明目，延年不老，白净如玉。

适用： 视物模糊、面色萎黄者。

冬瓜子粉

原料： 冬瓜子500克。

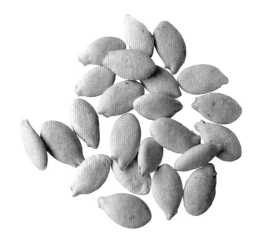

制法：将冬瓜子烘干研末。

用法：每服50克，每日2次。

功效：养血滋阴。

适用：眩晕、头胀痛、眼昏花等。

冬瓜子酒

原料：冬瓜子1000克，黄酒2500毫升。

制法：冬瓜子炒黄研碎，放于酒坛内，倒入黄酒，密封坛口，浸泡10日后即成。

用法：每日2次，每次15～20毫升。

功效：祛湿利尿，解毒消炎，滋阴补肾。

适用：妇女带下、肾虚尿浊等。

冬葵子

● **原文**

味甘，寒。主五脏六腑寒热，羸瘦，五癃，利小便。久服坚骨，长肌肉，轻身延年。

● **今释**

别　　名：葵子、葵菜子。

来　　源：本品为锦葵科植物冬葵的干燥成熟种子。

采收加工：夏、秋二季果实成熟时采收。除去杂质，阴干。

性味归经：甘、涩，凉。归大肠、小肠、膀胱经。

功效主治：清热利尿，消肿。主治尿闭，水肿，口渴；尿路感染。

用量用法：3～9克，煎服。

使用禁忌：脾虚肠滑者忌服，孕妇慎服。

● **配伍应用**

热淋：与石韦、瞿麦、滑石等同用，如石韦散（《证治汇补》）。

血淋及妊娠子淋：本品单味用（《千金方》）。

石淋：与海金沙、金钱草、鸡内金等同用。

水肿胀满、小便不利：配猪苓、泽泻、茯苓等同用。

关格胀满、大小便不通：以本品单味为末服（《肘后方》）。

冬葵子

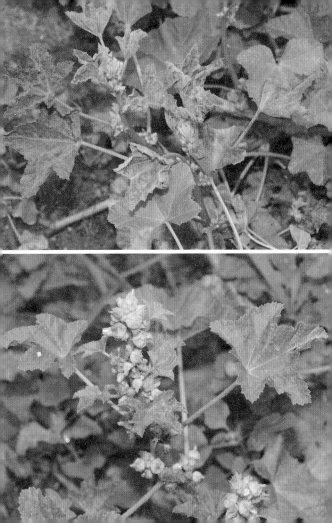

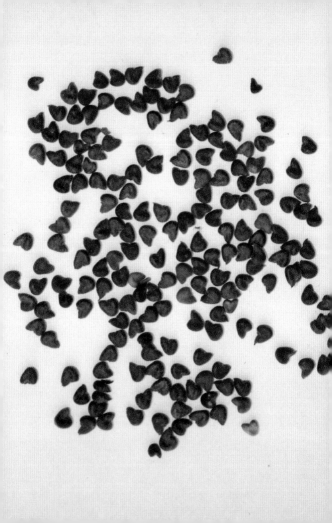

产后乳汁不通、乳房胀痛： 与穿山甲、王不留行等同用。

肠燥便秘症： 与郁李仁、杏仁、桃仁等同用。

● **传统药膳**

冬葵赤豆汤

原料： 冬葵子15克，玉米须60克，赤小豆100克，白糖适量。

制法： 将玉米须、冬葵子煎水取汁，加入赤小豆煮成汤，加入白糖调味。

每次： 每日2次，吃豆喝汤。

功效： 利胆除湿，利水消肿。

适用： 水湿停滞型脂肪肝者。

冬葵子酒

原料： 冬葵子30克，牛膝15克，酒250毫升。

制法： 将上前2药入酒内浸泡3～5日。

用法： 每次空腹服10～30克。

功效： 利水，活血。

适用： 小便不畅。

凫葵粥

原料： 凫葵（即冬葵）250克，粟米100克，盐豆豉汁适量。

制法： 将盐豆豉汁煮沸，下粟米再煮，将凫葵切细入粥内，熬成粥。

用法： 空腹任意食用。

功效： 利水消肿。

适用： 尿路感染、尿闭、水肿等。

胡麻

● 原文

味甘，平。主伤中虚羸，补五内，益气力，长肌肉，填髓脑。久服轻身不老。一名巨胜。生川泽。叶名青蘘。青蘘，味甘，寒。主五脏邪气，风寒湿痹，益气，补脑髓，坚筋骨。久服耳目聪明，不饥不老增寿，巨胜苗也。

● 今释

别　　名： 芝麻。

来　　源： 本品为脂麻科植物脂麻的干燥成熟种子。

采收加工： 秋季果实成熟时采剖植株，晒干，打下种子，除去杂质，再晒干。

性味归经： 甘，平。归肝、肾、大肠经。

功效主治： 补肝肾，益精血，润肠燥。主治精血亏虚，头晕眼花，耳鸣耳聋，须发早白，病后脱发，肠燥便秘。

用量用法： 9～15克。

使用禁忌： 脾虚便溏者慎服。

● 配伍应用

精亏血虚、肝肾不足引起的头晕眼花、须发早白、四肢无力等

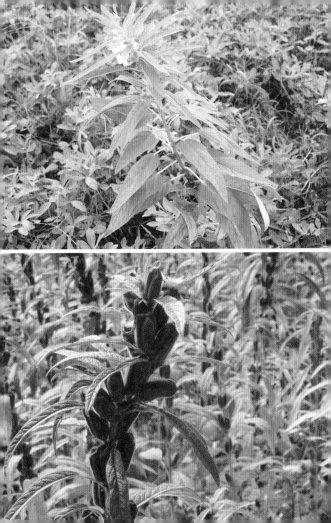

症： 配伍桑叶为丸服，如（《寿世保元》）扶桑至宝丹（又名桑麻丸）；亦常配伍巴戟天、熟地黄等，以延年益寿。

精亏血虚之肠燥便秘： 可单用，或与肉苁蓉、苏子、火麻仁等同用。

● 传统药膳

芝麻核桃粥

原料： 黑芝麻50克，核桃仁100克，大米适量。

制法： 黑芝麻、核桃仁捣碎，大米洗净，加水适量煮成粥。

用法： 每食适量。

功效： 补肾润燥，健脑和中。

适用： 身体虚弱、头发早白、大便干燥、头晕目眩等。

芝麻蛋蜜糊

原料： 黑芝麻250克，鸡蛋1个，黑芝麻末15克，蜂蜜适量。

制法： 黑芝麻炒香至脆，研末。用鸡蛋、黑芝麻末调和均匀后，用滚开水冲成蛋糊，加蜂蜜调服。

用法： 每日2～3次。

功效： 补阴血，养肝肾，乌须发。

适用： 平素体弱、未老先衰、须发早白、气虚便秘。

黑芝麻桃松糊

原料： 黑芝麻、胡桃仁、松子仁各30克，蜂蜜适量。

制法： 将芝麻、胡桃仁、松子仁捣烂，加适量蜂蜜调均匀，用温开水冲服。

用法： 每日1次，常服。

功效： 滋阴润肠。

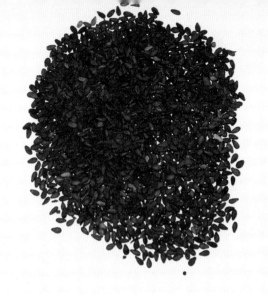

适用： 阴虚肠燥大便秘结者。

芝麻养血茶

原料： 黑芝麻6克，茶叶3克。

制法： 芝麻炒黄，与茶加水煎煮10分钟。

用法： 汤饮并食芝麻与茶叶。

功效： 滋补肝肾，养血润肺。

适用： 肝肾亏虚、皮肤粗糙、毛发黄枯或早白、耳鸣等。

慈石

● **原文**

味辛，寒。主周痹风湿，肢节中痛，不可持物，洗洗酸消，除大热烦满及耳聋。一名玄石。生山谷。

● **今释**

别　　名：玄石、处石、吸针石。

来　　源：为氧化物类矿物磁铁矿的矿石。

采收加工：开采后，除去杂。

性味归经：咸，寒。归肝、心、肾经。

功效主治：镇惊安神，平肝潜阳，聪耳明目，纳气平喘。主治惊悸失眠，头晕目眩，视物昏花，耳鸣耳聋，肾虚气喘。

用量用法：9～30克，先煎。

使用禁忌：恶牡丹、莽草。畏黄石脂。杀铁毒。

● **配伍应用**

神不守舍所致的心神不宁、惊悸、失眠及癫痫：常与朱砂、神曲同用，如磁朱丸（《千金方》）。

肝阳上亢之头晕目眩、急躁易怒等症：常与石决明、珍珠、牡蛎等同用。

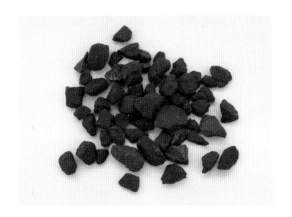

阴虚甚者：可配伍生地黄、白芍、龟甲等；热甚者：又可与钩藤、菊花、夏枯草等同用。

肾虚耳鸣、耳聋：多配伍熟地黄、山茱萸、山药等，如耳聋左慈丸（《全国中药成药处方集》）。

肝肾不足、目暗不明、视物昏花者：多配伍枸杞子、女贞子、菊花等补肝肾、明目之品。

肾气不足、摄纳无权之虚喘：常与五味子、胡桃肉、蛤蚧等同用，共奏纳气平喘之功。

● **传统药膳**

三石酒

　　原料：磁石40克，阳起石30克，白石英50克，酒1000毫升。

制法： 上药捣碎，用水淘清，用生绢袋盛，以酒浸泡5日。

用法： 每日2次。

功效： 补虚损。

适用： 肾虚阳痿、耳鸣等。

磁石远志猪肾汤

原料： 磁石30克，远志6克，猪肾1个，调料适量。

制法： 将猪肾切片洗净，磁石、远志用纱布包好，和猪肾一起煲汤，汤成后去磁石、远志，加盐少许调味，饮汤食猪肾。

用法： 随餐服用。

功效： 补肾壮阳，宁心安神。

适用： 阳痿不举或举而不坚、胆怯多疑、心悸易惊、面色苍白、精神不振等。

磁石猪肾羹

原料： 磁石500克，猪肾1对。

制法： 将磁石放入锅内，加水煎煮成磁水，去磁石；猪肾切开洗净后切片，放入各种调味品；锅内放入植物油，烧至六成熟，倒入腰片，炒至熟时，倒入磁石水，淋上芝麻油即可。

用法： 分次食用，连食数日。

功效： 益肾阴，补肾精，潜浮阳，清虚火。

适用： 阳痿不举或举而不坚者。

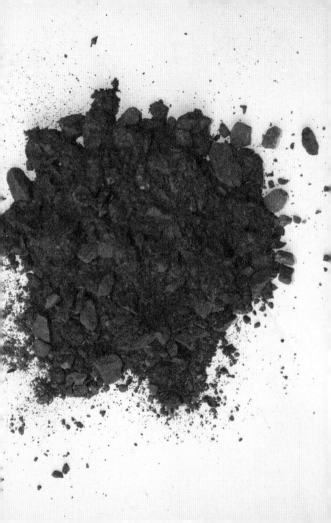

凝水石

● 原文

味辛，寒。主身热，腹中积聚邪气，皮中如火烧，烦满，水饮之。久服不饥。一名白水石。生山谷。

● 今释

别　　名： 卤盐、寒石、石碱。

来　　源： 本品为硫酸盐类矿物的天然晶体。

采收加工： 采挖后，除去泥沙及杂石。

性味归经： 辛、咸，寒。归心、胃、肾经。

功效主治： 清热泻火，除烦止渴。主治热病烦渴，丹毒，烫伤，小儿湿热泄泻。

用量用法： 10～15克，煎服。外用：适量。

使用禁忌： 脾胃虚寒者慎服。

● 配伍应用

温热病邪在气分、壮热烦渴者： 常配石膏、滑石用，如三石汤（《温病条辨》）。

伤寒阳明热盛之癫狂： 多配黄连、甘草用，如鹊石散（《本事方》）

痰热躁狂： 配天竺黄、冰片等同用，如龙脑甘露丸（《姚僧坦集验方》）。

口疮： 可配黄柏等份为末，撒敷患处，如蛾黄散（《济生方》）

热毒疮肿： 可用本品火煅，配青黛等份为末，香油调搽（《普济方》）。

水火烫伤： 可配赤石脂等份为末，菜油调敷，破烂有水者，取药末撒患处，如水石散（《古方汇精》）。

小儿丹毒： 可用本品研末，水调和猪胆汁涂之（《本草汇言》）。

● 传统药膳

寒水石粥

原料： 寒水石10克，牛蒡根20克，粳米30克。

制法： 先将前二味以水2000毫升，煎至1000毫升，去滓，下米煮粥。

用法： 温食之。

功效： 清心除烦。

适用： 心下烦热多渴，恍惚。

四石散

原料： 寒水石、海浮石各20克，滑石、炉甘石各30克，冰片3克，麻油适量。

制法： 用以上前5味共研细末，用麻油调成糊状。

用法： 涂擦患处，每日1～2次。

功效： 清热解毒，祛湿收敛。

适用： 湿疹、脓疱疮、皮炎、足癣等。

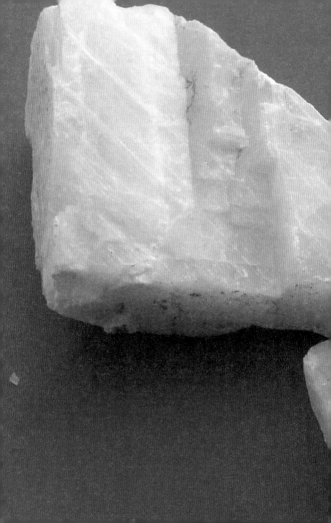

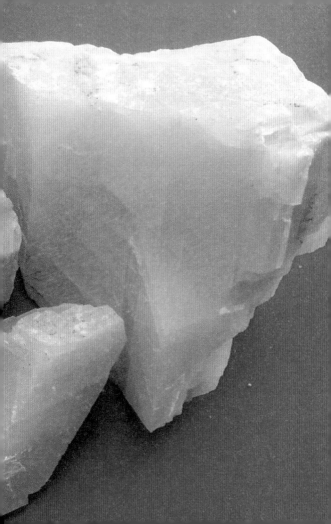

石膏

● **原文**

味辛，微寒。主中风寒热，心下逆气，惊喘，口干舌焦不能息，腹中坚痛，除邪鬼，产乳，金疮。生山谷。

● **今释**

别　名：细石、细理石。

来　源：本品为硫酸盐类矿物硬石膏族石膏，主含含水硫酸钙。

采收加工：采挖后，除去泥沙及杂石。

性味归经：甘、辛，大寒。归肺、胃经。

功效主治：清热泻火，除烦止渴。主治外感热病，高热烦渴，肺热喘咳，胃火亢盛，头痛，牙痛。

用量用法：15～60克，先煎。

使用禁忌：脾胃虚寒及血虚、阴虚发热者忌服。

● **配伍应用**

温热病气分实热（症见壮热、烦渴、汗出、脉洪大者）：常与知母相须为用，如白虎汤（《伤寒论》）。

温病气血两燔（症见壮热、神昏谵语、发斑者）：配清热凉血之玄参等，如化斑汤（《温病条辨》）。

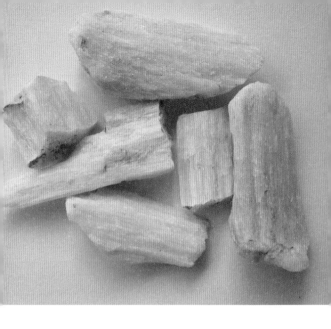

暑热初起、伤气耗阴或热病后期、余热未尽、气津两亏（症见身热、心烦、口渴者）： 如竹叶石膏汤（《伤寒论》）。

肺热喘咳、发热口渴者： 配麻黄、杏仁等，如麻杏石甘汤（《伤寒论》）。

胃火上攻之牙龈肿痛： 常配黄连、升麻等同用，如清胃散（《外科正宗》）；胃火头痛，可配川芎用，如石膏川芎汤（《云岐子保命集论类要》）。

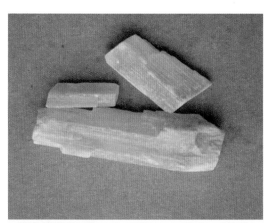

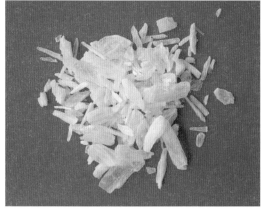

胃热上蒸、耗伤津液之消渴症：配知母、生地黄、麦冬等，如玉女煎（《景岳全书》）。

溃疡不敛：可配红粉研末置患处，如九一散（《中国药典》2000年版）。

湿疹瘙痒：可配枯矾用，如二味隔纸膏（《景岳全书》）。

湿疮肿痒：可配黄柏研末外掺，如石黄散（《青囊秘传》）。

水火烫伤：可配青黛用，如牡蛎散（《外台秘要》）。

外伤出血：煅石膏研末外撒。

● **传统药膳**

石膏粳米汤

原料：生石膏、粳米各60克。

制法：上2味，加水3大碗，煎至米熟烂，约得清汁两大碗。

用法：趁热饮用。

功效：清热泻火，除烦止渴。

适用：外感二、三日后，身体壮热，不恶寒而心中烦热；或温热病，邪热在气分，壮热头痛，口干烦渴，脉洪大有力者。

石膏煮猪肝

原料：石膏末3克，猪肝1片。

制法：将猪肝薄批，撒石膏末在上，缠定，砂锅内煮熟。

用法：切食之，每日1次。

功效：养肝，清热，明目。

适用：雀目夜昏、百治不效。

防风

● 原文

味甘，温。主大风头眩痛，恶风，风邪目盲无所见，风行周身骨节疼痹，烦满。久服轻身。一名铜芸。生川泽。

● 今释

别　　名：山芹菜、白毛草。

来　　源：本品为伞形科植物防风的干燥根。

采收加工：春、秋二季采挖未抽花茎植株的根，除去须根及泥沙，晒干。

性味归经：辛、甘，微温。归膀胱、肝、脾经。

功效主治：祛风解表，胜湿止痛，止痉。主治感冒头痛，风湿痹痛，风疹瘙痒，破伤风。

用量用法：5～10克，煎服。

使用禁忌：阴虚火旺，血虚发痉者谨用。

● 配伍应用

风寒表证、头痛身痛、恶风寒者：常与荆芥、羌活、独活等同用，如荆防败毒散（《摄生众妙方》）。

外感风湿、头痛如裹、身重肢痛者：每与羌活、藁本、川芎等同

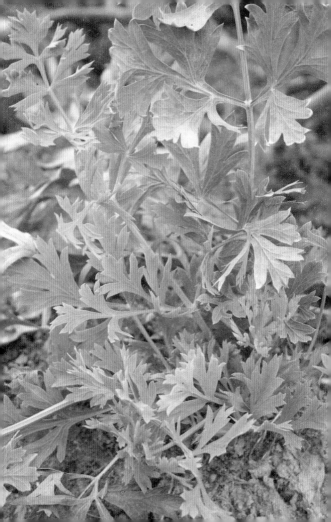

用，如羌活胜湿汤（《内外伤辨惑论》）。

风热表证、发热恶风、咽痛口渴者：常配伍薄荷、蝉蜕、连翘等，如玉屏风散（《丹溪心法》）。

风寒皮肤瘙痒者：常与麻黄、白芷、苍耳子等配伍。

风热皮肤瘙痒者：常配伍薄荷、蝉蜕、僵蚕等；湿热者：可与土茯苓、白鲜皮、赤小豆等同用。

血虚风燥瘙痒者：常与当归、地黄等配伍。

瘙痒兼里实热结者：常配伍大黄、芒硝、黄芩等，如防风通圣散（《宣明论方》）。

风寒湿痹、肢节疼痛、筋脉挛急者：可配伍羌活、独活、桂枝、姜黄等，如蠲痹汤（《医学心悟》）。

风寒湿邪郁而化热、关节红肿热痛，成为热痹者：可与地龙、薏苡仁、乌梢蛇等同用。

风毒内侵、贯于经络、引动内风而致肌肉痉挛、四肢抽搐、项背强急、角弓反张的破伤风证：常与天麻、天南星、白附子等同用，如玉真散（《外科正宗》）。

脾虚湿盛、清阳不升所致的泄泻：可与人参、黄芪、白术等配伍，如升阳益胃汤（《脾胃论》）。

土虚木乘、肝郁侮脾、肝脾不和、腹泻而痛者：常与白术、白芍、陈皮同用，如痛泻要方（《景岳全书》引刘草窗方）。

● 传统药膳

防风粥

原料：防风10～15克，粳米30～60克，葱白2茎。

制法：先以防风、葱白，水煎取汁，去渣；另用粳米煮粥，待粥将熟时加入药汁，煮成稀粥。

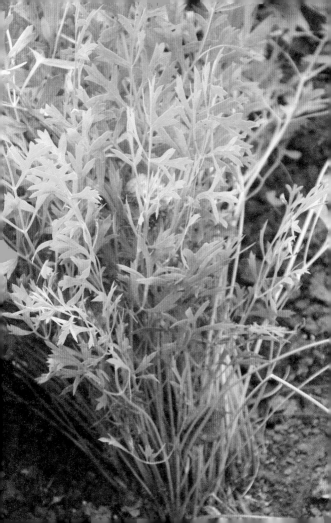

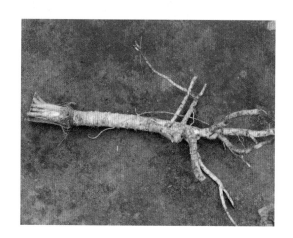

用法： 趁热温服。

功效： 祛风解表，散寒止痛。

适用： 头身疼痛、骨节酸痛、头风头痛等。

藿香荆芥防风粥

原料： 藿香、荆芥各5克，防风10克，粳米50克。

制法： 将荆芥、防风、藿香共入锅中，水煎去渣取汁，再同粳米煮为稀粥。

用法： 每日1剂，连用3~5日为1个疗程。

功效： 驱邪解表，和胃止呕。

适用： 外邪犯胃引起的呕吐。

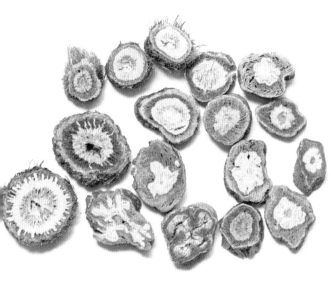

防风薏米粥

原料: 防风10克,薏米30克。

制法: 将防风、薏米洗净加入适量水,煮成粥即可。

用法: 每日1次,连服1周。

功效: 清热除痹。

适用: 各类风湿性关节炎患者。

秦艽

● 原文

味苦，平。主寒热邪气，寒湿风痹，肢节痛，下水，利小便。生川谷。

● 今释

别　　名： 秦胶、秦纠、大艽、西大艽、西秦艽。

来　　源： 本品为龙胆科植物秦艽、麻花秦艽、粗茎秦艽或小秦艽的干燥根。前三种按性状不同分别习称"秦艽"和"麻花艽"，后一种习称"小秦艽"。

采收加工： 春、秋二季采挖，除去泥沙；秦艽及麻花艽晒软，堆置"发汗"至表面呈红黄色或灰黄色时，摊开晒干，或不经"发汗"直接晒干；小秦艽趁鲜时搓去黑皮，晒干。

性味归经： 辛、苦，平。归胃、肝、胆经。

功效主治： 祛风湿，清湿热，止痹痛，退虚热。主治风湿痹痛，中风半身不遂，筋脉拘挛，骨节酸痛，湿热黄疸，骨蒸潮热，小儿疳积发热。

用量用法： 3～10克，煎服。

使用禁忌： 久痛虚羸，溲多、便滑者忌服。

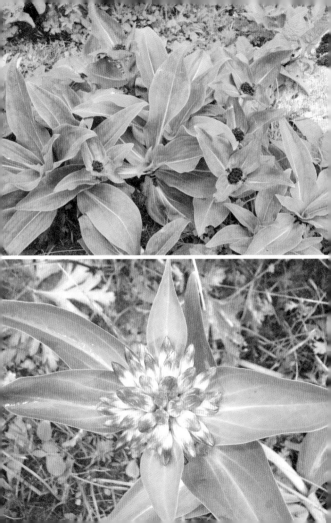

● 配伍应用

风寒湿痹： 配天麻、羌活、当归、川芎等，如秦艽天麻汤（《医学心悟》）。

中风口眼㖞斜、言语不利、恶风恶寒者： 与升麻、葛根、防风、芍药等配伍，如秦艽升麻汤（《卫生宝鉴》）。

血虚中风者： 与当归、熟地黄、白芍、川芎等同用，如秦艽汤（《不知医必要》）。

骨蒸日晡潮热： 常与青蒿、地骨皮、知母等同用，如秦艽鳖甲散（《卫生宝鉴》）。

肺痿骨蒸劳嗽： 与人参、鳖甲、柴胡等配伍，如秦艽扶羸汤（《杨氏家藏方》）。

小儿疳积发热： 多与薄荷、炙甘草相伍，如秦艽散（《小儿药证直诀》）。

湿热黄疸： 可与茵陈蒿、栀子、大黄等配伍，如山茵陈丸（《圣济总录》）。

● 传统药膳

秦艽奶

原料： 秦艽20克，牛奶500克。

制法： 把秦艽与牛乳同煮，去渣。

用法： 温食，每日2次。

功效： 补虚，解毒，燥湿，利胆。

适用： 黄疸、心烦热、口干、尿黄少等。

秦艽饮

原料： 秦艽10克，炙甘草3克。

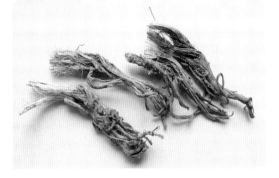

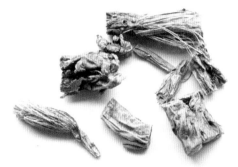

制法： 将秦艽、炙甘草洗净，用水煎煮，取汁200毫升。

用法： 代茶饮用，每日1剂。

功效： 祛风湿，止痹痛，清湿热。

适用： 风湿痹痛、关节拘挛及肩周炎等。

黄芪

● 原文

味甘，微温。主痈疽久败疮，排脓止痛，大风癞疾，五痔鼠瘘，补虚小儿百病。一名戴糁。生山谷。

● 今释

别　　名： 箭芪、红芪、绵芪、独芪、白皮芪。

来　　源： 本品为豆科植物蒙古黄芪或膜荚黄芪的干燥根。

采收加工： 春、秋二季采挖，除去须根及根头，晒干。

性味归经： 甘，微温。归肺、脾经。

功效主治： 补气升阳，固表止汗，利水消肿，生津养血，行滞通痹，托毒排脓，敛疮生肌。主治气虚乏力，食少便溏，中气下陷，久泻脱肛，便血崩漏，表虚自汗，气虚水肿，内热消渴，血虚萎黄，半身不遂，痹痛麻木，痈疽难溃，久溃不敛。

用量用法： 9～30克，煎服。蜜炙可增强其补中益气的作用。

使用禁忌： 表实邪盛，气滞湿阻，食积停滞，痈疽初起或溃后热毒尚盛等实证，以及阴虚阳亢者，均须禁服。

● 配伍应用

风脾虚中气下陷之久泻脱肛、内脏下垂： 常与人参、升麻、柴胡

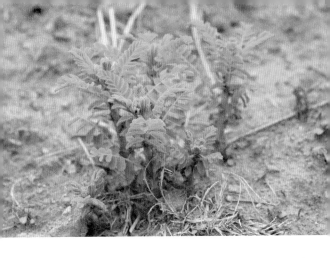

等同用，如补中益气汤（《脾胃论》）。

气虚水肿：常与白术、茯苓等配伍。

血虚证：常与当归同用，如当归补血汤（《兰室秘藏》）。

脾虚不能统血所致失血证：常与人参、白术等同用，如归脾汤（《济生方》）。

脾虚不能布津之消渴：常与天花粉、葛根等同用，如玉液汤（《医学衷中参西录》）。

肺气虚弱、咳喘日久、气短神疲者：常与紫菀、款冬花、杏仁等配伍。

气虚自汗脾肺气虚者：常与牡蛎、麻黄根等同用，如牡蛎散（《和剂局方》）。

因卫气不固、表虚自汗而易感风邪者：宜与白术、防风等同用，

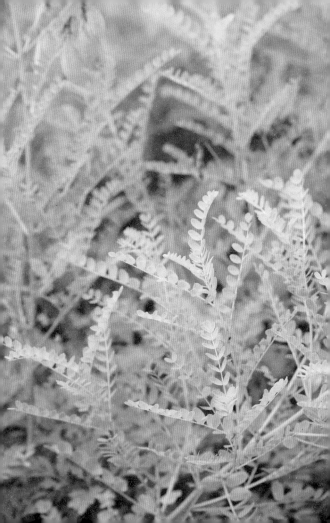

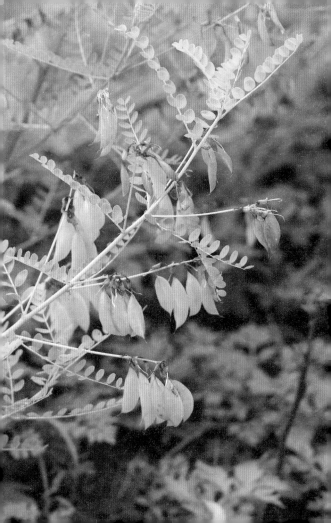

如玉屏风散（《丹溪心法》）。

气血亏虚、疮疡溃难腐或溃久难敛：常与人参、当归、升麻、白芷等同用，如托里透脓散（《医宗金鉴》）。

溃疡后期、因气血虚弱、脓水清稀、疮口难敛者：常与人参、当归、肉桂等同用，如十全大补汤（《和剂局方》）。

● **传统药膳**

黄芪熟地鸡粥

原料：黄芪、熟地黄各30克，粳米200克，母鸡肉250克，盐、麻油各适量。

制法：将黄芪、熟地入锅中，加水适量，煎取汁，与母鸡肉及淘洗干净的粳米同入锅，加水适量，用大火烧沸后转用小火熬煮成稀粥，加麻油、盐调味即成。

用法：每日分数次食用。

功效：补中益气，补血益精，补肾滋阴。

适用：遗尿、夜尿频、下腹冷痛等。

黄芪牛肉粥

原料：鲜牛肉、粳米各100克，黄芪10克，胡椒粉、精豆粉、味精、葱、姜、盐、水各适量。

制法：鲜牛肉洗净去筋膜后和姜一起绞烂，加豆粉、胡椒粉、盐、味精调匀备用；姜、葱洗净；姜切片；葱切花。将粳米洗净、入锅，加适量水，用大火烧开一段时间，加入黄芪（布包），并改用小火煨至软糯时，捞出布包，加入牛肉馅、姜片搅散，继续用中火煮至肉熟软，再加入葱花、味精即成。

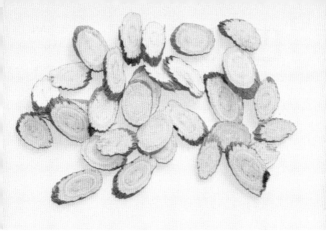

用法： 每日分2次温食。

功效： 益气血，健脾胃。

适用： 气血亏损体弱怕冷之人。

黄芪姜枣汤

原料： 黄芪、大枣各15克，生姜3片。

制法： 将黄芪、大枣、生姜加水适量，用大火煮沸，再用小火约1小时即可。

用法： 每日早、晚分食。

功效： 益气补虚，解表散寒。

适用： 气虚易感冒者。

巴戟天

● 原文

味辛，微温。主大风邪气，阴痿不起，强筋骨。安五脏，补中，增志，益气。生山谷。

● 今释

别　　名：糠藤、鸡肠风、黑藤钻、鸡眼藤、三角藤。

来　　源：本品为茜草科植物巴戟天的干燥根。

采收加工：全年均可采挖，洗净，除去须根，晒至六七成干，轻轻捶扁，晒干。

性味归经：甘、辛，微温。归肾、肝经。

功效主治：补肾阳，强筋骨，祛风湿。主治阳痿遗精，宫冷不孕，月经不调，少腹冷痛，风湿痹痛，筋骨痿软。

用量用法：3～10克，煎服。

使用禁忌：阴虚火旺者忌服。

● 配伍应用

肾阳虚弱，命门火衰所致阳痿不育：可配淫羊藿、仙茅、枸杞子，如赞育丸（《景岳全书》）。

下元虚寒之宫冷不孕、月经不调、少腹冷痛：配肉桂、吴茱萸、

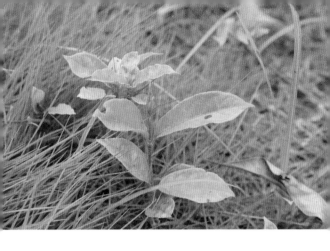

高良姜，如巴戟丸（《和剂局方》）。

小便不禁： 常与桑螵蛸、益智仁、菟丝子等同用，如（《奇效良方》）。

肾虚骨痿、腰膝酸软： 常与肉苁蓉、杜仲、菟丝子等配伍，如金刚丸（《张氏医通》）。

风冷腰胯疼痛、行步不利： 配羌活、杜仲、五加皮等同用，如巴戟丸（《圣惠方》）。

● 传统药膳

巴戟羊肉粥

原料： 巴戟天、肉苁蓉各10～15克，精羊肉63克，粳米100克，葱白2茎，生姜3片，盐适量。

做法： 分别将巴戟天、肉苁蓉、精羊肉洗净后细切，先用砂锅水煎巴戟天、肉苁蓉去渣取汁，与羊肉、粳米同煮，待煮沸后，再加入盐、生姜、葱白煮为稀粥。

用法： 每日1～2次，温服。5～7日为1个疗程。

功效： 补肾助阳，健脾养胃，润肠通便。

适用： 肾阳虚弱所致的女子不孕、男子阳痿、遗精、早泄、腰膝冷痛、小便频数、夜间多尿、遗尿以及老年阳虚便秘等。

巴戟淫羊酒

原料： 巴戟天、淫羊藿各250克，白酒1500毫升。

制法： 将上药切碎，与白酒共置入容器中，密封泡浸7日后即可饮用。

用法： 每日早、晚各1次，每次20毫升。

功效： 壮阳祛风。

适用： 性欲减退、风湿痹痛等。

巴戟菟丝酒

原料： 巴戟天、菟丝子各125克，白酒2500毫升。

制法： 将上药加工捣碎，放入酒坛，倒入白酒，密封坛口，浸泡10日后即成。

用法： 每日2～3次，每次10～15毫升。

功效： 温补肾阳。

适用： 肾阳虚的阳痿、小便频数、夜尿多、头晕等。

巴戟苁蓉鸡

原料： 巴戟天、肉苁蓉各15克，仔鸡1只。

制法： 二药纱布包扎，鸡去肠杂等，洗净，切块，加水一同

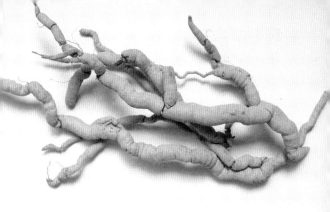

煨炖，以姜、花椒、盐等调味。

用法： 去纱布包后，饮汤食肉。

功效： 益肾壮阳。

适用： 肾虚阳痿。

巴戟鹿肉

原料： 巴戟20克，肉桂6克，鹿肉250克。

制法： 将鹿肉洗净、切小块，与巴戟、肉桂共入砂锅内，加少许盐、料酒、味精，小火煮炖，待鹿肉烂熟即可。

用法： 每晚1次顿服，连服数日。

功效： 补益精血，壮阳固精。

适用： 精血不足、阳虚不固之阳痿、遗精、早泄、体弱身倦等。

吴茱萸

● 原文

味辛，温。主温中，下气止痛，逆寒热，除湿，血痹，逐风邪、开腠理。根，杀三虫。一名藙。生川谷。

● 今释

别　　名：茶辣、伏辣子、曲药子、臭泡子。

来　　源：本品为芸香科植物吴茱萸、石虎或疏毛吴茱萸的干燥近成熟果实。

采收加工：8—11月果实尚未开裂时，剪下果枝，晒干或低温干燥，除去枝、叶、果梗等杂质。

性味归经：辛、苦，热；有小毒。归肝、脾、胃、肾经。

功效主治：散寒止痛，降逆止呕，助阳止泻。主治厥阴头痛，寒疝腹痛，寒湿脚气，经行腹痛，脘腹胀痛，呕吐吞酸，五更泄泻。

用量用法：2～5克，煎服。外用：适量。

使用禁忌：本品辛热燥烈，易耗气动火，故不宜多用、久服。

● 配伍应用

厥阴头痛、干呕吐涎沫、苔白脉迟等：每与生姜、人参等同用，如吴茱萸汤（《伤寒论》）。

寒疝腹痛：常与小茴香、川楝子、木香等配伍，如导气汤（《医

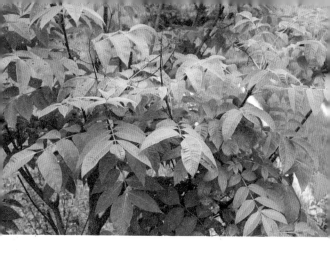

方简义》）。

冲任虚寒、瘀血阻滞之痛经：与桂枝、当归、川芎等同用，如温经汤（《金匮要略》）。

寒湿脚气肿痛：与木瓜、苏叶、槟榔等配伍，如鸡鸣散（《类编朱氏集验医方》）。

霍乱心腹痛、呕吐不止：常与干姜、甘草同用，如吴茱萸汤（《圣济总录》）。

外寒内侵、胃失和降之呕吐：与半夏、生姜等同用。

肝郁化火、肝胃不和的胁痛口苦、呕吐吞酸：配伍黄连，如左金丸（《丹溪心法》）。

脾肾阳虚、五更泄泻：多与补骨脂、肉豆蔻、五味子等同用，如四神丸（《校注妇人良方》）。

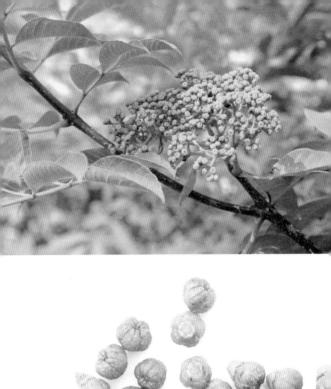
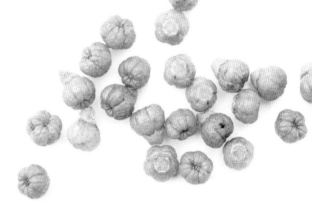

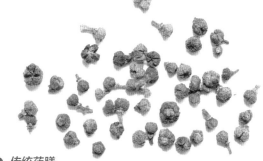

● **传统药膳**

吴茱萸粥

原料： 吴茱萸2克，粳米50克，生姜2片，葱白2茎。

制法： 将吴茱萸研为细末，用粳米先煮粥，待米熟后下吴茱萸末及生姜、葱白，同煮为粥。

用法： 每日2次，早、晚温热服。

功效： 补脾暖胃，温中散寒，止痛止吐。

适用： 虚寒型痛经、脘腹冷痛、呕逆吐酸等。

吴茱萸汤

原料： 吴茱萸、党参各9克，生姜18克，大枣4枚。

制法： 将上味药洗净，一起放入锅中，加水煎煮至熟，去渣取汁服用。

用法： 佐餐食用。

功效： 温中补虚，降逆止呕。

适用： 脾胃虚寒或肝经寒气上逆，而见吞酸嘈杂，或头顶痛、干呕吐涎沫、舌淡苔白滑、脉沉迟者。

黄连

● **原文**

味苦，寒。主热气目痛，眦伤泣出，明目，肠澼，腹痛下利，妇人阴中肿痛。久服令人不忘。一名王连。生川谷。

● **今释**

别　　名：味连、雅连、云连、川连。

来　　源：本品为毛茛科植物黄连、三角叶黄连或云连的干燥根茎。以上三种分别习称"味连""雅连""云连"。

采收加工：秋季采挖，除去须根及泥沙，干燥，撞去残留须根。

性味归经：苦，寒。归心、脾、胃、肝、胆、大肠经。

功效主治：清热燥湿，泻火解毒。主治湿热痞满，呕吐吞酸，泻痢，黄疸，高热神昏，心火亢盛，心烦不寐，心悸不宁，血热吐衄，目赤，牙痛，消渴，痈肿疔疮；外治湿疹，湿疮，耳道流脓。酒黄连善清上焦火热。主治目赤，口疮。姜黄连清胃和胃止呕。主治寒热互结，湿热中阻，痞满呕吐。萸黄连舒肝和胃止呕。主治肝胃不和，呕吐吞酸。

用量用法：2～5克，煎服。外用：适量。

使用禁忌：胃虚呕恶、脾虚泄泻、五更肾泻者，均应慎服。

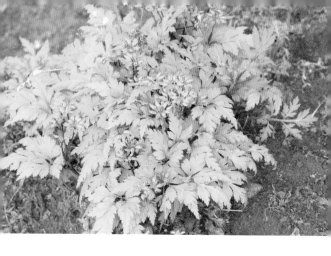

● 配伍应用

湿热阻滞中焦、气机不畅所致脘腹痞满、恶心呕吐：常配苏叶用，如苏叶黄连汤（方出《温热经纬》，名见《中医妇科学》）；或配黄芩、干姜、半夏用，如半夏泻心汤（《伤寒论》）。

胃热呕吐：配石膏用，如石连散（《仙拈集》）。

脾胃虚寒、呕吐酸水：配人参、白术、干姜等用，如连理汤（《症因脉治》）。

心火亢盛所致神昏、烦躁之证：配黄芩、黄柏、栀子，如黄连解毒汤（《外台秘要》）。

高热神昏：配石膏、知母、玄参、牡丹皮等用，如清瘟败毒饮（《疫疹一得》）。

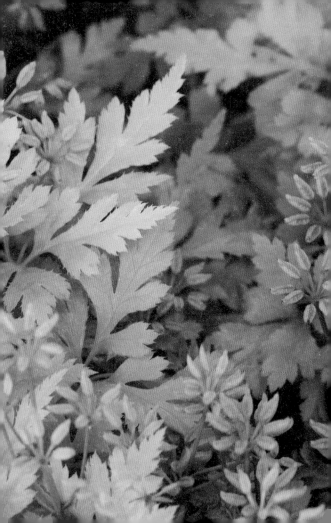

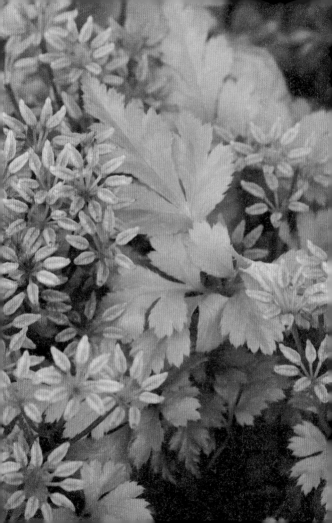

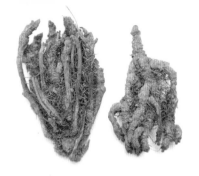

心火亢旺、心肾不交之怔忡不寐：配肉桂，如交泰丸（《韩氏医通》）。

邪火内炽、迫血妄行之吐衄：配大黄、黄芩，如泻心汤（《金匮要略》）。

痈肿疔毒：多与黄芩、黄柏、栀子同用，如黄连解毒汤（《外台秘要》）。

胃火上攻、牙痛难忍：配生地黄、升麻、牡丹皮等用，如清胃散（《兰室秘藏》）。

肾阴不足，心胃火旺之消渴：配生地黄，如黄连丸（《外台秘要》）。

● **传统药膳**

黄连白头翁粥

原料：川黄连10克，粳米30克，白头翁50克。

制法：将黄连、白头翁入砂锅，加清水300毫升，浸透，煎至

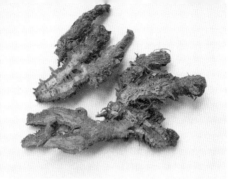

150毫升，去渣取汁。粳米加水400毫升，煮至米开花时，兑入药汁，煮成粥，待食。

用法： 每日3次，温热服食。虚寒久痢忌用。

功效： 清热，凉血，解毒。

适用： 腹痛、腹泻里急后重。

黄连鸡子炖阿胶

原料： 黄连10克，生白芍20克，阿胶50克，鲜鸡蛋（去蛋清）2枚。

制法： 先将黄连、生白芍加水煮取浓汁约150毫升，然后去渣；再将阿胶加水50毫升，隔水蒸化，把药汁倒入再慢火煎膏，将成时放入蛋黄拌匀即可。

用法： 每服适量，每晚睡前服1次。

功效： 交通心肾。

适用： 心肾不交之不寐。

五味子

● 原文

味酸，温。主益气，咳逆上气，劳伤羸瘦，补不足，强阴，益男子精。一名会及。生山谷。

● 今释

别　名： 山花椒、乌梅子、软枣子。

来　源： 为木兰科植物五味子或华中五味子的果实。前者习称北五味子，后者习称南五味子。

采收加工： 秋季采摘成熟果实，晒干或蒸后晒干，除去果梗及杂质。

性味归经： 酸、甘、温。归肺、心、肾经。

功效主治： 收敛固涩，益气生津，补肾宁心。主治久咳虚喘，梦遗滑精，遗尿尿频，久泻不止，自汗盗汗，津伤口渴，内热消渴，心悸失眠。

用量用法： 2～6克，煎服。研末服，1～3克。

使用禁忌： 凡表邪未解，内有实热，咳嗽初起，麻疹初期，均不宜用。

● 配伍应用

肺虚久咳： 可与罂粟壳同用，如五味子丸（《卫生家宝方》）。

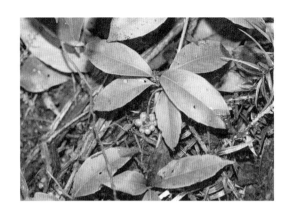

肺肾两虚喘咳：常与山茱萸、熟地黄、山药等同用，如都气丸（《医宗己任编》）。

寒饮咳喘证：配伍麻黄、细辛、干姜等，如小青龙汤（《伤寒论》）。

自汗、盗汗者：可与麻黄根、牡蛎等同用。

滑精者：可与桑螵蛸、附子、龙骨等同用，如桑螵蛸丸（《世医得效方》）。

梦遗者：常与麦冬、山茱萸、熟地黄、山药等同用，如麦味地黄丸（《医宗金鉴》）。

脾肾虚寒久泻不止：可与吴茱萸同炒香研末，米汤送服，如五味子散（《普济本事方》）；或与补骨脂、肉豆蔻、吴茱萸同用，如四神丸（《内科摘要》）。

热伤气阴、汗多口渴者：常与人参、麦冬同用，如生脉散（《内外伤辨惑论》）。

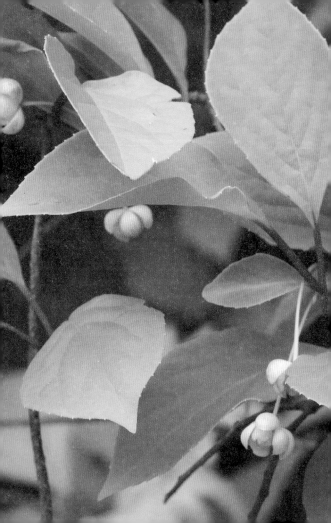

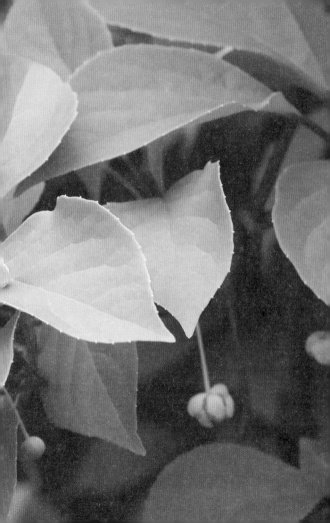

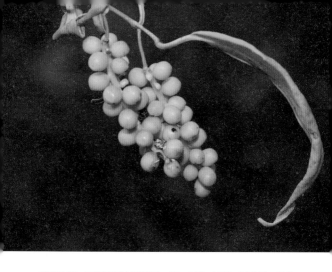

阴虚内热、口渴多饮之消渴证： 多与山药、知母、天花粉、黄芪等同用，如玉液汤（《医学衷中参西录》）。

阴血亏损、心神失养或心肾不交之虚烦心悸、失眠多梦： 常与麦冬、丹参、生地黄、酸枣仁等同用，如天王补心丹（《摄生秘剖》）。

● **传统药膳**

五味核桃酒

原料： 五味子250克，核桃仁100克，白酒2500毫升。

制法： 将五味子同核桃仁一同放入酒坛，倒入白酒，密封坛

五味子

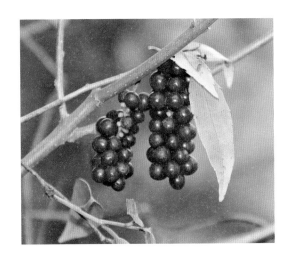

口，每日摇晃3次，浸泡15日后即成。

用法： 每日3次，每次10毫升。

功效： 敛肺滋肾，涩精安神。

适用： 健忘、失眠、头晕、心悸、倦怠乏力、烦躁等。

五味枸杞茶

原料： 五味子、枸杞子各5克。

制法： 原料放入杯中，沸水冲泡，加盖，10分钟后即可饮用。

用法： 代茶频饮。

功效： 滋肾敛肺止汗。

五味核桃酒

原料： 五味子250克，核桃仁100克，白酒2500毫升。

制法： 将五味子同核桃仁一同放入酒坛，倒入白酒，密封坛口，每日摇晃3次，浸泡15日后即成。

用法： 每日3次，每次10毫升。

功效： 敛肺滋肾，涩精安神。

适用： 健忘、失眠、头晕、心悸、倦怠乏力、烦躁等。

五味子炖蛋

原料： 鸡蛋（或鸽子蛋）2个，五味子15克。

制法： 先用水煮五味子，水开后将蛋破皮整卧入汤中，炖熟。

用法： 食蛋饮汤。

功效： 止痢固涩。

适用： 久痢不止，而无明显寒热偏盛者。

五味子炖麻雀

原料： 五味子3克，麻雀5只，花椒、料酒、葱、姜各适量。

制法： 将麻雀，拔毛去脏，洗净，五味子洗净，与葱、姜、花椒、料酒同放入砂锅内，放麻雀，加水以浸没麻雀为度。大火烧开，小火炖约30分钟，起锅，滤去五味子及调料，调入盐、胡椒粉即可。

用法： 食肉饮汤。

功效： 壮阳益精。

适用： 心肾阳虚引起的自汗、心悸、腰膝酸软、阳痿早泄者。

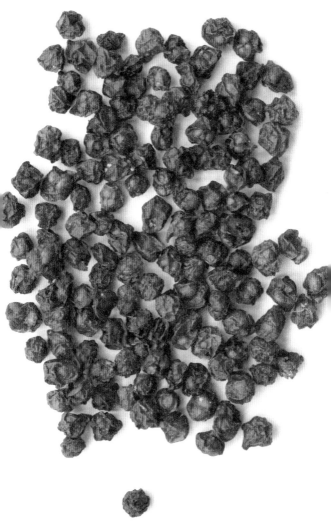

决明子

● **原文**

味咸，平。主青盲，目淫肤赤白膜，眼赤痛、泪出。久服益精光，轻身。生川泽。

● **今释**

别　　名：决明、假绿豆、草决明、马蹄决明。

来　　源：本品为豆科植物决明或小决明的干燥成熟种子。

采收加工：秋季采收成熟果实，晒干，打下种子，除去杂质。

性味归经：甘、苦、咸，微寒。归肝、大肠经。

功效主治：清热明目，润肠通便。主治目赤涩痛，羞明多泪，头痛眩晕，目暗不明，大便秘结。

用量用法：9～15克，煎服。主治润肠通便，不宜久煎。

使用禁忌：气虚便溏者不宜使用。

● **配伍应用**

肝热目赤肿痛、羞明多泪：常配黄芩、赤芍、木贼用，如决明子散（《银海精微》）。

风热上攻头痛目赤：配菊花、青葙子、茺蔚子等，如决明子丸（《证治准绳》）。

决明子

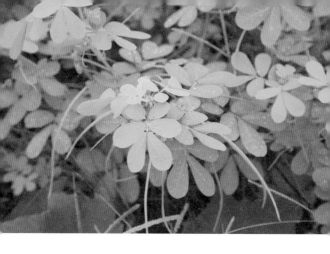

肝肾阴亏、视物昏花、目暗不明：配山茱萸、生地黄等，如决明散（《银海精微》）。

肝阳上亢之头痛、眩晕：常配菊花、钩藤、夏枯草等用。

内热肠燥、大便秘结：可与火麻仁、瓜蒌仁等同用。

● **传统药膳**

决明子粥

原料：决明子10～15克，白菊花10克，粳米60克，冰糖少许。

制法：先将决明子放入铁锅内，炒至起暴微有香气时，取出待冷后，与白菊花同放入沙罐，加清水煎煮30分钟，去渣留汁，加入粳米煮至粥熟时，加入冰糖，再煮1～2沸即可。

用法：每日1剂，分早、晚食用。

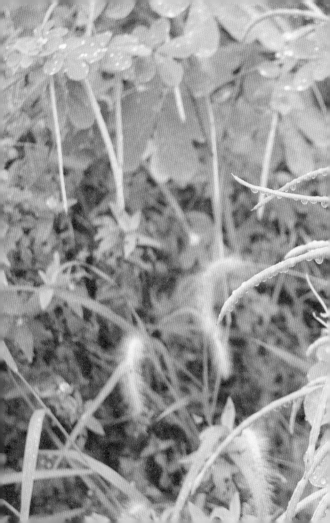

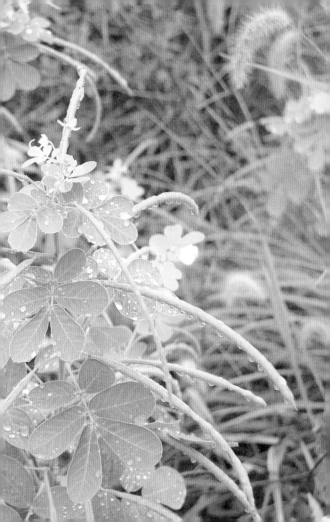

功效： 清肝明目，平抑肝阳，润肠通便。

适用： 肝火上炎之目赤肿痛，或肝阳上扰之头晕目眩、头痛如胀、烦躁易怒、便秘难解等。

决明子菊花茶

原料： 决明子15克，茶叶、杭菊花各3克。

制法： 将以上3味药放入盖杯中，用滚开水冲泡，加盖浸片刻即成。

用法： 代茶频饮。

功效： 清肝明目，减脂降压，平抑肝阳。

适用： 高血压、高脂血症、便秘。

决明子木贼茶

原料： 决明子30克，木贼3克。

制法： 先将决明子洗净，晾干或晒干，将木贼去杂，去根须，洗净，晒干，切段，与决明子同放入杯中，用沸水冲泡，加盖焖10分钟，即可。

用法： 代茶，频频饮用，一般可冲泡3～5次。

功效： 清肝明目，平抑肝阳。

适用： 肝火上炎型目赤、眼干、痒、迎风流泪等。

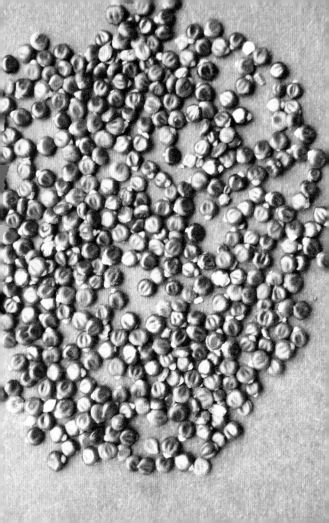

芍药

● 原文

味苦，平。主邪气腹痛，除血痹，破坚积，寒热，疝瘕，止痛，利小便，益气。生山谷及丘陵。

● 今释

别　　名： 白芍、金芍药。

来　　源： 本品为毛茛科植物芍药的干燥根。

采收加工： 夏、秋二季采挖，洗净，除去头尾及细根，置沸水中煮后除去外皮或去皮后再煮，晒干。

性味归经： 苦、酸，微寒。归肝、脾经。

功效主治： 养血调经，敛阴止汗，柔肝止痛，平抑肝阳。主治血虚萎黄，月经不调，自汗，盗汗，胁痛，腹痛，四肢挛痛，头痛眩晕。

用量用法： 6～15克，煎服。

使用禁忌： 不宜与藜芦同用。

● 配伍应用

肝血亏虚、面色苍白、眩晕心悸或月经不调、崩中漏下： 常与熟地黄、当归等同用，如四物汤（《和剂局方》）。

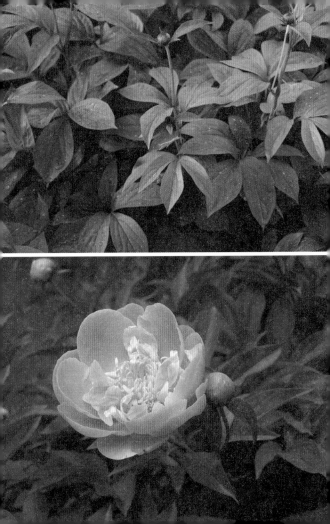

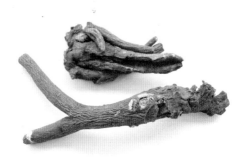

血虚有热、月经不调：可配伍黄芩、黄柏、续断等药，如保阴煎（《景岳全书》）。

崩漏：可与阿胶、艾叶等同用。

血虚肝郁、胁肋疼痛：常配柴胡、当归、白芍等，如逍遥散（《和剂局方》）。

脾虚肝旺、腹痛泄泻：与白术、防风、陈皮同用，如痛泻要方（《景岳全书》）。

痢疾腹痛：与木香、黄连等同用，如芍药汤（《素问病机气宜保命集》）。

阴血虚筋脉失养而致手足挛急作痛：常配甘草缓急止痛，即芍药甘草汤（《伤寒论》）。

● **传统药膳**

　芍药浸酒方

　原料：芍药、生地黄、黄芪各15克，艾叶5克，白酒250毫升。

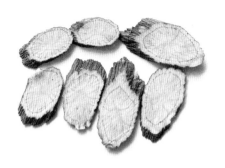

制法： 上四味药，除去杂质，放容器中，倒入白酒，密封容器口，浸泡3～5日，滤取药汁即可。

用法： 每食前随量温饮之。

功效： 益气血，温经脉，理冲任，止带浊。

适用： 气血双亏、冲任失调之妇女月经不调、痛经、赤白带下等。

芍药甘草蜜饮

原料： 芍药30克、甘草10克，蜂蜜6克。

制法： 将芍药、甘草放入锅中，加水煎汤，去渣后加入蜂蜜调匀即成。

用法： 每日2次。

功效： 养血柔肝、缓急止痛。

适用： 阴血虚筋脉失养而致手足挛急作痛。

桔梗

● **原文**

味辛，微温。主胸肋痛如刀刺，腹满肠鸣幽幽，惊恐，悸气。生山谷。

● **今释**

性味归经： 苦、辛、平。归肺经。

功效主治： 宣肺，利咽，祛痰，排脓。主治咳嗽痰多，胸闷不畅，咽痛音哑，肺痈吐脓。

用量用法： 3～10克，煎服。或入丸、散。

使用禁忌： 凡气机上逆，呕吐，呛咳，眩晕，阴虚火旺咳血等不宜用；胃及十二指肠溃疡者慎服。用量过大易致恶心呕吐。

● **配伍应用**

风寒外感者： 配紫苏、杏仁，如杏苏散（《温病条辨》）。

风热外感者： 配桑叶、菊花、杏仁，如桑菊饮（《温病条辨》）。

痰滞胸痞： 常配枳壳同用。

外邪犯肺、咽痛失音者： 常配甘草、牛蒡子等用，如桔梗汤（《金匮要略》）及加味甘桔汤（《医学心悟》）。

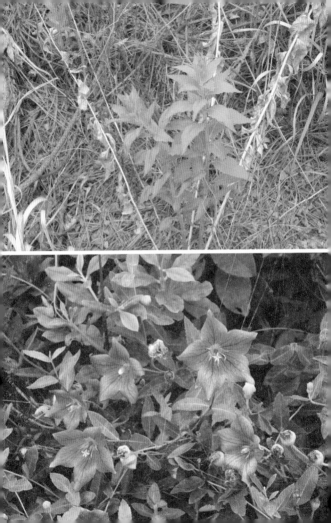

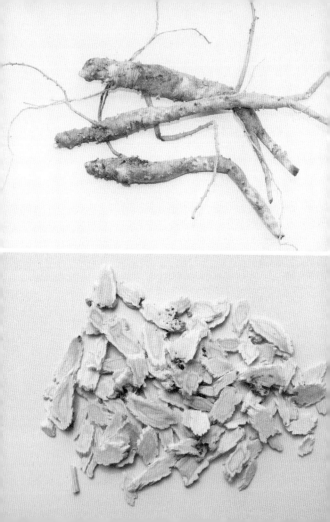

咽喉肿痛、热毒盛者： 可配射干、板蓝根等。

肺痈咳嗽胸痛、咯痰腥臭者： 可配甘草用之，如桔梗汤（《金匮要略》）。

- ## 传统药膳

桔梗冬瓜汤

原料： 冬瓜150克，杏仁10克，桔梗9克，甘草6克，食油、盐、大蒜各适量。

制法： 将冬瓜洗净、切块，放入锅中，加入食油、盐翻炒后，加适量清水，下杏仁、桔梗、甘草一并煎煮，至熟后，以盐、大蒜等调料调味即成。

用法： 佐餐食用。

功效： 疏风清热，宣肺止咳。

适用： 慢性支气管炎患者。

桔梗茶

原料： 桔梗10克，蜂蜜适量。

制法： 将桔梗择净，放入茶杯中，纳入蜂蜜，冲入沸水适量，浸泡5～10分钟后饮服。

用法： 每日1剂。

功效： 化痰利咽。

适用： 慢性咽炎、咽痒不适、干咳等。

川芎

● **原文**

味辛，温。主中风入脑头痛，寒痹筋挛缓急，金疮，妇人血闭无子。生川谷。

● **今释**

别　　名： 香果、台芎、西芎、杜芎。

来　　源： 本品为伞形科植物川芎的干燥根茎。

采收加工： 夏季当茎上的节盘显著突出，并略带紫色时采挖，除去泥沙，晒后烘干，再去须根。

性味归经： 辛，温。归肝、胆、心包经。

功效主治： 活血行气，祛风止痛。主治胸痹心痛，胸胁刺痛，跌仆肿痛，月经不调，经闭痛经，癥瘕腹痛，头痛，风湿痹痛。

用量用法： 3～10克，煎服。

使用禁忌： 阴虚火旺者慎用。

● **配伍应用**

心脉瘀阻之胸痹心痛： 常与丹参、桂枝、檀香等同用。

肝郁气滞之胁痛： 常配柴胡、白芍、香附，如柴胡疏肝散（《景岳全书》）。

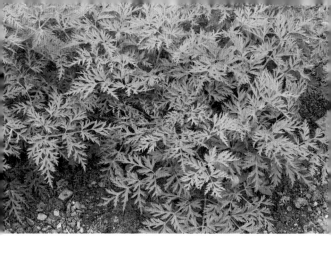

肝血瘀阻、积聚痞块、胸胁刺痛：多与桃仁、红花等同用，如血府逐瘀汤（《医林改错》）。

跌仆损伤、瘀肿疼痛：可配乳香、没药、三七等用。

血瘀经闭、痛经：常与赤芍、桃仁等同用，如血府逐瘀汤（《医林改错》）。

寒凝血瘀者：可配桂心、当归等，如温经汤（《妇人良方》）。

产后恶露不下、瘀阻腹痛：可配当归、桃仁、炮姜等，如生化汤（《傅青主女科》）。

月经不调、月经先期或错后：可配益母草、当归等，如益母胜金丹（《医学心悟》）。

风寒头痛：配羌活、细辛、白芷，如川芎茶调散（《和剂局方》）。

风热头痛： 配菊花、石膏、僵蚕，如川芎散（《卫生保健》）。

风湿头痛： 可配羌活、独活、防风，如羌活胜湿汤（《内外伤辨惑论》）。

血虚头痛： 配当归、白芍，取本品祛风止痛之功，如加味四物汤（《金匮翼》）。

血瘀头痛： 可配赤芍、麝香，如通窍活血汤（《医林改错》）。

● **传统药膳**

川芎茶

原料： 川芎9克，茶叶3克。

制法： 水煎取汁，当茶饮。

用法： 每日1次，4～5日为1个疗程。

功效： 祛风，利窍。

适用： 慢性鼻炎、头痛等。

川芎鸡蛋

原料： 川芎8克，鸡蛋2个，红糖适量。

制法： 将川芎、鸡蛋加水同煮，鸡蛋熟后去壳再煮片刻，去渣加红糖调味即成。

用法： 每日分2次服，每月连服5～7剂。吃蛋饮汤。

功效： 活血行气。

适用： 气血瘀滞型痛经。

川芎菊花茶

原料： 川芎10克，白菊花6克，绿茶2克。

制法： 先将川芎拣杂，洗净，晒干或烘干，切成片，与菊花、绿茶同放入砂锅，加水浸泡片刻，煎煮20分钟，用洁净

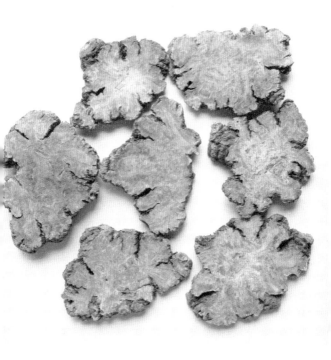

纱布过滤，取汁即成。

用法： 早、晚服用。

功效： 清肝祛风。

适用： 头痛、目涩者。

葛根

● **原文**

味甘，平。主消渴，身大热，呕吐，诸痹，起阴气，解诸毒。葛谷，主下痢十岁已上。一名鸡齐根。生川谷。

● **今释**

别　　名： 葛条、甘葛、粉葛、葛藤、葛麻。

来　　源： 本品为豆科植物野葛的干燥根，习称野葛。

采收加工： 秋、冬二季采挖，趁鲜切成厚片或小块干燥。

性味归经： 甘、辛，凉。归脾、胃、肺经。

功效主治： 解肌退热，生津止渴，透疹，升阳止泻，通经活络，解酒毒。主治外感发热头痛，项背强痛，口渴，消渴，麻疹不透，热痢，泄泻，眩晕头痛，中风偏瘫，胸痹心痛，酒毒伤中。

用量用法： 10～15克，煎服。解肌退热、透疹、生津宜生用，升阳止泻宜煨用。

使用禁忌： 易于动呕、胃寒者宜慎用。

● **配伍应用**

风热感冒、发热、头痛等症： 可与薄荷、菊花、蔓荆子等同用。

风寒感冒、邪郁化热、发热重、恶寒轻、头痛无汗、目疼鼻干、

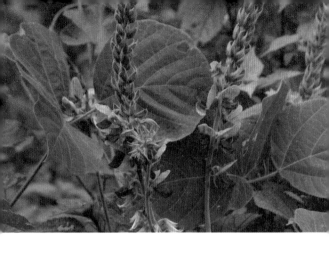

口微渴、苔薄黄等症：常配伍柴胡、黄芩、白芷、羌活等，如柴葛解肌汤（《伤寒六书》）。

风寒感冒、表实无汗、恶寒、项背强痛者：常与麻黄、桂枝等同用，如葛根汤（《伤寒论》）。

表虚汗出、恶风、项背强痛者：常与桂枝、白芍等配伍，如桂枝加葛根汤（《伤寒论》）。

麻疹初起、表邪外束、疹出不畅：常与升麻、芍药、甘草等同用，如升麻葛根汤（《阎氏小儿方论》）。

麻疹初起，已现麻疹，但疹出不畅，见发热咳嗽或乍冷乍热者：可配伍牛蒡子、荆芥、蝉蜕、前胡等，如葛根解肌汤（《麻科活人全书》）。

热病津伤口渴：常与芦根、天花粉、知母等同用。

消渴证属阴津不足者： 可与天花粉、鲜地黄、麦冬等配伍，如天花散（《仁斋直指方》）。

内热消渴、口渴多饮、体瘦乏力、气阴不足者： 多配伍乌梅、天花粉、麦冬、党参、黄芪等，如玉泉丸（《沈氏尊生书》）。

表证未解、邪热入里、身热、下利臭秽、肛门有灼热感、苔黄脉数或湿热泻痢、热重于湿者： 常与黄芩、黄连、甘草同用，如葛根芩连汤（《伤寒论》）。

脾虚泄泻： 常配伍人参、白术、木香等，如七味白术散（《小儿药证直诀》）。

● 传统药膳

葛根姜粥

原料： 葛根15克，生姜6克，粳米50克，蜂蜜少许。

制法： 先将葛根、生姜入沙罐内，加水适量煎煮，去渣取汁，后入粳米同煮作粥，将粥晾至温热时，倒入蜂蜜，调匀即成。

用法： 每日1剂，随意食之。

功效： 祛风，定惊。

适用： 小儿风热感冒、挟痰挟惊，症见发热、头痛、呕吐、惊啼不安等。

葛根葱白汤

原料： 葛根、葱白各15克。

制法： 葛根、葱白加水煎2次，每次用水250毫升，煎20分钟，2次混合。

用法： 分2次服用。

葛根

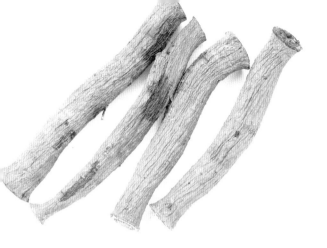

功效： 清热除燥，生津止渴。

适用： 感冒发热、头痛项强、口渴。

葛根解酒汁

原料： 鲜葛根汁100毫升，或干葛根30克。

制法： 若无鲜葛根，可将干葛根切片，置砂锅中，煎煮1小时，滤渣取汁备用。

用法： 取汁1次饮完。

功效： 清热生津，除烦止渴，解酒醒神。

适用： 酒毒内盛、化燥伤津之酗酒至醉、烦渴头痛、呕吐酸腐、躁扰不宁者。

知母

● 原文

味苦，寒。主消渴热中，除邪气，肢体浮肿，下水，补不足、益气。一名母，一名连母，一名野蓼，一名地参，一名水参，一名水浚，一名货母，一名母。生川谷。

● 今释

性味归经： 苦、甘、寒。归肺、胃、肾经。

功效主治： 清热泻火，滋阴润燥。主治外感热病，高热烦渴，肺热燥咳，骨蒸潮热，内热消渴，肠燥便秘。

用量用法： 6～12克，煎服。

使用禁忌： 本品性寒质润，有滑肠之弊，故脾虚便溏者不宜用。

别　　名： 连母、水须、穿地龙。

来　　源： 本品为百合科植物知母的干燥根茎。

采收加工： 春、秋二季采挖，除去须根及泥沙，晒干，习称"毛知母"；或除去外皮，晒干。

● 配伍应用

风外感热病、高热烦渴者： 常与石膏相须为用，如白虎汤（《伤寒论》）。

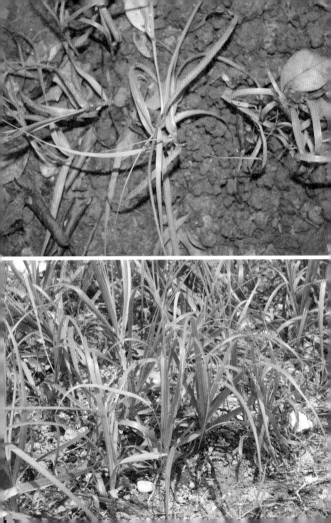

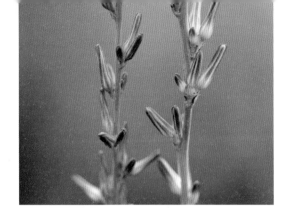

肺热燥咳： 常配贝母用，如二母散（《证治准绳》）。

肺燥久嗽气急： 配杏仁、莱菔子，如宁嗽煎（《奇方类编》）。

阴虚火旺所致骨蒸潮热、盗汗、心烦者： 常配黄柏、生地黄等用，如知柏地黄丸（《医宗金鉴》）。

阴虚内热之消渴证： 常配天花粉、葛根等用，如玉液汤（《医学衷中参西录》）。

阴虚肠燥便秘证： 常配生地黄、玄参、麦冬等用。

● 传统药膳

清暑益气粥

原料： 知母、石斛、麦冬各6克，西洋参3克，粳米30克，冰糖适量。

制法： 先将麦冬、石斛、知母用布包加水煎30分钟，去药渣留汁，再将西洋参粉末、粳米加入煮成稀粥，冰糖调味即可。

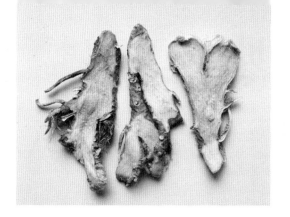

用法： 早、晚服食。

功效： 清暑益气，生津止渴。

适用： 夏季发热持续不退、无汗或少汗者。

知母玉竹蜜

原料： 知母、玉竹各60克，蜂蜜300克。

制法： 知母、玉竹快速洗净，放入瓦罐中，加冷水1500毫升，小火煎至500毫升，滤出头汁。再加冷水700毫升，煎至300毫升，滤出二汁，弃渣。将头汁、二汁、蜂蜜一起倒入大瓷盆内，加盖。大火隔水蒸2小时，离火，冷却，装瓶，密盖。

用法： 每日3次，每次15毫升，饭后温开水送服。

功效： 清热泻火，生津润燥。

适用： 由肺热伤阴所致的慢性咽炎。

贝母

● **原文**

味辛，平。主伤寒烦热，淋沥邪气，疝瘕，喉痹，乳难，金疮风痉。一名空草。

● **今释**

别　　名： 川贝、贝壳母。

来　　源： 本品为百合科植物川贝母、暗紫贝母、甘肃贝母或梭砂贝母的干燥鳞茎。前三者按性状不同分别习称"松贝"和"青贝"，后者习称"炉贝"。

采收加工： 夏、秋二季或积雪融化时采挖，除去须根、粗皮及泥沙，晒干或低温干燥。

性味归经： 苦、甘，微寒。归肺、心经。

功效主治： 清热润肺，化痰止咳，散结消痈。主治肺热燥咳，干咳少痰，阴虚劳嗽，痰中带血，瘰疬，乳痈，肺痈。

用量用法： 3～10克，煎服；研粉冲服，每次1～2克。

使用禁忌： 不宜与川乌、制川乌、草乌、制草乌、附子同用。

● **配伍应用**

肺阴虚劳嗽、久咳有痰者： 常配沙参、麦冬等以养阴润肺化痰止咳。

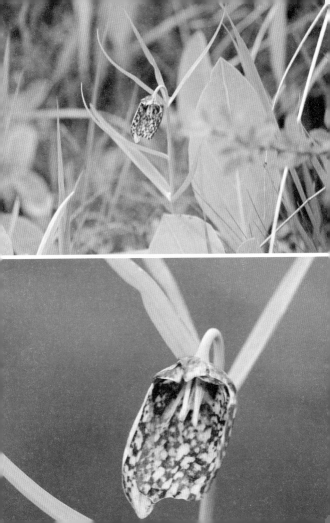

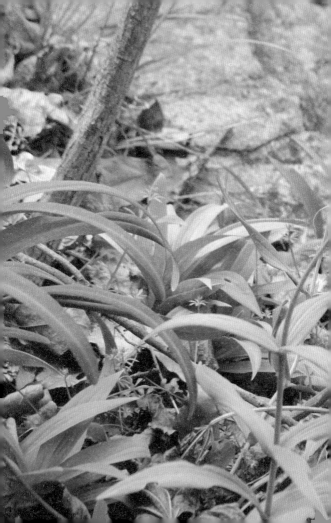

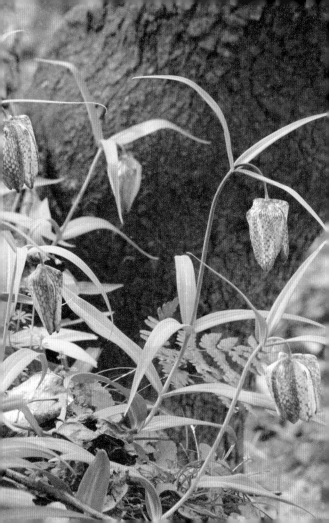

肺热、肺燥咳嗽： 常配知母以清肺润燥、化痰止咳，如二母散（《急救仙方》）。

痰火郁结之瘰疬： 常配玄参、牡蛎等，如消瘰丸（《医学心悟》）。

热毒壅结之乳痈、肺痈： 常配蒲公英、鱼腥草等。

● 传统药膳

川贝杏仁饮

原料： 川贝母6克，杏仁3克，冰糖少许。

制法： 将川贝母、杏仁加清水适量，用大火烧沸后将冰糖放入，专用小火煮30分钟即可。

用法： 不拘时随意饮用。

功效： 止咳平喘。

适用： 阴虚肺燥咳嗽、哮喘者。

罗汉果蒸贝母

原料： 罗汉果1个，川贝母10克。

制法： 将罗汉果敲破，川贝母捣碎，同放入瓷碗中，加水200毫升，盖好，隔水蒸熟即可。

用法： 直接食用，每日1次。

功效： 润肺止咳。

适用： 咳嗽、气喘、无痰或痰少者。

贝母秋梨

原料： 川贝母、冰糖各10克，鸭梨（雪梨）1个。

制作： 将梨洗净，靠柄部横切断，挖去核，装入贝母末，再把梨上部拼对好，用木签（或竹签）固定，放大碗中，加入

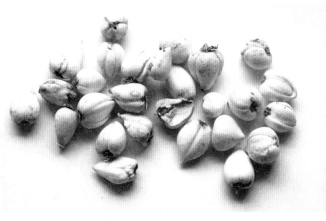

冰糖和少许水，隔水蒸约40分钟。

用法： 吃梨喝汤，每日2次。

功效： 润燥化痰，清肺止咳。

适用： 燥痰咳嗽、久咳不止、痰少黏滞、咽干口燥等。

川贝炖雪梨

原料： 川贝母粉5克，雪梨1个（约250克）。

制法： 先将雪梨外表面用温开水反复刷洗干净，去除梨柄、梨核仁，将梨切成1厘米见方的雪梨丁，放入炖杯，加川贝母粉，再加水适量，先以大火煮沸，改用小火煨炖30分钟，即成。煨炖时也可加冰糖20克。

用法： 早、晚2次分服。

功效： 润燥化痰，清肺止咳。

适用： 阴虚肺燥咳嗽、久咳不止、痰少、咽干等。

栝楼

● **原文**

味苦,寒。主消渴,身热,烦满大热,补虚安中,续绝伤。一名地楼。生川谷及山阴地。

● **今释**

别　　名: 苦瓜、山金匏、药瓜皮。

来　　源: 为葫芦科植物栝楼的果实。

采收加工: 秋末果实变为淡黄时采收,悬挂通风处阴干。

性味归经: 甘、微苦,寒。归肺、胃、大肠经。

功效主治: 清热涤痰,宽胸散结,润燥滑肠。主治肺热咳嗽,痰浊黄稠,胸痹心痛,结胸痞满,乳痈,肺痈,肠痈,大便秘结。

用量用法: 9~15克,煎服。

使用禁忌: 不宜与川乌、制川乌、草乌、制草乌、附子同用。

● **配伍应用**

痰热阻肺、咳嗽痰黄、质稠难咯、胸膈痞满者: 可配黄芩、胆南星、枳实等,如清气化痰丸(《医方考》)。

燥热伤肺、干咳无痰或痰少质黏、咯吐不利者: 配川贝母、天花粉、桔梗等。

栝楼

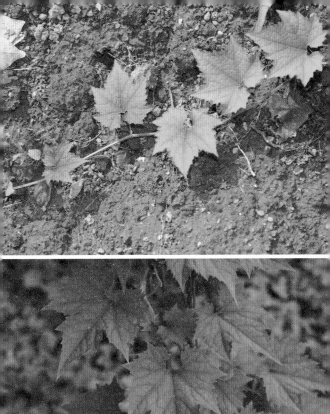
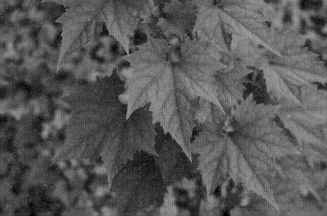

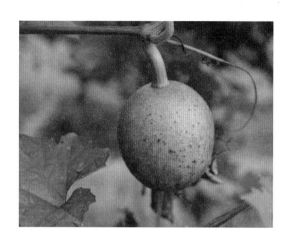

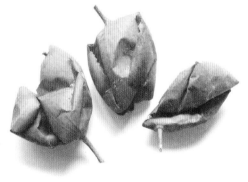

栝楼

痰气互结、胸阳不通之胸痹疼痛、不得卧者：常配薤白、半夏等，如栝楼薤白白酒汤、栝楼薤白半夏汤（《金匮要略》）。

痰热结胸、胸膈痞满、按之则痛者：配黄连、半夏，如小陷胸汤（《伤寒论》）。

肺痈咳吐脓血：配鱼腥草、芦根等。

肠痈：可配败酱草、红藤等。

乳痈初起、红肿热痛：配当归、乳香、没药，如神效瓜蒌散（《校注妇人大全良方》）。

肠燥便秘：常与火麻仁、郁李仁、生地等同用。

● **传统药膳**

瓜蒌酒

原料：瓜蒌30克，黄酒适量。

制法：小火煎取药液。

用法：每日2次，每次15毫升。

功效：通阳散结，行气祛痰。

适用：痰瘀胸闷。

瓜蒌雪梨煎

原料：全瓜蒌30克，雪梨1个（约100克），冰糖6克。

制法：将上三味，加水适量，小火煎煮1小时即可。

用法：食梨喝汤，每日1次。

功效：润肺祛痰。

适用：肺燥所致之咳嗽不止。

丹参

● **原文**

味苦，微寒。主心腹邪气，肠鸣幽幽如走水，寒热积聚，破除癥瘕，止烦满，益气。一名郄蝉草。生山谷。

● **今释**

别　　名：赤参。

来　　源：本品为唇形科植物丹参的干燥根及根茎。

采收加工：春、秋二季采挖，除去泥沙，干燥。

性味归经：苦，微寒。归心、肝经。

功效主治：活血祛瘀，通经止痛，清心除烦，凉血消痈。主治胸痹心痛，脘腹胁痛，癥瘕积聚，热痹疼痛，心烦不眠，月经不调，痛经经闭，疮疡肿痛。

用量用法：10～15克，煎服。活血化瘀宜炙用。

使用禁忌：不宜与藜芦同用。

● **配伍应用**

血热瘀滞之证：可单用研末酒调服，如《妇人良方》丹参散；亦常配川芎、当归、益母草等，如宁坤至宝丹（《卫生鸿宝》）。

寒凝血滞者：配吴茱萸、肉桂等用。

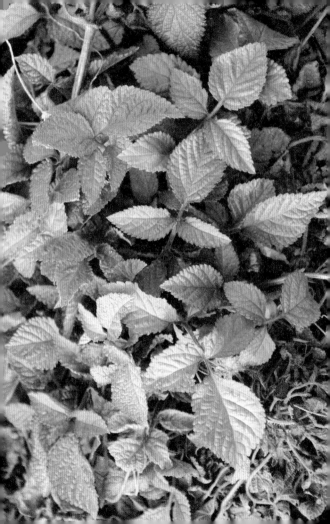

血脉瘀阻之胸痹心痛、脘腹疼痛： 可配伍砂仁、檀香，如丹参饮（《医学金针》）。

癥瘕积聚： 可配伍三棱、莪术、鳖甲等。

跌打损伤、肢体瘀血作痛： 常与当归、乳香、没药等同用，如活络效灵丹（《医学衷中参西录》）。

风湿痹证： 可配伍防风、秦艽等。

热毒瘀阻引起的疮痈肿毒： 常配伍清热解毒药。

乳痈初起： 可与金银花、连翘等同用，如消乳汤（《医学衷中参西录》）。

热病邪入心营之烦躁不寐、甚或神昏： 可配伍生地黄、玄参、黄连、竹叶等。

血不养心之失眠、心悸： 常与生地黄、酸枣仁、柏子仁等同用，如天王补心丹（《摄生秘剖》）。

● 传统药膳

丹参鸡血藤粥

原料： 丹参15～20克，三七6～10克，鸡血藤30克，粳米300克。

制法： 将丹参、三七洗净，加入鸡血藤及适量清水煎煮取浓汁，再把粳米加水煮粥，待粥将成时加入药汁，共煮片刻即成。

用法： 每次随意食用，每日1剂。

功效： 活血化瘀，通络止痛。

适用： 瘀血内阻、经脉不利的胸痹、关节疼痛等。

丹参首乌茶

原料： 丹参、制首乌各10克。

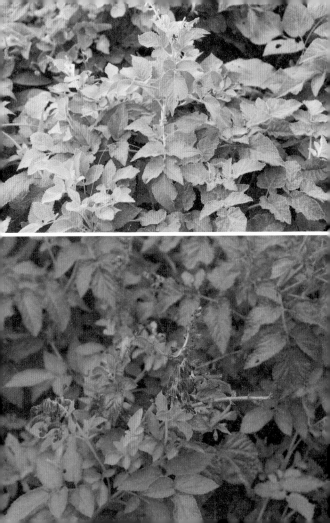

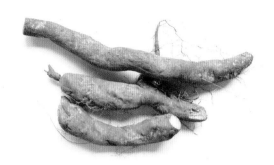

制法： 先用水将丹参冲洗干净，再用纱布吸干水分，放入瓷碗中和米饭一同蒸煮，然后取出丹参阴干保存备用。将加工过的丹参和制首乌一起放入保温杯中，以沸水冲泡30分钟。

用法： 代茶饮。

功效： 养血活血，补肾固精。

适用： 肾虚血亏、须发早白者。

丹参绿茶

原料： 丹参9克，绿茶3克。

制法： 将丹参制成粗末，与茶叶一起用沸水冲泡10分钟。

用法： 代茶饮用。

功效： 活血祛瘀，止痛除烦。

适用： 冠心病、高血压患者。

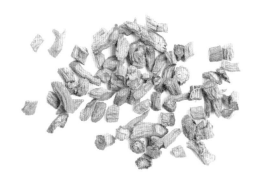

丹参佛手汤

原料： 核桃仁5个，佛手片6克，白糖50克，丹参15克。

制法： 将丹参、佛手煎汤，白糖、核桃仁捣烂成泥，加入丹参佛手汤中，用小火煎煮10分钟即可食用。

用法： 每日2次，连服数日。

功效： 疏肝解郁，除烦安神。

适用： 失眠、心悸等。

丹参酒

原料： 上等丹参30克，雪灵芝50克，白酒500毫升。

制法： 将丹参、灵芝洗净，泡于白酒中，密封7日后即可。

用法： 每次10毫升，于饭前饮用，每日2～3次。

功效： 养心宁神，活血止痛。

适用： 冠心病、心绞痛。

厚朴

● **原文**

味苦，温。主中风、伤寒头痛，寒热，惊悸，气血痹死肌，去三虫。生山谷。

● **今释**

别　　名：赤朴、烈朴、厚皮。

来　　源：本品为木兰科植物厚朴或凹叶厚朴的干燥干皮、根皮及枝皮。

采收加工：4～6月剥取，根皮及枝皮直接阴干；干皮置沸水中微煮后，堆置阴湿处，"发汗"至内表面变紫褐色或棕褐色时，蒸软，取出，卷成筒状，干燥。

性味归经：苦、辛，温。归脾、胃、肺、大肠经。

功效主治：燥湿消痰，下气除满。主治湿滞伤中，脘痞吐泻，食积气滞，腹胀便秘，痰饮喘咳。

用量用法：3～10克，煎服。或入丸、散。

使用禁忌：孕妇忌服。

● **配伍应用**

血湿阻中焦、脘腹胀满：常与苍术、陈皮等同用，如平胃散

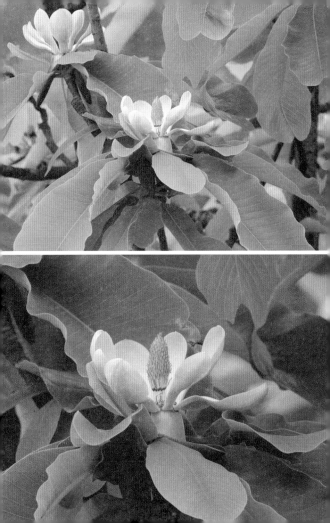

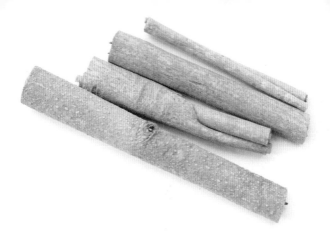

（《和剂局方》）。

食积气滞、腹胀便秘： 常与大黄、枳实同用，如厚朴三物汤（《金匮要略》）。

热结便秘者： 配大黄、芒硝、枳实，即大承气汤（《伤寒论》）。

痰饮阻肺、肺气不降、咳喘胸闷者： 可与紫苏子、陈皮、半夏等同用，如苏子降气汤（《和剂局方》）。

寒饮化热、胸闷气喘、喉间痰声漉漉、烦躁不安者： 与麻黄、石膏、杏仁等同用，如厚朴麻黄汤（《金匮要略》）。

宿有喘病、因外感风寒而发者： 可与桂枝、杏仁等同用，如桂枝加厚朴杏子汤（《伤寒论》）。

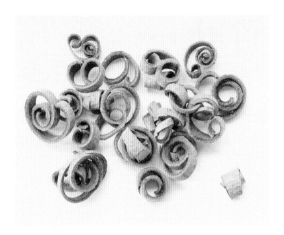

● **传统药膳**

香薷厚朴饮

原料: 厚朴、白扁豆各5克,香薷10克,砂糖少许。

制法: 将香薷、厚朴剪碎,白扁豆炒黄捣碎,放入保温杯中,以沸水冲泡,盖严温浸1小时加糖调味。

用法: 每日1剂,分2次饮服。

功效: 发汗解表,化湿和中。

适用: 暑热所致的胸闷汗多、心烦口干、疲倦等。

竹叶

● 原文

味苦，平。主逆上气，溢筋急，恶疡，杀小虫。根，作汤，益气止渴，补虚下气。汁，主风痓。实，通神明，益气。

● 今释

别　　名： 山冬、山鸡米、长竹叶、淡竹叶、野麦门冬、土麦门冬。

来　　源： 本品为禾本科植物淡竹叶的干燥茎叶。

采收加工： 夏季未抽花穗前采割，晒干。

性味归经： 甘、辛、淡，寒。归心、胃、小肠经。

功效主治： 清热泻火，除烦止渴，利尿通淋。主治热病烦渴，小便短赤涩痛，口舌生疮。

用量用法： 6～10克，煎服。

使用禁忌： 孕妇忌用。

● 配伍应用

血热病伤津、烦热口渴： 常配石膏、知母、玄参等，如清瘟败毒饮（《疫疹一得》）。

热病后期、余热未清、气津两伤之证： 配人参、麦冬等，如竹叶

竹叶

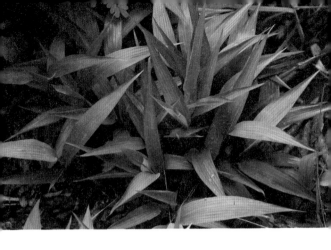

石膏汤（《伤寒论》）。

外感风热、烦热口渴：配金银花、连翘、薄荷等，如银翘散（《温病条辨》）。

口舌生疮、小便短赤涩痛：常配木通、生地黄等，如导赤散（《小儿药证直诀》）。

温病热陷心包，神昏谵语之证：常配玄参、莲子心、连翘心等，如清宫汤（《温病条辨》）。

● 传统药膳

竹叶沙参粥

原料：竹叶10克，沙参30克，粳米100克。

制法： 先把淡竹叶、沙参水煎去渣，取汁备用；再把粳米淘洗干净，入药汁中煮粥待用。

用法： 每日早、晚温热食服。虚寒证者忌服。

功效： 清热益气。

适用： 夏季暑热伤气、心烦呕恶、肢软乏力者。

竹叶灯心乳

原料： 淡竹叶6克，灯心草3克。

制法： 每次用淡竹叶、灯心草先煎，取汁10毫升放入牛奶中和匀。

用法： 每日数次，不拘多少。

功效： 清心火，利小便。

适用： 小便不利。

竹叶甘草莲子汤

原料： 淡竹叶30克，甘草10克，莲子50克。

制法： 将上三味，加水同煮，至莲子熟。

用法： 喝汤吃莲子，每日1次，连服3日。

功效： 清心利尿。

适用： 心火亢盛所致之小便灼热淋痛。

淡竹叶茶

原料： 淡竹叶10克。

制法： 将淡竹叶放入水中，煮半小时。

用法： 代茶饮。

功效： 清热除烦，利尿。

适用： 口舌生疮、心烦、小便涩痛。

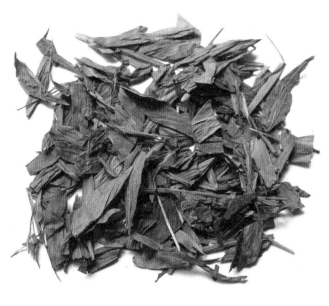

竹叶蓟草汤

原料： 新鲜淡竹叶10克，大、小蓟各10克，白糖适量。

制法： 水煎服。

用法： 每日2次。

功效： 凉血止血。

适用： 血热尿血。

XUAN SHEN

玄参

● 原文

味苦，微寒，无毒。主腹中寒热积聚，女子产乳余疾。补肾气，令人目明。一名重台。生川谷。

● 今释

别　　名： 元参、浙玄参、黑参、乌元参。

来　　源： 本品为玄参科植物玄参的干燥根。

采收加工： 冬季茎叶枯萎时采挖，除去根茎、幼芽、须根及泥沙，晒或烘至半干，堆放3～6日，反复数次至干燥。

性味归经： 甘、苦、咸，微寒。归肺、胃、肾经。

功效主治： 清热凉血，滋阴降火，解毒散结。主治热入营血，温毒发斑，热病伤阴，舌绛烦渴，津伤便秘，骨蒸劳嗽，目赤，咽痛，白喉，瘰疬，痈肿疮毒。

用量用法： 9～15克，煎服。

使用禁忌： 脾胃虚寒、食少便溏者不宜服用。不宜与藜芦同用。

● 配伍应用

温病热入营分、身热夜甚、心烦口渴、舌绛脉数者： 常配生地黄、丹参、连翘等，如清营汤（《温病条辨》）。

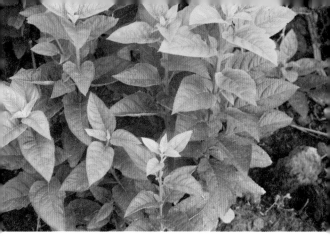

温病邪陷心包、神昏谵语：可配麦冬、竹叶卷心、连翘心等，如清营汤（《温病条辨》）。

温热病、气血两燔、发斑发疹：可配石膏、知母等，如化斑汤（《温病条辨》）。

热病伤阴、津伤便秘：常配生地黄、麦冬，如增液汤（《温病条辨》）。

肺肾阴虚、骨蒸劳嗽：可配百合、生地黄、贝母等，如百合固金汤（《慎斋遗书》）。

肝经热盛、目赤肿痛：可配栀子、大黄、羚羊角等，如玄参饮（《审视瑶函》）。

瘟毒热盛、咽喉肿痛、白喉：可配黄芩、连翘、板蓝根等，如普济消毒饮（《东垣试效方》）。

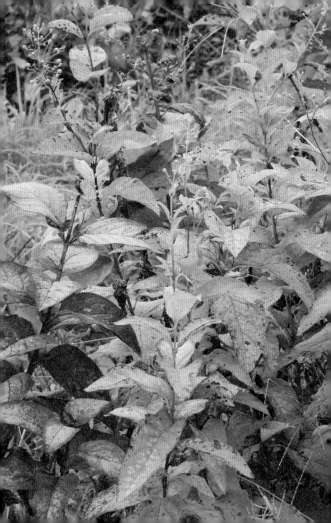

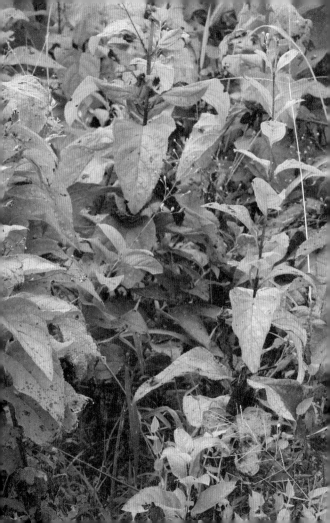

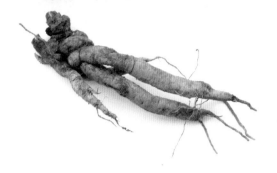

痰火郁结之瘰疬： 配浙贝母、牡蛎，如消瘰丸（《医学心悟》）。

痈肿疮毒： 可配银花、连翘、蒲公英等。

脱疽： 可配银花、当归、甘草，如四妙勇安汤（《验方新编》）。

● **传统药膳**

玄参乌梅粥

原料： 玄参、乌梅各15克，糯米30克。

制法： 先将玄参、乌梅加水适量煎煮，去渣取汁；糯米加水煮成稀粥，等粥成时兑入药汁、冰糖，稍煮即可。

用法： 早餐食用。

功效： 滋阴清热，生津润喉。

适用： 慢性咽炎。

玄参二冬粥

原料： 玄参、麦冬、天冬各10克，粳米70克。

制法： 玄参、麦冬、天冬放入锅内，加水煮煎成汁，去渣，

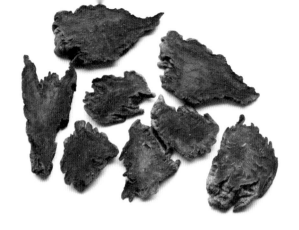

留取汁液；将粳米淘洗净后倒入锅内，加汁液、适量水烧沸，煮至米熟烂成稀粥，加入白糖调好口味即可。

用法： 每日1次，连服7日。

功效： 养阴生津，润肺利咽。

适用： 干咳、咽痛、心烦、舌红绛者。

玄参桔梗茶

原料： 玄参、麦冬各15克，桔梗10克，生甘草3克。

制法： 先将玄参、麦冬、生甘草、桔梗分别洗净，晒干切成片，同放入砂锅，加水适量，煎煮30分钟，用纱布过滤取汁，放入容器中。

用法： 早、晚各服1次。

功效： 软坚散结，清热解毒。

适用： 慢性咽炎、扁桃体炎患者。

SHA SHEN

沙参

● **原文**

味苦，微寒。主血积，惊气，除寒热，补中益肺气。久服利人。一名知母。生川谷。

● **今释**

别　　名：南沙参。

来　　源：本品为桔梗科植物轮叶沙参或沙参的干燥根。

采收加工：春、秋二季采挖，除去须根，洗后趁鲜刮去粗皮，洗净，干燥。

性味归经：甘，微寒。归肺、胃经。

功效主治：养阴清肺，益胃生津，化痰，益气。主治肺热燥咳，阴虚劳嗽，干咳痰黏，胃阴不足，食少呕吐，气阴不足，烦热口干。

用量用法：9～15克，煎服。

使用禁忌：不宜与藜芦同用。

● **配伍应用**

阴虚肺燥有热之干咳痰少、咳血或咽干音哑等症：常与北沙参、麦冬、杏仁等配伍。

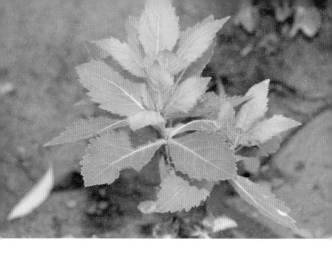

胃阴虚有热之口燥咽干、大便秘结、舌红少津及饥不欲食、呕吐等证：多与玉竹、麦冬、生地等配伍，如益胃汤（《温病条辨》）。

- 传统药膳

参鸭汤

原料：北沙参、百合各30克，肥鸭肉150克。

制法：将北沙参、百合、鸭肉分别洗净，一同入锅，加水适量，先用大火烧沸，再用小火炖至鸭肉熟烂即成。

用法：饮汤吃鸭肉。常服。

功效：养阴润肺，清热化痰。

适用：阴虚肺燥有热之干咳痰少、咳血或咽干音哑等。

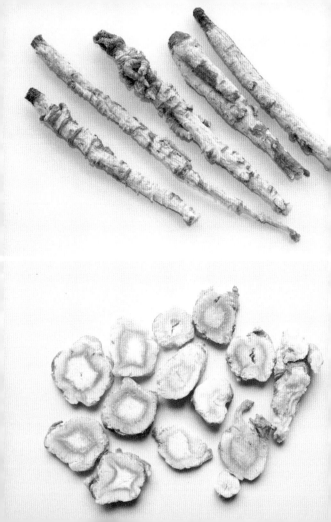

沙参玉竹粥

原料： 沙参20克、冰糖10克，玉竹15克，粳米100克。

制法： 将玉竹、沙参泡软洗净，入锅，掺水烧开后，加入粳米，带粳米将熟时，拣出沙参、玉竹，加入冰糖，煮成粥食用。

用法： 早餐食用。

功效： 滋阴润肺，养胃祛痰。

适用： 肺热烦躁、干咳少痰或者肺气不足、肺胃阴虚的久咳无痰、咽干，以及热病后津伤口渴等。

沙参淮山虫草炖鸭

原料： 沙参15克，冬虫夏草3克，枸杞子10克，鸭半只。

制法： 将上几味入锅加适量清水炖1小时。

用法： 早、晚温热食。3～5日为1个疗程。

功效： 补虚益精，滋阴助阳。

适用： 阴虚肺燥之干咳痰少、咳血，阳事不举或举而不坚者。

沙参粥

原料： 沙参30克，粳米100克，冰糖适量。

制法： 先煎沙参，去渣，取汁；加入洗净的粳米，煮至米熟后加入冰糖，再稍煮为稀薄粥。

用法： 每日早、晚温食。

功效： 润肺养胃。

适用： 肺胃阴虚之人。

苦参

● **原文**

味苦，寒。主心腹结气，癥瘕、积聚，黄疸，溺有余沥，逐水，除痈肿，补中明目止泪。一名水槐，一名苦。生山谷及田野。

● **今释**

别　名：苦骨、地参、牛参、川参、地骨、凤凰爪、野槐根、山槐根。

来　源：本品为豆科植物苦参的干燥根。

采收加工：春、秋二季采挖，除去根头及小支根，洗净，干燥，或趁鲜切片，干燥。

性味归经：苦，寒。归心、肝、胃、大肠、膀胱经。

功效主治：清热燥湿，杀虫，利尿。主治热痢，便血，黄疸尿闭，赤白带下，阴肿阴痒，湿疹，湿疮，皮肤瘙痒，疥癣麻风；外治滴虫性阴道炎。

用量用法：5～10克，煎服。外用：适量，煎汤洗患处。

使用禁忌：脾胃虚寒者忌用，不宜与藜芦同用。

● **配伍应用**

血痢不止：可单用，如《仁存堂经验方》以本品制丸服；或配木香，如香参丸（《奇方类编》）。

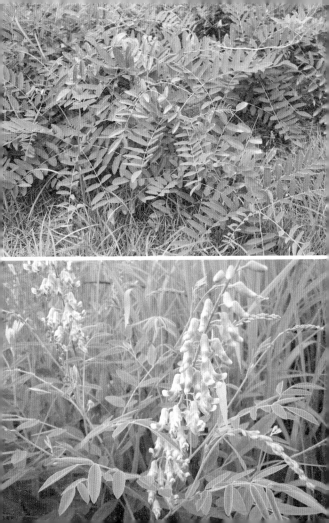

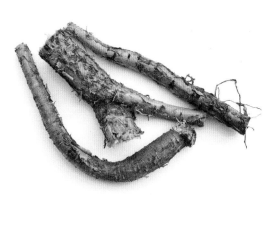

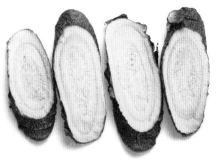

苦参

湿热便血、痔漏出血：可配生地黄，如苦参地黄丸（《外科大成》）。

湿热带下、阴肿阴痒：可配蛇床子、鹤虱等，如椿痒汤（《外科正宗》）。

湿疹、湿疮：单用煎水外洗有效，或配黄柏、蛇床子煎水外洗。

皮肤瘙痒：可配皂角、荆芥等药用，如参角丸（《鸡峰普济方》）。

风疹瘙痒：配防风、蝉蜕、荆芥等用，如消风散（《外科正宗》）。

疥癣：可配花椒煎汤外搽，如参椒汤（《外科证治全书》），或配硫黄、枯矾制成软膏外涂。

湿热蕴结之小便不利、灼热涩痛：常配石韦、车前子、栀子等用。

● 传统药膳

苦参菊花茶

原料：苦参10克，野菊花6克，生地10克。

制法：将苦参、野菊花、生地共研粗末，置保温瓶中，冲入沸水，焖20分钟。

用法：代茶频饮服，每日1剂。

功效：清热燥湿，凉血解毒。

适用：痒疹属湿热夹血热症如痒疹红色（下肢、躯干为多）、遇热加重、皮肤瘙痒等。

苦参汤

原料：苦参10克。

制法：加水300毫升，煎取150毫升。

用法：每日1剂，分2次服。

功效：清热解毒利湿，抗病毒，抗心律失常。

适用：病毒性心肌炎、心律失常。

续断

● **原文**

味苦，微温。主伤寒，补不足，金疮痈，伤折跌，续筋骨，妇人乳难。久服益气力。一名龙豆，一名属折。生山谷。

● **今释**

别　　名： 龙豆、属折、接骨、南草。

来　　源： 本品为川续断科植物川续断的干燥根。

采收加工： 秋季采挖，除去根头及须根，用火烘至半干，堆置"发汗"至内部变绿色时，再烘干。

性味归经： 苦、辛，微温。归肝、肾经。

功效主治： 补肝肾，强筋骨，续折伤，止崩漏。主治肝肾不足，腰膝酸软，风湿痹痛，跌仆损伤，筋伤骨折，崩漏，胎漏。盐续断多用于治疗腰膝酸软。

用量用法： 9～15克，煎服。或入丸、散。外用：适量，研末敷，崩漏下血宜炒用。

使用禁忌： 风湿热痹者忌服。

● **配伍应用**

肾阳不足、下元虚冷之阳痿不举、遗精滑泄、遗尿尿频等症： 常与鹿茸、肉苁蓉、菟丝子等配伍，如鹿茸续断散（《鸡峰普济

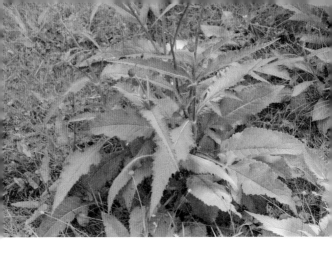

方》）；或与远志、蛇床子、山药等同用，如远志丸（《外台秘要》）。

滑泄不禁之症： 可与龙骨、茯苓等同用，如锁精丸（《瑞竹堂经验方》）。

肝肾不足、腰膝酸痛： 可与杜仲、牛膝等同用，如续断丹（《证治准绳》）。

肝肾不足兼寒湿痹痛： 可与防风、川乌等配伍，如续断丸（《和剂局方》）。

肝肾不足之崩漏下血、胎动不安等症： 配伍侧柏炭、当归、艾叶等（《永类钤方》）。

滑胎证： 与桑寄生、阿胶等配伍，如寿胎丸（《医学衷中参西录》）。

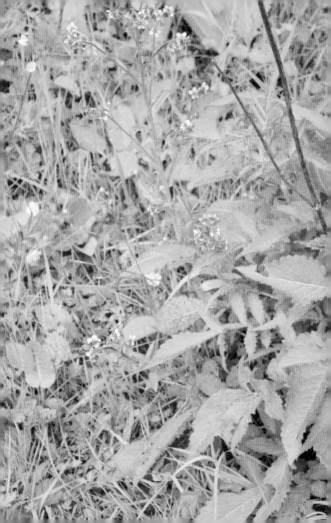

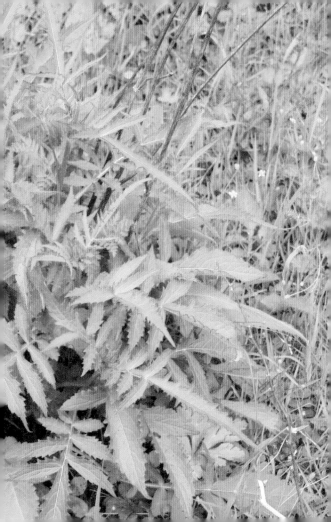

跌打损伤、瘀血肿痛、筋伤骨折：常与桃仁、红花、穿山甲、苏木等配伍同用。

脚膝折损愈后失补、筋缩疼痛：与当归、木瓜、黄芪等同用，如邱祖伸筋丹（《赛金丹》）。

● 传统药膳

续断粥

原料：续断10克，大米100克，白糖适量。

制法：将续断择净，放入锅中，加清水适量，浸泡5～10分钟后，水煎取汁，加大米煮粥，待粥熟时下白糖，再煮一二沸即成。

用法：每日1剂，连续3～5日。

功效：补益肝肾，强筋健骨，安胎固冲，续折疗损。

适用：肝肾不足所致的腰膝酸软、足膝无力、跌打损伤、筋断骨折、胎动不安或习惯性流产等。

续断炖羊腰

原料：羊腰子250克，续断15克，料酒10毫升，姜5克，大葱10克，盐、鸡精、胡椒粉各3克，鸡油25克。

制法：将续断润透，切薄片；羊腰洗净，切开，除白色臊腺；姜切片，葱段；将续断、羊腰、料酒、姜、葱同入炖锅内，加水置大火烧沸；用小火炖煮25分钟，加入盐、鸡精、鸡油、胡椒粉调味即成。

用法：佐餐食用，每日1次。

功效：补肝肾，强筋骨，通血脉。

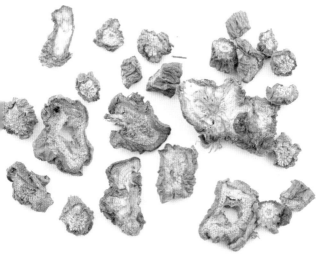

适用： 腰膝酸软、关节酸痛、跌打损伤、骨折、腿抽筋、骨质疏松等。

续断炖猪腰子

原料： 续断60克，猪腰子4枚。

制法： 续断与猪腰子加水炖，以猪腰子煮熟为度。

用法： 适量食之。

功效： 补肝肾，续筋骨，调血脉。

适用： 水肿、腰痛、阳痿。

枳实

● 原文

味苦，寒。主大风在皮肤中如麻豆苦痒，除寒热结，止痢，长肌肉，利五脏，益气轻身。生川泽。

● 今释

别　　名： 香橙、臭橙、枸头橙。

来　　源： 本品为芸香科植物酸橙及其栽培变种或甜橙的干燥幼果。

采收加工： 5—6月收集自落的果实，除去杂质，自中部横切为两半，晒干或低温干燥，较小者直接晒干或低温干燥。

性味归经： 苦、辛、酸，微寒。归脾、胃经。

功效主治： 破气消积，化痰散痞。主治积滞内停，痞满胀痛，泻痢后重，大便不通，痰滞气阻，胸痹，结胸，脏器下垂。

用量用法： 3～10克，煎服。大量可用至30克。

使用禁忌： 孕妇慎用。

● 配伍应用

饮食积滞、脘腹痞满胀痛： 常与山楂、麦芽、神曲等同用，如曲麦枳术丸（《医学正传》）。

胃肠积滞、热结便秘、腹满胀痛： 与大黄、芒硝、厚朴等同用，

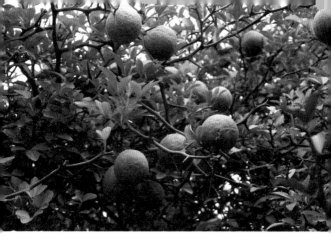

如大承气汤（《伤寒论》）。

湿热泻痢、里急后重： 多与黄芩、黄连同用，如枳实导滞丸（《内外伤辨惑论》）。

胸阳不振、痰阻胸痹之胸中满闷、疼痛： 多与薤白、桂枝、瓜蒌等同用，如枳实薤白桂枝汤（《金匮要略》）。

痰热结胸： 可与黄连、瓜蒌、半夏同用，如小陷胸加枳实汤（《温病条辨》）。

心下痞满、食欲不振： 可与半夏曲、厚朴等同用，如枳实消痞丸（《兰室秘藏》）。

气血阻滞之胸胁疼痛： 可与川芎配伍，如枳芎散（《济生方》）。

寒凝气滞： 可配桂枝，如桂枳散（《本事方》）。

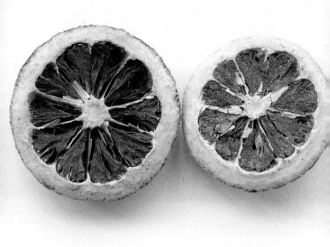

● **传统药膳**

枳术汤

原料： 枳实、白术各15克。

制法： 用上药加水500毫升，煎取约汁200毫升。

用法： 每日1剂，分3次服。连续服药2周为1个疗程。

功效： 益气健脾，燥湿和中，消痞除胀。

适用： 胃病、腹胀。

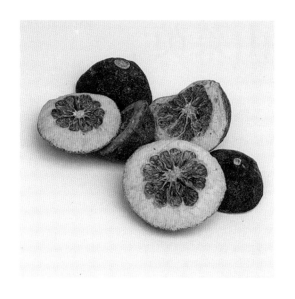

油焖枳实萝卜

原料： 枳实10克，白萝卜、猪油、虾米、姜、葱、盐各适量。

制法： 水煎枳实，取汁备用。将萝卜切块，用猪油煸炸，加虾米，浇药汁适量，煨至极烂，加葱、姜丝、盐适量即可食之。

用法： 佐餐食。

功效： 顺气行滞。

适用： 气滞型便秘。

山茱萸

● 原文

味酸，平。主心下邪气，寒热，温中，逐寒湿痹，去三虫。久服
轻身。一名蜀枣。生川谷。

● 今释

别　　名： 药枣、茱萸肉。

来　　源： 本品为山茱萸科植物山茱萸的干燥成熟果肉。

采收加工： 秋末冬初果皮变红时采收果实，用小火烘或置沸水中
略烫后，及时除去果核，干燥。

性味归经： 酸、涩，微温。归肝、肾经。

功效主治： 补益肝肾，收涩固脱。主治眩晕耳鸣，腰膝酸痛，阳
痿遗精，遗尿尿频，崩漏带下，大汗虚脱，内热消渴。

用量用法： 6～12克，煎服。

使用禁忌： 凡命门火炽、强阳不痿、素有湿热、小便淋涩者忌服。

● 配伍应用

肝肾阴虚、头晕目眩、腰酸耳鸣者： 常与熟地黄、山药等配伍，
如六味地黄丸（《小儿药证直诀》）。

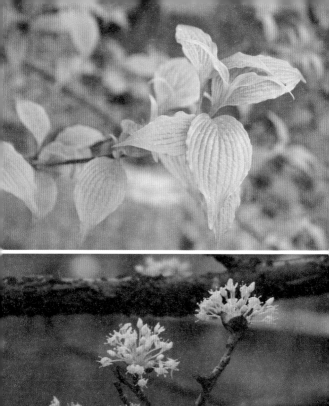
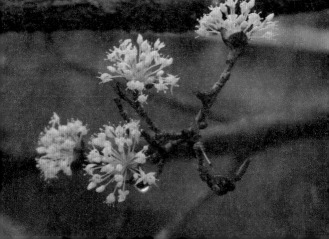

命门火衰、腰膝冷痛、小便不利者： 常与肉桂、附子等同用，如肾气丸（《金匮要略》）。

肾阳虚阳痿者： 多与补骨脂、巴戟天、淫羊藿等配伍。

肾虚精关不固之遗精、滑精者： 常与熟地黄、山药等同用，如六味地黄丸（《小儿药证直诀》）、肾气丸（《金匮要略》）。

肾虚膀胱失约之遗尿、尿频者： 常与覆盆子、金樱子、桑螵蛸等同用。

妇女肝肾亏损、冲任不固之崩漏及月经过多者： 常与熟地黄、白芍药、当归等同用，如加味四物汤（《傅青主女科》）。

脾气虚弱、冲任不固而漏下不止者： 常与龙骨、黄芪、白术、五味子等同用，如固冲汤（《医学衷中参西录》）。

大汗欲脱或久病虚脱者： 常与人参、附子、龙骨等同用，如来复汤（《医学衷中参西录》）。

● **传统药膳**

山茱萸粥

原料： 山萸肉15克，粳米60克，白糖适量。

制法： 将山萸肉洗净，与粳米同入砂锅煮粥，粥将成时加入白糖稍煮即可。

用法： 每日分2次食用。

功效： 补肾精，助肾阳，固精敛汗。

适用： 头晕目眩、耳鸣腰酸、遗精、遗尿、尿频、虚汗不止等。

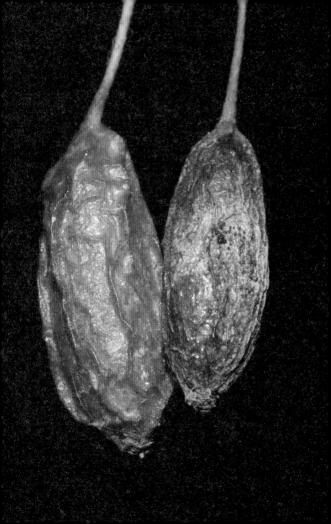

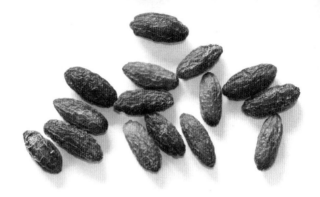

山萸肉瘦肉汤

原料： 山萸肉9克，瘦肉90克。

制法： 山萸肉布包，煎汤去渣，加瘦肉煮熟。

用法： 吃肉喝汤，每日1剂，连服7～8日。

功效： 补益肝肾，益气养血。

适用： 肾虚膀胱失约之遗尿、尿频者。

山茱萸炖甲鱼

原料： 山茱萸20克，甲鱼250克，红枣20枚，姜、葱、盐各适量。

制法： 将甲鱼剁去头、爪，除去内脏；山茱萸洗净；红枣洗净去核；葱洗净切段，姜切片。山茱萸放入锅内，加水2000毫升，煎煮20分钟，加入甲鱼、红枣、姜、葱、盐，炖熬1小

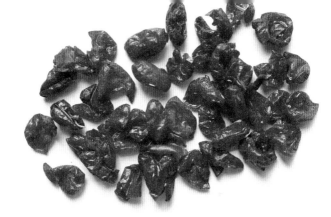

时即成。

用法： 每日2次，每次100克，吃甲鱼肉喝汤，佐餐、单食均可。

功效： 滋阴补肾，益气补血。

适用： 腰膝酸软、夜尿频多等。

山茱萸酒

原料： 山茱萸250克，白酒2500毫升。

制法： 将山茱萸加工捣碎，放入酒坛中，倒入白酒，密封坛口，置于阴凉处，经常摇动，7日后即成。

用法： 每日2次，每次饮服10～20毫升。

功效： 益肝补肾，敛汗涩精。

适用： 肾虚、腰痛、遗精、体虚自汗、月经过多等。

桑根白皮

SANG GEN BAI PI

● 原文

味甘，寒。主伤中，五劳六极，羸瘦，崩中，脉绝，补虚益气。叶，主除寒热出汗。桑耳，黑者，主女子漏下赤白汁，血病癥瘕积聚，阴痛，阴阳寒热无子。五木耳，名，益气不饥，轻身强志。生山谷。

● 今释

别　　名： 桑皮、桑白皮、白桑皮、桑根皮。

来　　源： 本品为桑科植物桑的干燥根皮。

采收加工： 秋末叶落时至次春发芽前采挖根部，刮去黄棕色粗皮，纵向削开，剥取根皮，晒干。

性味归经： 甘，寒。归肺经。

功效主治： 泻肺平喘，利水消肿。主治肺热喘咳，水肿胀满尿少，面目肌肤浮肿。

用量用法： 6～12克，煎服。泻肺利水，平肝清火宜生用；肺虚咳嗽宜蜜炙用。

使用禁忌： 肺气虚及风寒作嗽者慎用。

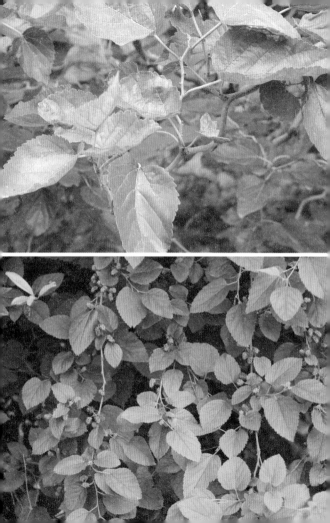

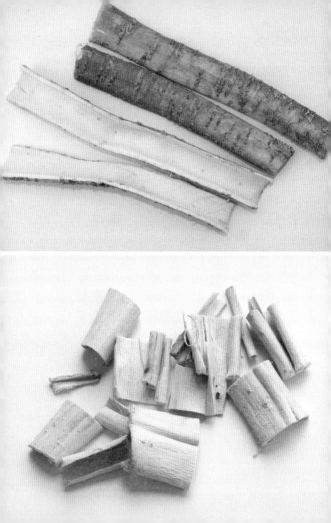

● 配伍应用

肺热咳喘： 常与地骨皮同用，如泻白散（《小儿药证直诀》）。

水饮停肺、胀满喘急： 可与麻黄、杏仁、葶苈子等同用。

肺虚有热而咳喘气短、潮热、盗汗者： 可与人参、五味子、熟地黄等配伍，如补肺汤（《永类钤方》）。

全身水肿、面目肌肤浮肿、胀满喘急、小便不利者： 常配茯苓皮、大腹皮、陈皮等，如五皮饮（《中藏经》）。

● 传统药膳

桑白皮枇杷饮

原料： 桑白皮10克，枇杷叶15克。

制法： 桑白皮洗净，切段，晒干。枇杷叶刷去毛，洗净，切碎，晒干后蜜炙。将桑白皮、枇杷叶共入砂锅，加水适量，煎煮30分钟，去渣取汁，即成。

用法： 早、晚2次分服。

功效： 清肺止咳。

适用： 肺热咳喘。

桑白皮粥

原料： 桑白皮15克，粳米50克。

制法： 桑白皮加水200毫升，煮至100毫升，去渣留汁，再入水400毫升左右，放入粳米和适量冰糖，一起煮粥。

用法： 每日2次，温热服食。

功效： 清泄肺热。

适用： 咳嗽气喘。

狗脊

● 原文

味苦，平。主腰背强，机关缓急，周痹寒湿膝痛，颇利老人。一名百枝。生川谷。

● 今释

别　　名： 金毛狗脊、金毛狗、金狗脊、金毛狮子、猴毛头、黄狗头。

来　　源： 本品为蚌壳蕨科植物金毛狗脊的干燥根茎。

采收加工： 秋、冬二季采挖，除去泥沙。干燥；或去硬根、叶柄及金黄色绒毛，切厚片，干燥，为"生狗脊片"；蒸后晒至六、七成干，切厚片，干燥，为"熟狗脊片"。

性味归经： 苦、甘，温。归肝、肾经。

功效主治： 祛风湿，补肝肾，强腰膝。主治风湿痹痛，腰膝酸软，下肢无力。

用量用法： 6～12克，煎服。

使用禁忌： 肾虚有热、小便不利或短涩黄赤、口苦舌干者慎服。

● 配伍应用

风湿痹证： 常与杜仲、续断、海风藤等配伍，如狗脊饮（《中国医学大辞典》）。

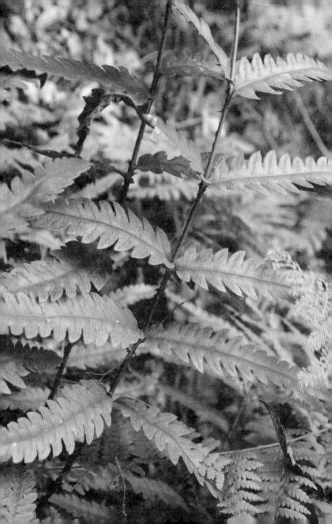

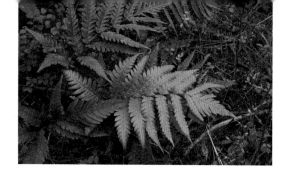

腰痛： 与萆、菟丝子同用，如狗脊丸（《圣惠方》）。

肝肾虚损、腰膝酸软、下肢无力者： 可配杜仲、牛膝、熟地黄、鹿角胶等。

肾虚不固之尿频、遗尿： 可与益智仁、茯苓、杜仲等配伍。

冲任虚寒、带下过多清稀： 宜与鹿茸、白蔹、艾叶同用，如白蔹丸（《普济方》）。

● **传统药膳**

狗脊炖狗肉

原料： 狗脊、金樱子、枸杞子各15克，瘦狗肉200克。

制法： 将狗脊、金樱子、枸杞子与瘦狗肉同炖。

用法： 食肉饮汤。

功效： 补肾益精。

适宜： 因肾虚所致精液异常、遗精、腰膝冷痛等。

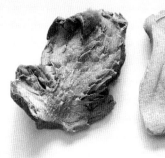
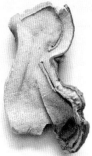

狗脊猪骨汤

原料： 金毛狗脊30克，猪脊骨500克。

制法： 将猪脊骨洗净斩件，金毛狗脊洗净，与猪脊骨一齐放入沙煲内，加清水适量，大火煮沸后，改用小火煲2~3小时，调味供用。

用法： 佐餐食用，喝汤。

功效： 祛寒行湿，温经通络。

适用： 寒湿腰痛。

狗脊酒

原料： 金毛狗脊150克，黄酒1500毫升。

制法： 将狗脊切片，浸于酒中，封固容器置锅中，隔水加热煮1.5小时，取出，埋土中7日以去火毒。

用法： 每日3次，每次饮酒1小盅。

功效： 补肾壮腰，强身健体。

适用： 筋骨关节疼痛、腰膝无力等。

石韦

● 原文

味苦，平。主劳热，邪气五癃闭不通，利小便水道。一名石。生山谷石上。

● 今释

别　　名： 石皮、石剑、石兰、金星草。

来　　源： 本品为水龙骨科植物庐山石韦、石韦或有柄石韦的干燥叶。

采收加工： 全年均可采收，除去根茎及根，晒干或阴干。

性味归经： 甘、苦，微寒。归肺、膀胱经。

功效主治： 利尿通淋，清肺止咳，凉血止血。主治热淋，血淋，石淋，小便不通，淋沥涩痛，肺热喘咳，吐血，衄血，尿血，崩漏。

用量用法： 6～12克，煎服。

使用禁忌： 阴虚及无湿热者忌服。

● 配伍应用

血淋： 与当归、蒲黄、芍药同用，如石韦散（《千金方》）。

热淋： 以本品与滑石为末服，如（《圣惠方》）。

石淋： 与滑石为末，用米饮或蜜冲服，如石韦散（《古今录验》）。

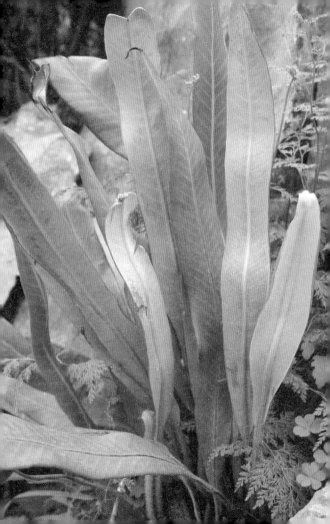

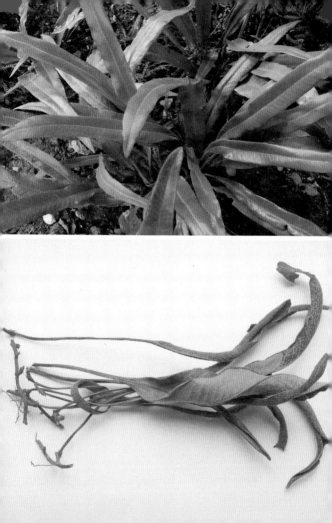

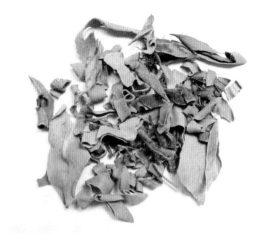

肺热咳喘气急：可与鱼腥草、黄芩、芦根等同用。

血热妄行之吐血、衄血、尿血、崩漏：可单用或随证配伍侧柏叶、白茅根、栀子等。

● **传统药膳**

石韦茶

原料：石韦20克，绿茶2克。

制法：将石韦洗净，加水适量煮沸，取液冲泡绿茶。

用法：代茶频饮。

功效：利尿通淋，清热止血。

适用：湿热型尿路感染。

通草

● 原文

味辛，平。主去恶虫，除脾胃寒热，通利九窍、血脉、关节，令人不忘。一名附支。生山谷。

● 今释

别　　名： 寇脱、葱草、白通草、大通草、大叶五加皮。

来　　源： 为五加科植物通脱木的茎髓。

采收加工： 秋季采收，选择生长2~3年的植株，割取地上茎，截成段，趁鲜时取出茎髓，理直，晒干。放置干燥处。将茎髓加工制成的方形薄片，称为"方通草"；加工时修切下来的边条，称为"丝通草"。

性味归经： 甘、淡，微寒。归肺、胃经。

功效主治： 清热利尿，通气下乳。主治湿热淋证，水肿尿少，乳汁不下。

用量用法： 3~5克，煎服。

使用禁忌： 孕妇慎用。

● 配伍应用

热淋之小便不利、淋沥涩痛： 与冬葵子、滑石、石韦同用，如通

416 ｜ 417　　神农本草经速认速查小红书

通草

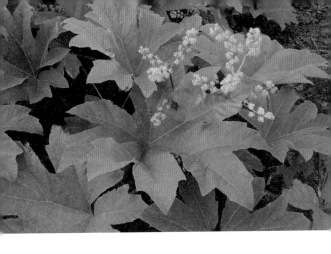

草饮子（《普济方》）。

石淋： 与金钱草、海金沙等同用。

血淋： 与石韦、白茅根、蒲黄等同用。

水湿停蓄之水肿证： 可配猪苓、地龙、麝香，共研为末，米汤送服，如通草散（《小儿卫生总微论方》）。

产后乳汁不畅或不下： 与穿山甲、甘草、猪蹄同用，如通乳汤（《杂病源流犀烛》）。

● **传统药膳**

通草赤小豆粥

原料： 通草6克，赤小豆30克。

制法： 先煎通草取汁，入赤小豆煮粥。

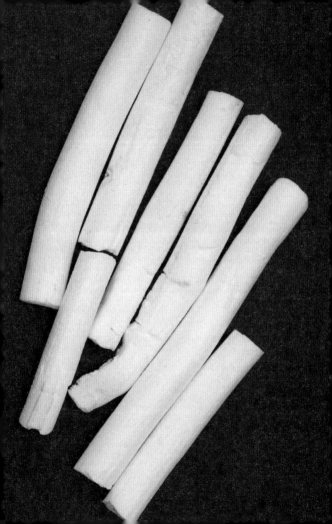

用法： 空腹服食。

功效： 健脾利水。

适用： 脾虚水肿，症见腹胀尿少、下肢浮肿等。

对虾通草丝瓜汤

原料： 通草、丝瓜络各6克，对虾2只。

制法： 将上三味，加水煎汤，调姜、盐少许即可。

用法： 吃虾喝汤，每日1次。

功效： 通调乳房气血。

适用： 乳房健美，使之丰满。

鲫鱼通乳汤

原料： 通草10克，鲫鱼500克，猪前蹄1只，食盐适量。

制法： 将鲫鱼洗净，猪蹄洗净，与通草一起加水煎煮，熟后去通草加盐少许。

用法： 饮汤吃肉，随量食用。

功效： 益气健脾，通经下乳。

适用： 妇女产后乳汁不足等。

茭白通草猪蹄煎

原料： 茭白15～30克，通草10克，猪蹄1对。

制法： 将上3味同煮，猪蹄煮熟。

用法： 适量食之。

功效： 补气血，利五脏，通经下乳。

适用： 乳汁不下。

瞿麦

● **原文**

味苦，寒。主关格，诸癃结，小便不通，出刺，决痈肿，明目去
翳，破胎堕子、闭血。一名巨句麦。生川谷。

● **今释**

别　　名：大兰、大菊、竹节草。

来　　源：本品为石竹科植物瞿麦或石竹的干燥地上部分。

采收加工：夏、秋二季花果期采剖，除去杂质，干燥。

性味归经：苦，寒。归心、小肠经。

功效主治：利尿通淋，活血通经。主治热淋，血淋，石淋，小便
不通，淋沥涩痛，经闭瘀阻。

用量用法：9～15克，煎服。

使用禁忌：孕妇忌用。

● **配伍应用**

热淋：常与蓄、木通、车前子同用，如八正散（《和剂局方》）。

小便淋沥有血：与栀子、甘草等同用，如立效散（《和剂局
方》）。

石淋：与石韦、滑石、冬葵子配伍，如石韦散（《症治汇补》）。

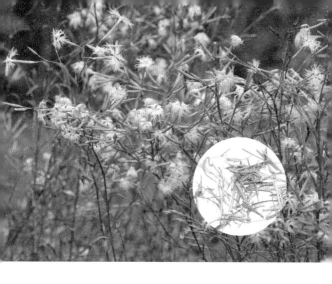

血热瘀阻之经闭或月经不调：常与桃仁、红花、丹参、赤芍等同用。

- ● **传统药膳**

  瞿麦饮

  原料：瞿麦10~15克。

  制法：将瞿麦用水洗一下，放入砂锅中，加水煎汤。

  用法：代茶饮，每日1剂。

  功效：利尿通淋。

  适用：尿频、尿痛、小便不利等。

秦皮

● 原文

味苦，微寒。主风寒湿痹，洗洗寒气，除热，目中青翳、白膜。久服头不白，轻身。生川谷。

● 今释

别　　名： 鸡糠树、白荆树、青榔木。

来　　源： 本品为木犀科植物苦枥白蜡树、白蜡树、尖叶白蜡树或宿柱白蜡树的干燥枝皮或干皮。

采收加工： 春、秋二季剥取，晒干。

性味归经： 苦、涩，寒。归肝、胆、大肠经。

功效主治： 清热燥湿，收涩止痢，止带，明目。主治湿热泻痢，赤白带下，目赤肿痛，目生翳膜。

用量用法： 6～12克，煎服。外用：适量，煎洗患处。

使用禁忌： 脾胃虚寒者忌用。

● 配伍应用

湿热泻痢、里急后重： 常配白头翁、黄连、黄柏等，如白头翁汤（《伤寒论》）。

湿热下注之带下： 可与牡丹皮、当归同用（《本草汇言》）。

肝经郁火所致目赤肿痛、目生
翳膜：可单用煎水洗眼；或配
栀子、淡竹叶煎服，如秦皮汤
（《外台秘要》）。

肝经风热、目赤生翳：配秦艽、
防风等，如秦皮汤（《眼科龙木
论》）。

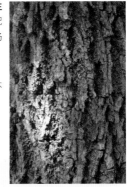

● **传统药膳**

秦皮乌梅饮

原料：秦皮12克，乌梅30克，
白糖适量。

制法：将秦皮、乌梅加适量水煎煮，去渣取汁，临服用时加
白糖。

用法：每日1剂，早、晚空腹服用，连服5日。

功效：清热利湿杀虫。

适用：滴虫性阴道炎，症见带下黄臭、阴痒。

白头翁秦皮粥

原料：白头翁15克，秦皮12克，黄柏10克，黄连3克，粳米
100克。

制法：先煎上药，取汁去渣，用淘净的粳米煮粥，粥熟时调
入白糖即可。

用法：每日早、晚各1次，温热服。

功效：清热利湿，杀菌止痢。

适用：下痢腹泻、里急后重。

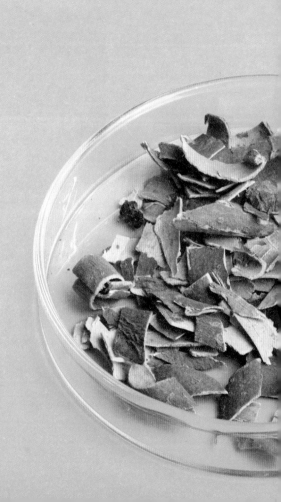

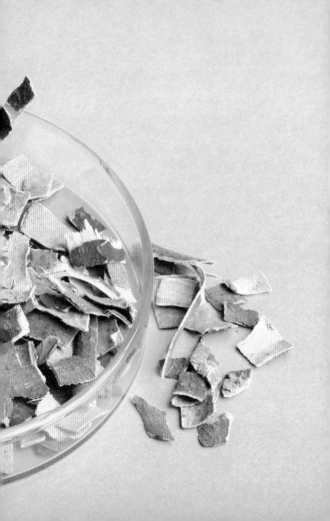

蜀椒

● 原文

味辛，温。主邪气逆，温中，逐骨节皮肤死肌，寒湿痹痛，下气。久服之，头不白，轻身增年。生川谷。

● 今释

别　　名： 川椒、花椒、蜀椒（晒干用）。

来　　源： 本品为芸香科植物花椒的果壳。

采收加工： 秋季采收成熟果实，晒干，除去种子及杂质。

性味归经： 辛，温。归脾、胃、肾经。

功效主治： 温中止痛，杀虫止痒。主治脘腹冷痛，呕吐泄泻，虫积腹痛；外治湿疹，阴痒。

用量用法： 3～6克，煎服。外用：适量，煎汤熏洗。

使用禁忌： 阴虚火旺者忌服，孕妇慎用。

● 配伍应用

外寒内侵、胃寒腹痛、呕吐等症： 常与生姜、白豆蔻等同用。

脾胃虚寒、脘腹冷痛、呕吐、不思饮食等： 与干姜、人参等配伍，如大建中汤（《金匮要略》）。

夏伤湿冷、泄泻不止： 与肉豆蔻同用，如川椒丸（《小儿卫生总

426 ｜ 427　神农本草经速认速查小红书

蜀椒

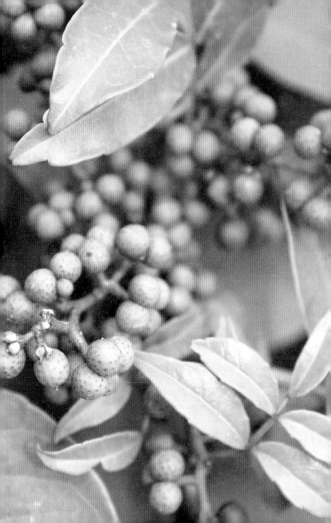

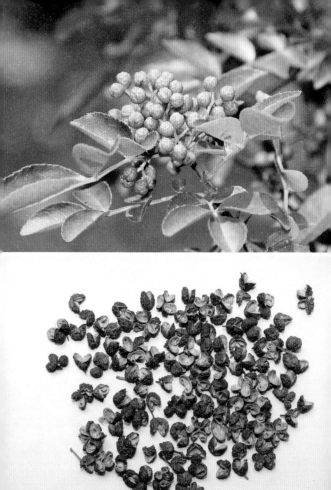

微论方》）。

虫积腹痛、手足厥逆、烦闷吐蛔等：常与乌梅、干姜、黄柏等同用，如乌梅丸（《伤寒论》）。

小儿蛲虫病、肛周瘙痒：单用煎液作保留灌肠。

妇人阴痒不可忍、非以热汤泡洗不能已者：与吴茱萸、蛇床子、陈茶、烧盐同用，水煎熏洗，如椒茱汤（《医级》）。

湿疹瘙痒：单用或与苦参、蛇床子、地肤子、黄柏等同用，煎汤外洗。

● **传统药膳**

花椒红糖汤

原料：花椒10克，红糖30克。

制法：花椒洗净；锅内加水400毫升，放入花椒，煎成250毫升，加红糖搅拌溶化即可。

用法：趁热直接饮用。

功效：散寒下气。

适用：回乳。

花椒粥

原料：花椒5克，粳米50克。

制法：花椒煎水，去渣取汁加粳米入内煮粥。

用法：空腹趁热食用，每日1次。

功效：温里，散寒，止痛。

适用：胃寒、牙痛。

白芷

● 原文

味辛，温。主女人漏下赤白，血闭阴肿，寒热，风头侵目泪出，长肌肤润泽，可作面脂。一名芳香。生川谷。

● 今释

别　　名： 芳香、苻蓠、泽芬、香白芷。

来　　源： 本品为伞形科植物白芷或杭白芷的干燥根。

采收加工： 夏、秋间叶黄时采挖，除去须根及泥沙，晒干或低温干燥。

性味归经： 辛，温。归胃、大肠、肺经。

功效主治： 解表散寒，祛风止痛，宣通鼻窍，燥湿止带，消肿排脓。主治感冒头痛，眉棱骨痛，鼻塞流涕，鼻鼽，鼻渊，牙痛，带下，疮疡肿痛。

用量用法： 3～10克，煎服。外用：适量。

● 配伍应用

外感风寒、头身疼痛、鼻塞流涕之证： 常与防风、羌活、川芎等同用，如九味羌活汤（《此事难知》）。

阳明头痛、眉棱骨痛、头风痛等症，属外感风寒者： 可单用，即都梁丸（《百一选方》）；或与防风、细辛、川芎等同用，如川

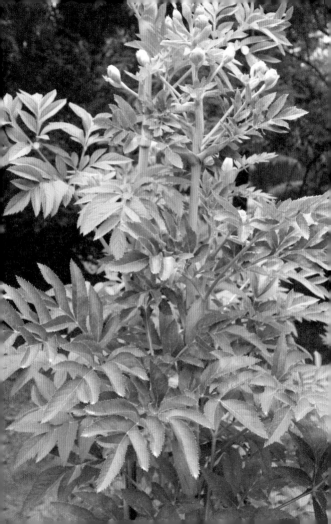

芎茶调散（《和剂局方》）；属外感风热者，可配伍薄荷、菊花、蔓荆子等。

风冷牙痛： 可与细辛、全蝎、川芎等同用，如一捻金散（《御药院方》）。

风热牙痛： 可配伍石膏、荆芥穗等，如风热散（《仙拈集》）。

风寒湿痹、关节疼痛、屈伸不利者： 可与苍术、草乌、川芎等同用，如神仙飞步丹（《袖珍方》）。

鼻渊、鼻塞不通、浊涕不止、前额疼痛： 与苍耳子、辛夷等同用，如苍耳子散（《济生方》）。

寒湿下注、白带过多者： 可与鹿角霜、白术、山药等同用。

湿热下注、带下黄赤者： 宜与车前子、黄柏等同用。

疮疡初起、红肿热痛者： 每与金银花、当归、穿山甲等药配伍，如仙方活命饮（《校注妇人良方》）。

脓成难溃者： 常与益气补血药同用，如（《外科正宗》）托里消毒散、（《医宗金鉴》）托里透脓散。

● 传统药膳

白芷粥

原料： 白芷10克，大米100克。

制法： 将白芷择净，放入锅中，加清水适量，浸泡5～10分钟后，水煎取汁，加大米煮为稀粥。

用法： 每日1～2剂，连续2～3日。

功效： 祛风解表，宣通鼻窍。

适用： 外感风寒所致的鼻塞、头痛、眉棱骨痛等。

白芷鲤鱼汤

原料： 白芷15克，鲤鱼1条（100～150克）。

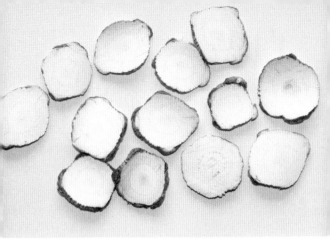

制法： 将鱼常法治净，白芷以面包，加水适量，共煮之至熟，入调味品适量即可。

用法： 吃鱼喝汤，隔日1次。

功效： 调养气血，丰满乳房。

适用： 乳房健美。

白芷菊花茶

原料： 白芷、菊花各9克。

制法： 将菊花、白芷研成细末，开水冲泡。

用法： 代茶饮。

功效： 祛风平肝，解痉止痛。

适用： 偏头痛者。

白薇

● 原文

味苦，平。主暴中风，身热肢满，忽忽不知人，狂惑，邪气寒热酸疼，温疟洗洗，发作有时。生川谷。

● 今释

别　　名：春草、芒草。

来　　源：本品为萝藦科植物白薇或蔓生白薇的干燥根及根茎。

采收加工：春、秋二季采挖，洗净，干燥。

性味归经：苦、咸，寒。归胃、肝、肾经。

功效主治：清热凉血，利尿通淋，解毒疗疮。主治温邪伤营发热，阴虚发热，骨蒸劳热，产后血虚发热，热淋，血淋，痈疽肿毒。

用量用法：5～10克，煎服。

使用禁忌：血虚者忌服。

● 配伍应用

热病后期、余邪未尽、夜热早凉或阴虚发热、骨蒸潮热：常与地骨皮、知母、青蒿等同用。

产后血虚发热、低热不退及昏厥等症：可与当归、人参、甘草同用，如白薇汤（《全生指迷方》）。

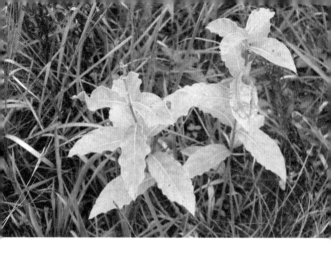

温邪入营、高热烦渴、神昏舌绛等： 与生地黄、玄参等同用。

膀胱湿热、血淋涩痛： 常与木通、滑石及石韦等同用。

热毒盛的疮痈肿毒、毒蛇咬伤： 常与天花粉、赤芍、甘草等同用，如白薇散（《证治准绳》）。

阴虚外感、发热咽干、口渴心烦等症： 常与玉竹、淡豆豉、薄荷同用，如加减葳蕤汤（《通俗伤寒论》）。

● **传统药膳**

丹参桃仁白薇粥

　原料： 桃仁（去皮尖）、白薇10克，丹参15克，粳米50克。

　制法： 将桃仁研碎，与白薇、丹参同煎取汁去渣，与粳米同煮为粥。

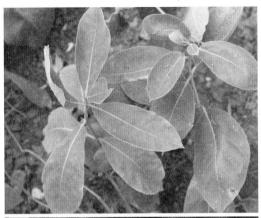

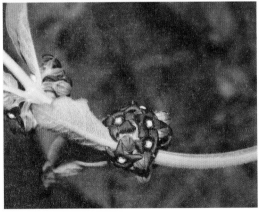

　　　　　白薇

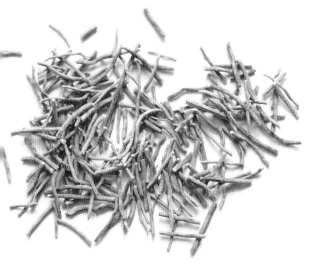

用法： 温服适量。

功效： 有清热、凉血、化瘀之功效。

适用： 损伤后瘀血发热、大便干结等。

白薇冬茶

原料： 白薇5克，天冬、甘草、桔梗、绿茶各3克。

制法： 将上几味药用200毫升开水冲泡。

用法： 10分钟后饮用，也可直接冲饮。

功效： 清热润肺。

适用： 阴虚、肺燥、咳嗽。

升麻

● 原文

味甘平。主解百毒，杀百精老物殃鬼，辟温疫瘴邪蛊毒。久服不天，轻身长年，一名周升麻。生山谷。

● 今释

别　　名：龙眼根。

来　　源：本品为毛茛科植物大三叶升麻、兴安升麻或升麻的干燥根茎。

采收加工：秋季采挖，除去泥沙，晒至须根干时，燎去或除去须根，晒干。

性味归经：辛、微甘，微寒。归肺、脾、胃、大肠经。

功效主治：发表透疹，清热解毒，升举阳气。主治风热头痛，齿痛，口疮，咽喉肿痛，麻疹不透，阳毒发斑，脱肛，子宫脱垂。

用量用法：3～10克，煎服。发表透疹、清热解毒宜生用，升阳举陷宜炙用。

使用禁忌：麻疹已透，阴虚火旺，以及阴虚阳亢者，均当忌用。

● 配伍应用

热风热感冒、温病初起、发热、头痛等症：可与桑叶、菊花、薄荷、连翘等同用。

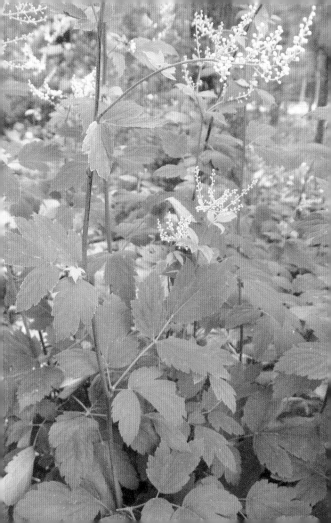

风寒感冒、恶寒发热、无汗、头痛、咳嗽者：常配伍麻黄、紫苏、白芷、川芎等，如十神汤（《和剂局方》）。

外感风热夹湿之阳明经头痛、额前作痛、呕逆、心烦痞满者：可与苍术、葛根、鲜荷叶等配伍，如清震汤（《症因脉治》）。

麻疹初起、透发不畅：常与葛根、白芍、甘草等同用，如升麻葛根汤（《阎氏小儿方论》）。

痄腮肿痛：可与黄连、连翘、牛蒡子等配伍，如升麻黄连汤（《外科枢要》）。

温毒发斑：常与生石膏、大青叶、紫草等同用。

气虚下陷、月经量多或崩漏者：配伍人参、黄芪、白术等，如举元煎（《景岳全书》）。

● 传统药膳

人参升麻粥

原料：人参5～10克，升麻3克，粳米30克。

制法：前2药水煎取汁与粳米同煮为粥。

用法：每日1剂，连服1周。

功效：补气摄血，升阳举陷。

适用：气虚月经过多、过期不止、色淡质稀清如水、面色白、气短懒言、心悸、肢软无力等。

二麻鸡汤

原料：升麻10克，黑芝麻100克，小雄鸡1只。

制法：黑芝麻捣烂，升麻用洁净纱布包，小鸡治净后，与前二味小火炖烂，入少许调味品即可。

用法：吃肉饮汤，1次下，隔日1次。

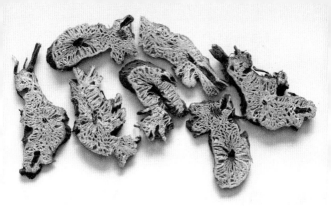

功效： 升举子宫。

适用： 中气下陷所致之子宫脱垂。

升麻蒸瘦肉

原料： 升麻10克，黄芪、党参各20克，瘦猪肉100克，味精、盐各1克，绍酒2克，姜片5克，葱段1根，

制法： 将升麻、黄芪、党参洗净，切成薄片，烘干研成末，瘦猪肉洗净，切成薄片，与三味中药末拌匀，加鲜汤100克，放入姜片、葱段，用湿棉纸封住碗口，入笼内，置沸水大火上蒸至粑透，取出加味精、盐，即成。

用法： 趁热食之，每食适量。

功效： 补中益气。

适用： 气虚引起的子宫脱垂、胃下垂、小腹下坠、面色不华等。

苍耳

● 原文

味甘,温。主风头寒痛,风湿周痹,四肢拘挛痛,恶肉死肌。久服益气,耳目聪明,强志,轻身。一名胡,一名地葵。生川谷。

● 今释

别　名: 野茄子、刺儿棵、疔疮草、粘粘葵。

来　源: 为菊科植物苍耳的带总苞的果实。

采收加工: 9—10月割取地上部分,打下果实,晒干,去刺,生用或炒用。

性味归经: 辛、苦,温;有毒。归肺经。

功效主治: 散风寒,通鼻窍,祛风湿。主治风寒头痛,鼻塞流涕,鼻鼽,鼻渊,风疹瘙痒,湿痹拘挛。

用量用法: 3～10克,煎服。或入丸、散。

使用禁忌: 血虚头痛者不宜服用,过量服用易致中毒。

● 配伍应用

外感风寒、恶寒发热、头身疼痛、鼻塞流涕者: 可与防风、白芷、羌活、藁本等同用。

鼻渊而有外感风寒者: 常与辛夷、白芷等配伍,如苍耳子散（《济生方》）。

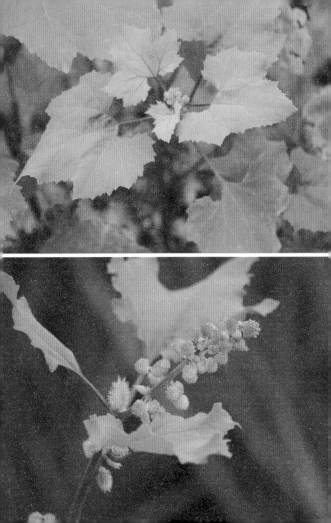

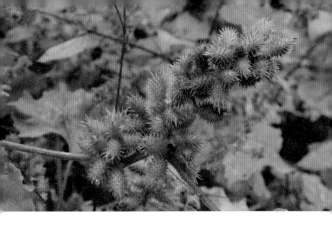

鼻渊证属风热外袭或湿热内蕴者： 常与薄荷、黄芩等同用。

风湿痹证、关节疼痛、四肢拘挛： 可单用；或与羌活、威灵仙、木瓜等同用。

● **传统药膳**

> **苍耳子粥**
>
> **原料：** 苍耳子10克，粳米50克。
>
> **制法：** 将苍耳洗净，加水煎煮，去渣取汁，放入粳米煮成粥即可。
>
> **用法：** 早餐食用。
>
> **功效：** 散风除湿。
>
> **适用：** 因风湿上扰引起的头痛、鼻渊，或因湿热下注引起的老年痔疮，以及风湿阻痹之肢体作痛或皮肤瘙痒等。

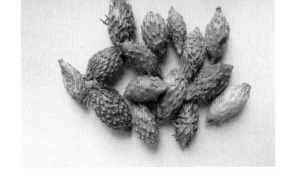

苍耳辛芷茶

原料： 苍耳子12克，辛夷、白芷各9克，薄荷5克，葱白3根，茶叶2克。

制法： 以上几味共研细末，沸水冲泡。

用法： 代茶温饮，不拘时，每日1剂，或每日1剂。

功效： 祛风，发汗，通窍。

适用： 鼻窦炎、鼻炎、风寒表证、恶寒发热、鼻塞流涕等。

苍耳白芷茶

原料： 苍耳子10克，白芷5克，绿茶2克。

制法： 将苍耳子、白芷分别拣杂，洗净。白芷切成片，与苍耳子、绿茶同放入砂锅，加水浸泡片刻，煎煮数分钟，用洁净纱布过滤，取汁即成。

用法： 早、晚各服1次。

功效： 清火祛风。

适用： 慢性鼻炎患者。

茅根

● **原文**

味甘，寒。主劳伤虚羸，补中益气，除瘀血，血闭，寒热，利小便。其苗，主下水。一名兰根，一名茹根。生山谷、田野。

● **今释**

别　　名：白茅根。

来　　源：本品为禾本科植物白茅的干燥根茎。

采收加工：春、秋二季采挖，洗净，晒干，除去须根及膜质叶鞘，捆成小把。

性味归经：甘，寒。归肺、胃、膀胱经。

功效主治：凉血止血，清热利尿。主治血热吐血，衄血，尿血，热病烦渴，湿热黄疸，水肿尿少，热淋涩痛。

用量用法：9～30克，煎服，鲜品加倍，以鲜品为佳，可捣汁服。多生用，止血亦可炒炭用。

使用禁忌：胃虚寒、腹泻便溏者忌食。

● **配伍应用**

多种血热出血之证：单用有效；或与其他凉血止血药同用，如（《妇人良方》）治鼻衄出血，（《千金翼方》）治吐血不止，皆以茅根煎汁或鲜品捣汁服用。

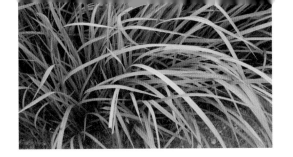

咯血：与藕同用，均取鲜品煮汁服，如二鲜饮（《医学衷中参西录》）。

小便出血：单用本品煎服。

血尿时发、属虚而有热者：常与人参、地黄、茯苓同用，如茅根饮子（《外台秘要》）。

水肿、热淋：均单用本品煎服，也可与其他清热利尿药同用，如（《肘后方》）治热淋，（《医学衷中参西录》）治水肿、小便不利。

湿热黄疸：常与茵陈、山栀等同用。

胃热呕吐：常与葛根同用，如茅根汤（《小品方》）。

肺热咳喘：常配桑白皮，如如神汤（《圣惠方》）。

● 传统药膳

茅根粳米粥

原料：白茅根、粳米、鲜荷叶各50克，白糖30克。

制法：先将白茅根洗净，放锅中加水1000毫升，煎取汁600毫升。再用此汁与淘净的粳米同煮成粥，出锅前放鲜荷叶略炖，食前用白糖调味。

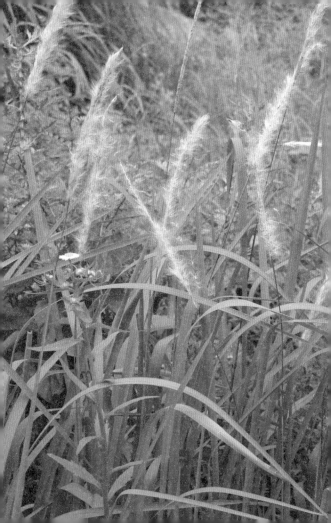

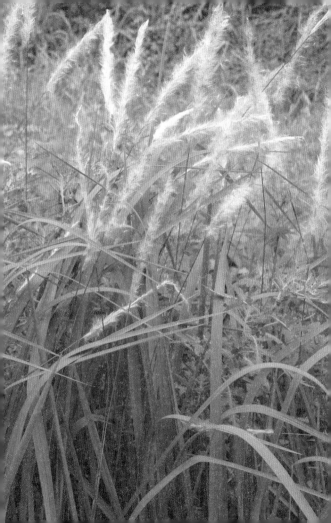

用法： 每日1剂，代早餐用。

功效： 养阴清热，凉血。

适用： 血热所致的鼻出血。

茅根赤豆粥

原料： 鲜茅根（干品50克）、赤豆各200克。

制法： 白茅根洗净，加水适量，煎煮30分钟，去渣，加入洗净的赤豆，熬成粥。

用法： 食粥，每日1次。

功效： 补脾利湿，利尿消肿。

适用： 慢性肾炎。

茅根鲜藕栀子仁粥

原料： 白茅根30克，栀子仁末6克，鲜藕片60克，粳米100克。

制法： 先将白茅根水煎滤汁去渣，加入鲜藕片、粳米同煎为粥，待粥熟时，调入栀子仁末，稍煮即可食用。

用法： 早、晚餐食用，每日2次。

功效： 泻肝清胃，凉血止血。

适用： 肝火犯胃型上消化道出血。

茅根茶

原料： 白茅根10克，茶叶5克。

制法： 将白茅根摘根须，洗净，同茶叶一起加水，煎服。

用法： 每日1次。

功效： 清热利尿，凉血解毒。

适用： 血尿。

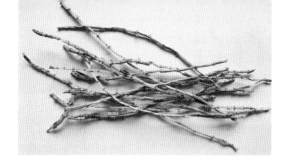

茅根车前饮

原料： 白茅根、车前子各50克，白糖5克。

制法： 将白茅根、车前子和适量水放入砂锅中，水煎20分钟，放入白糖即可饮用。

用法： 每日2次，口服。

功效： 清热凉血，利尿通淋。

适用： 下焦热盛、灼伤脉络，症见血尿、色鲜红、小便不利等。

三鲜茅根饮

原料： 鲜茅根、鲜淡竹叶各20克，鲜藕150克。

制法： 鲜茅根、鲜淡竹叶洗净，下入锅内，加水煎汁，去药渣，留取汁液，放在杯内。鲜藕去皮，洗净切段，捣碎，用干净白布绞汁，放在茅根、竹叶汁内，混合即成。

用法： 代茶频饮。

功效： 清热利水，凉血止血，清心除烦。

适用： 尿道炎、尿血。

百合

● **原文**

味甘，平。主邪气腹胀心痛，利大、小便，补中益气。生川谷。

● **今释**

别　　名： 重迈、中庭、重箱、摩罗、强瞿、百合蒜、蒜脑薯。

来　　源： 本品为百合科植物卷丹、百合或细叶百合的干燥肉质鳞叶。

采收加工： 秋季采挖，洗净，剥取鳞叶，置沸水中略烫，干燥。

性味归经： 甘、寒。归心、肺经。

功效主治： 养阴润肺，清心安神。主治阴虚燥咳，劳嗽咳血，虚烦惊悸，失眠多梦，精神恍惚。

用量用法： 6～12克，煎服。蜜炙可增加润肺作用。

使用禁忌： 感冒风寒咳嗽者忌食；脾胃虚寒、腹泻便溏者忌食。

● **配伍应用**

阴虚肺燥有热之干咳少痰、咳血或咽干音哑等症： 常与款冬花配伍，如（《济生方》）百花膏。

肺虚久咳、劳嗽咳血： 常与生地黄、玄参、桔梗、川贝母等同用，如百合固金汤（《慎斋遗书》）。

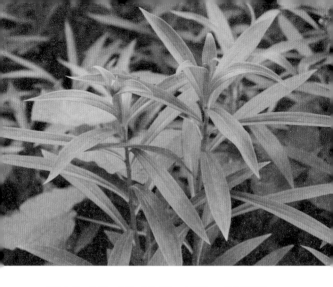

虚热上扰、失眠、心悸：可与麦冬、酸枣仁、丹参等同用。

● 传统药膳

百合芡实汤

原料： 百合30克，芡实50克。

制法： 百合、芡实加水煮熟。

用法： 加糖调味后服用，每次1小碗，每日1～2次。

功效： 补肾固精，养心安神。

适用： 肾虚引起的失眠多梦、遗精头昏者。

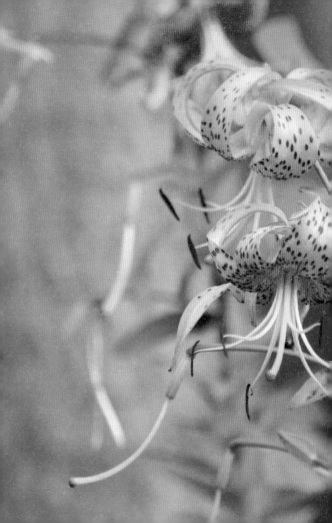

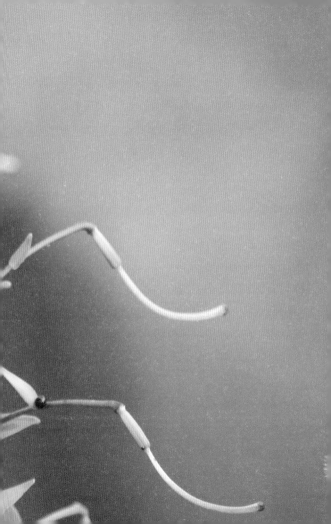

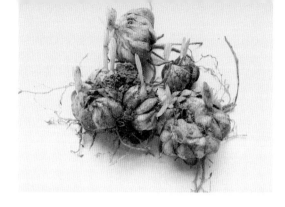

百合冬瓜汤

原料： 百合50克，冬瓜100克，鸡蛋1个，猪油、盐、味精各适量。

制法： 将百合、冬瓜加水400毫升，煮熟后，再将鸡蛋清放入打散，下化猪油、盐、味精，调匀。

用法： 分2次服用。

功效： 润肺止咳。

适用： 阴虚肺热咳嗽、大便秘结等。

百合龙眼汤

原料： 百合30克，龙眼肉15克。

制法： 水煎服。

用法： 每日数次。

功效： 养阴润燥，清心安神。

适用： 虚热惊悸、失眠多梦、精神恍惚者。

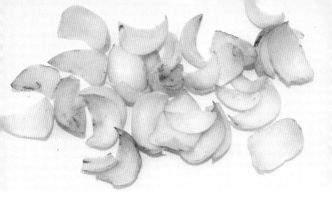

百合莲肉汤

原料： 莲肉、百合各50克，瘦猪肉200克，盐、味精各适量。

制法： 将莲肉、百合分别洗净沥干，瘦猪肉洗净切片，加水500毫升，大火烧开后，转用小火煮至酥烂，下盐、味精调匀即可。

用法： 佐餐食用。

功效： 润肺养阴。

适用： 阴虚肺燥、干咳无痰者。

百合银耳汤

原料： 百合、银耳、太子参各20克，冰糖适量。

制法： 将百合、太子参用清水洗净，银耳浸泡后去根部黑蒂，加水适量，共煮汤，水沸30分钟后，加入冰糖见溶化即成。

用法： 佐餐食用。

功效： 益气养阴，润肺止咳。

适用： 气阴两虚之咳嗽气短。

酸酱

● 原文

味酸，平。主热烦满，定志益气，利水道，产难，吞其实立产。一名酢酱。生川泽。

● 今释

别　　名：酸浆、锦灯笼、红菇娘。

来　　源：本品为茄科植物酸浆的干燥宿萼或带果实的宿萼。

采收加工：秋季果实成熟、宿萼呈红色或橙红色时采收，干燥。

性味归经：苦，寒。归肺经。

功效主治：清热解毒，利咽化痰，利尿通淋。主治咽痛音哑，痰热咳嗽，小便不利，热淋涩痛；外治天疱疮，湿疹。

用量用法：5～9克，煎服。外用：适量，捣敷患处。

使用禁忌：脾虚泄泻及痰湿者忌用。

● 配伍应用

阴咽喉肿痛、声音嘶哑：常与山豆根、桔梗、牛蒡子等同用；喉痛音哑；可将本品与冰片共研末，吹喉。

痰热咳嗽、小便不利：与前胡、瓜蒌等同用。

小便短赤或淋沥涩痛：常与车前子、木通、萹蓄、金钱草等配伍。

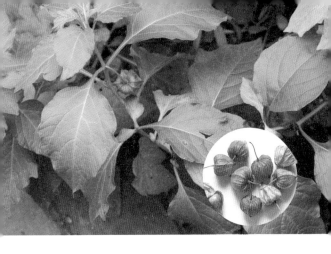

砂淋、石淋：与龙胆草、赤茯苓、车前草等配用，如（《贵阳民间药草》）。

● 传统药膳

灯笼草粥

原料： 灯笼草1株，粳米50～100克。

制法： 将灯笼草加适量水煎煮，去渣取汁，加入粳米煮成粥即可。

用法： 早餐食用。

功效： 清热解毒。

适用： 流行性腮腺炎。

淫羊藿

● **原文**

味辛，寒。主阴痿绝伤，茎中痛，利小便，益气力，强志。一名
刚前。生山谷。

● **今释**

别　　名：仙灵脾、羊藿、黄连祖、乏力草。

来　　源：本品为小檗科植物淫羊藿、箭叶淫羊藿、柔毛淫羊
藿、巫山淫羊藿或朝鲜淫羊藿的干燥地上部分。

采收加工：夏、秋季茎叶茂盛时采割，除去粗梗及杂质，晒干或
阴干。

性味归经：辛、甘，温。归肝、肾经。

功效主治：补肾阳，强筋骨，祛风湿。主治肾阳虚衰，阳痿遗
精，筋骨痿软，风湿痹痛，麻木拘挛。

用量用法：6~10克，煎服。

使用禁忌：阴虚而相火易动者忌服。

● **配伍应用**

肾虚阳痿遗精等：与肉苁蓉、巴戟天、杜仲等同用，如填精补髓
丹（《丹溪心法》）。

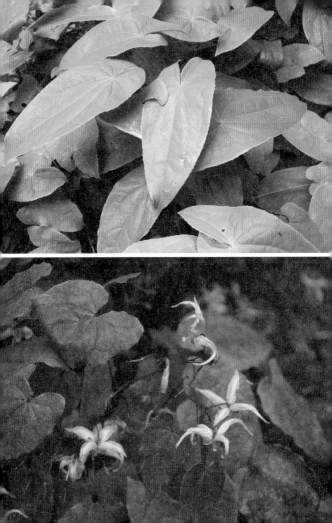

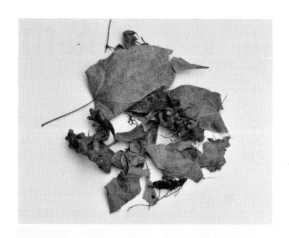

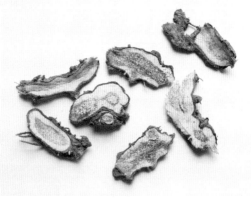

　　　　　　　　淫羊藿

风湿痹痛、筋骨不利及肢体麻木：常与威灵仙、苍耳子、川芎、肉桂同用，即仙灵脾散（《圣惠方》）。

● 传统药膳

淫羊藿酒

原料：淫羊藿100克，白酒500毫升。

制法：淫羊藿洗净，放入白酒中浸泡1月。

用法：每次1小杯。

功效：温肾壮阳。

适用：肾虚阳痿、遗精、早泄、腰膝酸软等。

淫羊藿苁蓉酒

原料：淫羊藿100克，肉苁蓉50克，白酒（或米酒）1000毫升。

制法：将上药加工捣碎，浸入酒中，封盖，置阴凉处。每日摇晃数下，15日后开封即可饮用。

用法：每日3次，每次饮服10～15毫升。

功效：补肾壮阳。

适用：肾阳虚之阳痿、遗精、早泄、腰膝酸痛等。

栀子

● 原文

味苦，寒。主五内邪气，胃中热气，面赤、酒鼻、白癞、赤癞、疮疡。一名木丹。生川谷。

● 今释

别　　名： 黄栀子、山枝子、白蟾。

来　　源： 本品为茜草科植物栀子的干燥成熟果实。

采收加工： 9—11月果实成熟呈红黄色时采收，除去果梗及杂质，蒸至上汽或置沸水中略烫，取出，干燥。

性味归经： 苦，寒。归心、肺、三焦经。

功效主治： 泻火除烦，清热利湿，凉血解毒；外用消肿止痛。主治热病心烦，湿热黄疸，淋证涩痛，血热吐衄，目赤肿痛，火毒疮疡；外治扭挫伤痛。

用量用法： 6～10克，煎服。外用：生品适量，研末调敷。

使用禁忌： 体虚便溏者慎用。

● 配伍应用

热病心烦、躁扰不宁： 可与淡豆豉同用，如栀子豉汤（《伤寒论》）。

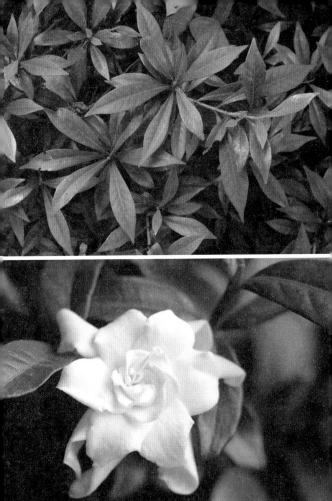

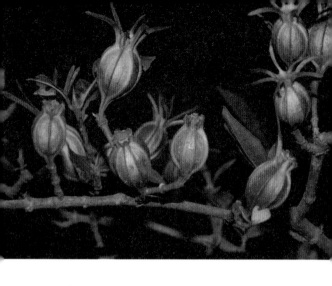

热病火毒炽盛、三焦俱热而见高热烦躁、神昏谵语或迫血妄行之吐血、衄血者： 配黄芩、黄连、黄柏等，如黄连解毒汤（《外台秘要》）。

肝胆湿热郁蒸之黄疸： 常配茵陈、大黄等，如茵陈蒿汤（《伤寒论》），或配黄柏用，如栀子柏皮汤（《金匮要略》）。

血淋涩痛或热淋证： 常配木通、车前子、滑石等，如八正散（《和剂局方》）。

血热妄行之吐血、衄血等证： 常配白茅根、大黄、侧柏叶等，如十灰散（《十药神书》）。

火毒疮疡、红肿热痛者： 常配金银花、连翘、蒲公英；或配白芷

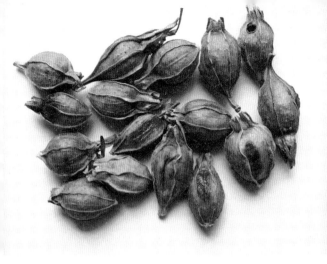

以助消肿，如缩毒散（《普济方》）。

● 传统药膳

栀子莲芯粥

原料： 栀子仁10克，莲子芯3克，大米50～100克。

制法： 栀子仁研细末，与大米、莲芯同煮粥，粥将成调入栀子末稍煮即可。

用法： 每日分2次服食，连用3～5日。

功效： 清心泻火。

适用： 心火旺盛之心烦、失眠、尿赤、遗精。

卫矛

● 原文

味苦，寒。主女子崩中下血，腹满汗出，除邪，杀鬼毒、蛊疰。一名鬼箭。生山谷。

● 今释

别　　名： 鬼箭、神箭。

来　　源： 本品为卫矛科卫矛属植物卫矛的根、带翅的枝及叶。

采收加工： 全年采根，夏秋采带翅的枝及叶，晒干。

性味归经： 苦，寒。归肝经。

功效主治： 破血通经，杀虫。主治跌打损伤，瘀血停滞，局部作痛，妇女月经不调，产后瘀滞腹痛，风湿痹痛，虫积腹痛。外用于皮炎，痈肿疮疡。

用量用法： 3～10克，煎服。外用：适量。

使用禁忌： 孕妇禁用。

● 配伍应用

经闭、癥瘕、痛经、产后瘀阻腹痛： 常配当归、红花、益母草等，以增强活血化瘀之力，如（《局方》）当归散、（《圣惠方》）鬼箭羽散。

跌打伤痛： 可配大黄、红花、赤芍等。

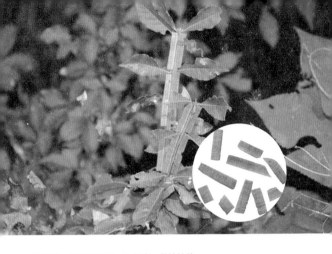

疝气痛： 可配川楝子、延胡索、荔枝核等。

关节痛： 常配羌活、独活、牛膝等。

虫积腹痛： 可配苦楝皮、槟榔、南瓜子。

疹毒瘙痒： 可配白蒺藜、地肤子、蛇床子。

● **传统药膳**

　　卫矛酒

　　原料： 卫矛根150克，牛膝25克，白酒500毫升。

　　制法： 浸泡7日即可饮服。

　　验方： 每日早、晚各服10～20毫升。

　　功效： 活血补肾。

　　适用： 肾虚血瘀型腰痛、关节痛。

凌霄花

● 原文

味酸，微寒。主妇人乳余疾，崩中，癥瘕血闭，寒热羸瘦，养胎。生川谷。

● 今释

别　　名： 紫葳、藤罗花。

来　　源： 本品为紫葳科植物凌霄或美洲凌霄的干燥花。

采收加工： 夏、秋二季花盛开时采收，干燥。

性味归经： 甘、酸，寒。归肝、心包经。

功效主治： 活血通经，凉血祛风。主治月经不调，经闭癥瘕，产后乳肿，风疹发红，皮肤瘙痒，痤疮。

用量用法： 5～9克，煎服。外用：适量。

使用禁忌： 孕妇慎用。

● 配伍应用

经血瘀经闭： 可与当归、红花、赤芍等同用，如紫葳散（《妇科玉尺》）。

瘀血癥瘕积聚： 可配鳖甲、丹皮等，如鳖甲煎丸（《金匮要略》）。

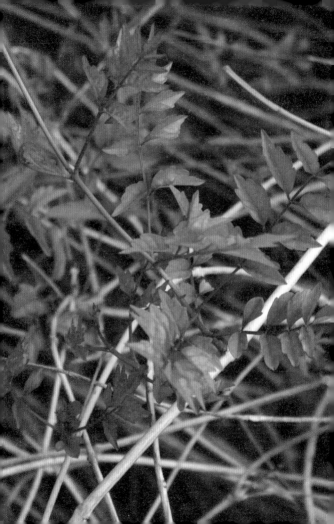

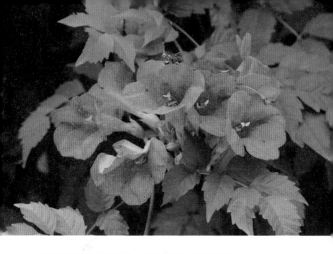

跌打损伤： 可单用捣敷，亦可配乳香、没药等用。

周身瘙痒： 可单以本品为末，酒调服，如（《医学正传》）；亦可与生地黄、丹皮、刺蒺藜等同用。

风疹、皮癣： 配雄黄、黄连、天南星等为末外搽，如凌霄花散（《证治准绳》）。

血热便血、崩漏： 可单用研末冲服，亦可与地榆、槐花、生地黄等同用。

● **传统药膳**

> **凌霄花粥**
>
> **原料：** 凌霄花30克，粳米100克，冰糖适量。
>
> **制法：** 凌霄花冲洗，去掉花粉，粳米下锅煮粥，临熟时放入

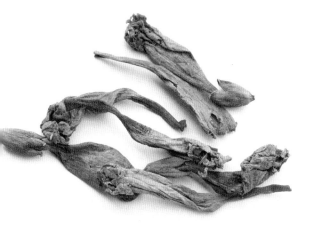

凌霄花、冰糖，改用小火煮成粥。

用法： 每日早、晚食用，连服3～5日。孕妇忌用。

功效： 凉血祛瘀。

适用： 荨麻疹、湿癣、风疹、老年皮肤瘙痒症。

凌霄花阿胶粥

原料： 凌霄花、阿胶各10克，糯米50克，红糖适量。

制法： 先将凌霄花加水煎汁，去渣取汁，加入阿胶、糯米同煮成粥。

用法： 每日1～2次，温热服。

功效： 补血养血。

适用： 血虚之经闭、面色姜黄等。

紫草

● 原文

味苦，寒。主心腹邪气，五疸，补中益气，利九窍，通水道。一名紫丹，一名紫芙。生山谷。

● 今释

别　名： 地血、紫丹、鸦衔草。

来　源： 本品为紫草科植物新疆紫草或内蒙紫草的干燥根。

采收加工： 春、秋二季采挖，除去泥沙，干燥。

性味归经： 甘、咸，寒。归心、肝经。

功效主治： 清热凉血，活血解毒，透疹消斑。主治血热毒盛，斑疹紫黑，麻疹不透，疮疡，湿疹，水火烫伤。

用量用法： 5～10克，煎服。外用：适量，熬膏或用植物油浸泡涂擦。

使用禁忌： 胃肠虚弱、大便滑泄者慎服。

● 配伍应用

温毒发斑、血热毒盛、斑疹紫黑者： 常配赤芍、蝉蜕、甘草等用，如紫草快斑汤（《张氏医通》）。

麻疹不透、疹色紫暗、兼咽喉肿痛者： 配牛蒡子、山豆根、连翘等用，如紫草消毒饮（《张氏医通》）。

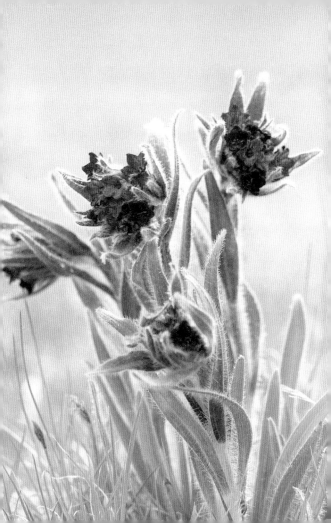

麻疹气虚、疹出不畅：配黄芪、升麻、荆芥等，如紫草解肌汤（《证治准绳》）。

痈肿疮疡：可配银花、连翘、蒲公英等用；疮疡久溃不敛：配当归、白芷、血竭等，如生肌玉红膏（《外科正宗》）。

湿疹：可配黄连、黄柏、漏芦等用，如紫草膏（《仁斋直指方》）。

水火烫伤：可用本品以植物油浸泡，滤取油液，外涂患处，或配黄柏、丹皮、大黄等，麻油熬膏外搽。

● 传统药膳

紫草粥

原料：紫草15克，大米100克，白糖适量。

制法：将紫草洗净，放入锅中，加清水适量，水煎取汁，再加大米煮粥，待熟时调入白糖，再煮一二沸即成。

用法：每日1剂。

功效：凉血退疹，清热解毒。

适用：斑疹紫黑、麻疹疹色紫暗及疮疡、阴痒等。

紫草大枣汤

原料：紫草30克，大枣5个。

制法：将紫草、大枣同放入砂锅内，加水适量，置火上煎20分钟。

用法：吃枣喝汤，每日1次，连用7日。

功效：清热凉血化斑。

适用：血热妄行引起的紫癜。

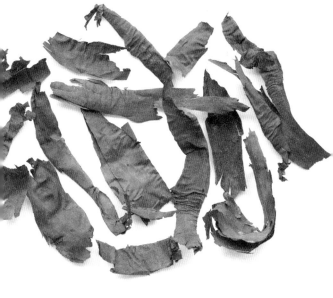

紫草薏米汁

原料： 紫草、薏米各15克、白糖5克。

制法： 将前二味同放锅中，加水1000毫升，煮取汁750毫升，趁热放入白糖，搅至溶化，晾凉服用。

用法： 每日1剂，代茶饮之，14日为1个疗程。

功效： 清热凉血，解毒除湿。

适用： 湿郁化毒所致的扁平疣。

紫菀

● 原文

味苦，温。主咳逆上气，胸中寒热结气，去蛊毒，痿蹶，安五脏。生山谷。

● 今释

别　　名： 山白菜、小辫儿、夹板菜、驴耳朵菜。

来　　源： 本品为菊科植物紫菀的干燥根及根茎。

采收加工： 春、秋二季采挖，除去有节的根茎（习称母根）和泥沙，编成辫状晒干，或直接晒干。

性味归经： 辛，苦，温。归肺经。

功效主治： 润肺下气，消痰止咳。主治痰多喘咳，新久咳嗽，劳嗽咳血。

用量用法： 5～10克，煎服。外感暴咳生用，肺虚久咳蜜炙用。

● 配伍应用

温风寒犯肺、咳嗽咽痒、咯痰不爽： 配荆芥、桔梗、百部等，如止嗽散（《医学心悟》）。

阴虚劳嗽、痰中带血： 配阿胶、贝母等，如王海藏紫菀汤。

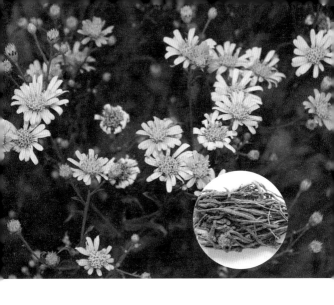

- **传统药膳**

  ### 紫菀款冬羊肺汤

  原料： 紫菀、款冬各15克，羊肺1具，调料适量。

  制法： 将羊肺用清水洗干净，与紫菀、款冬共煮，将熟加入调料。

  用法： 食肉喝汤，佐餐食。

  功效： 滋补肺阴，去咳定喘。

  适用： 慢性支气管炎、咳喘。

白鲜

● 原文

味苦，寒。主头风，黄疸，咳逆，淋沥，女子阴中肿痛，湿痹死肌，不可屈伸，起止行步。生山谷。

● 今释

别　　名： 白羊鲜、金雀儿椒。

来　　源： 本品为芸香科植物白鲜的干燥根皮。

采收加工： 春、秋二季采挖根部，除去泥沙及粗皮，剥取根皮，干燥。

性味归经： 苦，寒。归脾、胃、膀胱经。

功效主治： 清热燥湿，祛风解毒。主治湿热疮毒，黄水淋漓，湿疹，风疹，疥癣疮癞，风湿热痹，黄疸尿赤。

用量用法： 5～10克，煎服。外用：适量，煎汤洗或研粉敷。

使用禁忌： 虚寒证忌服。

● 配伍应用

湿热疮毒、肌肤溃烂、黄水淋漓者： 可配苍术、苦参、连翘等用。

湿疹、风疹、疥癣： 可配苦参、防风、地肤子等用，煎汤内服、外洗。

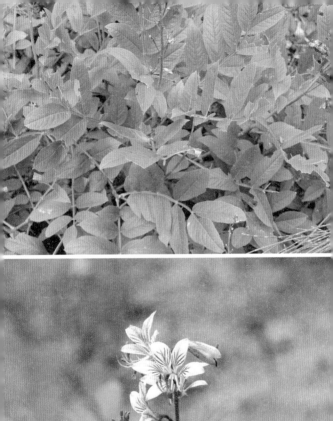
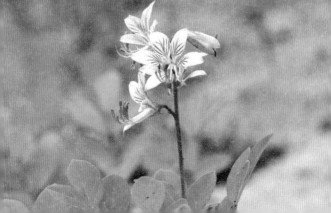

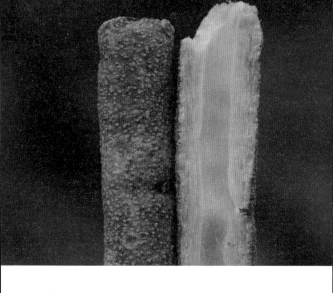

湿热蕴蒸之黄疸、尿赤：常配茵陈等，如茵陈汤（《圣济总录》）。

风湿热痹、关节红肿热痛者：常与苍术、黄柏、薏苡仁等同用。

● **传统药膳**

　白鲜皮酒

> **原料：**白鲜皮100克，白酒500毫升。
>
> **制法：**将上二味药共浸泡3日。
>
> **用法：**每日3次，取酒液口服，每次10毫升。

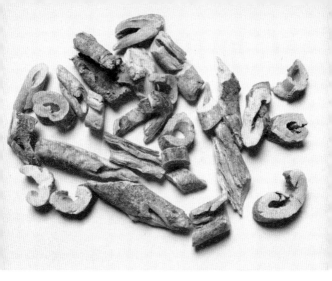

功效： 祛风除湿。

适用： 湿疹。

白鲜皮生地酒

原料： 白鲜皮15克，鲜生地黄30克，白酒150毫升。

制法： 以上3味共浸泡5日后去渣取汁，备用。

用法： 涂擦患处。

功效： 清热解毒，祛风除湿。

适用： 脂溢性皮炎。

五加皮

● 原文

味辛，温。主心腹疝，气腹痛，益气疗，小儿不能行，疽疮，阴蚀。一名豺漆。

● 今释

别　　名： 木骨、南五加皮、细柱五加、短梗五加、轮伞五加。

来　　源： 为五加科植物细柱五加的干燥根皮，习称"南五加皮"。采收加工：夏、秋采挖，剥取根皮，晒干。切厚片，生用。

性味归经： 辛，苦，温。归肝、肾经。

功效主治： 祛风除湿，补益肝肾，强筋壮骨，利水消肿。主治风湿痹病，筋骨痿软，小儿行迟，体虚乏力，水肿，脚气。

用量用法： 5～10克，煎服；或酒浸，入丸、散服。

使用禁忌： 阴虚火旺者慎服。

● 配伍应用

风湿痹证、腰膝疼痛、筋脉拘挛： 可单用或配当归、牛膝等，如五加皮酒（《本草纲目》）；亦可与木瓜、松节同用，如五加皮

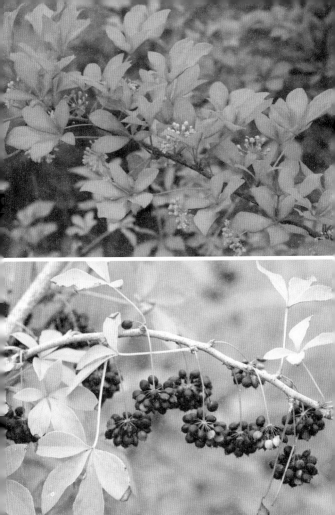

散（《沈氏尊生书》）。

肝肾不足、筋骨痿软者： 常与杜仲、牛膝等配伍，如五加皮散（《卫生家宝》）。

小儿行迟： 与龟甲、牛膝、木瓜等同用，如五加皮散（《保婴撮要》）。

水肿、小便不利： 每与茯苓皮、大腹皮、生姜皮、地骨皮配伍，如五皮散（《和剂局方》）。

风寒湿壅滞之脚气肿痛： 可与远志同用，如五加皮丸（《瑞竹堂经验方》）。

● 传统药膳

五皮肉汤

原料： 五加皮、茯苓皮、桑白皮、陈皮各10克，沙梨皮30克，猪瘦肉500克。

制法： 将上几味同炖至肉烂即可。

用法： 每日1剂，分2～3次服，喝汤吃肉。

功效： 利水退肿。

适用： 水肿、消化不良。

五加皮酒

原料： 南五加皮100克，白酒1000毫升。

制法： 将南五加皮切碎，放入白酒中，将口密封，浸泡10日即可饮用。

用法： 每日2次，每次10毫升。

功效： 祛风湿，强筋骨。

适用： 风寒湿痹、腰腿酸痛等。

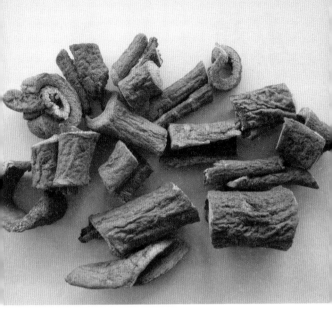

五加木瓜酒

原料： 五加皮、木瓜各30克，白酒750毫升。

制法： 将五加皮、木瓜浸入白酒内5～7日，瓶口封严。

用法： 饮酒，每日2～3次，每次酌量。

功效： 祛风湿，缓拘挛，通络，止痛。

适用： 风湿所致的关节疼痛、拘挛等。

水萍

● 原文

味辛，寒。主暴热身痒，下水气，胜酒，长须发，止消渴。久服
轻身。一名水花。生池泽。

● 今释

别　　名： 浮萍。

来　　源： 本品为浮萍科植物紫萍的干燥全草。

采收加工： 6—9月采收，洗净，除去杂质，晒干。

性味归经： 辛，寒。归肺经。

功效主治： 宣散风热，透疹，利尿。主治麻疹不透，风疹瘙痒，
水肿尿少。

用量用法： 3～9克，煎服。外用：适量，煎汤浸洗。

使用禁忌： 气虚慎用。

● 配伍应用

发热无汗等症： 可与薄荷、蝉蜕、连翘等同用。

风寒感冒、恶寒无汗： 可与麻黄、香薷、羌活等同用。

麻疹初起、疹出不畅： 常与薄荷、蝉蜕、牛蒡子等同用。

风邪郁闭肌表、风疹瘙痒、偏于风热者： 多与蝉蜕、薄荷、牛蒡

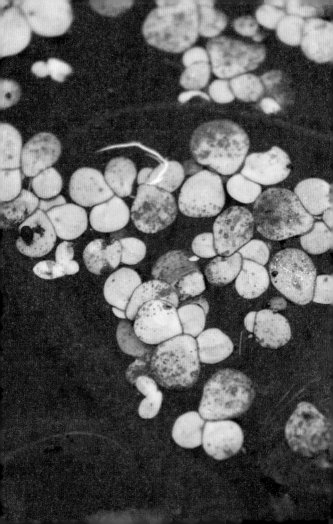

子等同用；偏于风寒者，多与麻黄、防风、荆芥等同用。

水肿尿少兼风热表证者： 可单用；或与麻黄、连翘、冬瓜皮等同用。

● 传统药膳

浮萍黑豆汤

原料： 鲜浮萍30克，黑豆50克。

制法： 取新鲜浮萍淘洗干净；把黑豆洗后用冷水浸泡1~2小时，再与浮萍同放入小锅内，加水适量，煎沸后去渣取汤。

用法： 以上为1日量，分2次温热饮用，连用5~7日。

功效： 祛风，行水，清热，解毒。

适用： 水肿。

浮萍姜皮冬瓜汤

原料： 浮萍、生姜皮各10克，带皮冬瓜（或冬瓜）500克。

制法： 将冬瓜洗净切片，浮萍布包与生姜皮同煮至瓜熟。

用法： 调味后温服，吃瓜喝汤。

功效： 清热利尿，发汗利尿。

适用： 风邪上犯型水肿。

浮萍芝麻酱

原料： 浮萍、黑芝麻各120克，盐5克。

制法： 将浮萍与黑芝麻炒焦，研成细末，放碗中加盐、水，调成糊状即成。

用法： 每日3次，佐餐食之，用量自酌，15日为1个疗程。

功效： 益肾填精，行气活血。

适用： 肾精匮乏、气血不能荣于肌肤所致的白癜风。

水萍

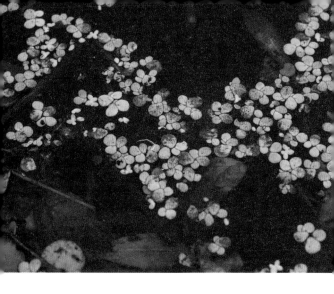

浮萍酒

原料： 新鲜浮萍100克，米酒500毫升。

制法： 将浮萍捣烂，置干净酒器中，加入米酒，密封浸泡，经常摇晃，7日后过滤去渣，即可。

用法： 外用。用消毒棉球蘸药酒外擦患处，每日数次。本酒也可内服，每日2～3次，每次30～50毫升。

功效： 疏风止痒。

适用： 风热型荨麻疹、皮肤瘙痒。

干姜

● **原文**

味辛，温。主胸满，逆上气，温中止血，出汗，逐风湿痹，肠下痢。生者尤良。久服去臭气，通神明。生山谷。

● **今释**

别　　名：白姜、均姜、干生姜。

来　　源：本品为姜科植物姜的干燥根茎。

采收加工：冬季采挖，除去须根及泥沙，晒干或低温干燥。趁鲜切片晒干或低温干燥者称为"干姜片"。

性味归经：辛，热。归脾、胃、肾、心、肺经。

功效主治：温中散寒，回阳通脉，温肺化饮。主治脘腹冷痛，呕吐泄泻，肢冷脉微，寒饮喘咳。

用量用法：3～10克，煎服。

使用禁忌：阴虚内热、血热妄行者禁服。

● **配伍应用**

寒邪直中脏腑所致腹痛：可单用本品研末服，如（《外台秘要》）。

脾胃虚寒、脘腹冷痛等：多与党参、白术等同用，如理中丸（《伤寒论》）。

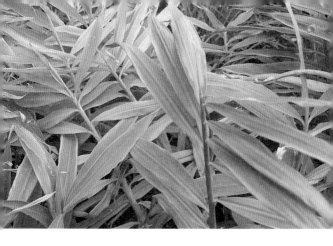

胃寒呕吐： 常配高良姜，如二姜丸（《和剂局方》）。

上热下寒、寒热格拒、食入即吐者： 可与黄芩、黄连、人参等同用，如干姜黄芩黄连人参汤（《伤寒论》）。

中寒水泻： 可单用为末服；亦可与党参、白术、甘草等同用。

心肾阳虚、阴寒内盛所致亡阳厥逆、脉微欲绝者： 每与附子相须为用，如四逆汤（《伤寒论》）。

寒饮喘咳、形寒背冷、痰多清稀之证： 常与细辛、五味子、麻黄等同用，如小青龙汤（《伤寒论》）。

● **传统药膳**

　干姜粥

　　原料： 干姜、高良姜各10克，白米50克。

制法： 将干姜、高良姜装入纱袋内，与米加水同煮作粥，粥熟去药袋。

用法： 1～2次服完。

功效： 温中散寒。

适用： 一切寒冷气郁、心痛、腹肋胀满、坐卧不得、心绞痛等。

姜艾苡仁粥

原料： 干姜、艾叶各10克，薏苡仁30克。

制法： 将干姜、艾叶水煎取汁，将薏苡仁煮粥至八成熟，入药汁同煮至熟即可。

用法： 作早餐食用。

功效： 温经，化瘀，散寒，除湿，润肤。

适用： 寒湿凝滞型痛经者。

干姜木瓜粥

原料： 干姜30克，木瓜15克，茯苓粉50克，粳米60克。

制法： 用清水适量先煮干姜、木瓜半小时，去渣取汁，再煮粳米，米将烂加茯苓粉、红糖，小火熬粥，搅匀。

用法： 早、晚餐空腹食，连服数日。

功效： 温中补虚，化湿止痢。

适用： 寒湿下痢、泄泻、腹胀、纳差等。

干姜花椒粥

原料： 干姜5片，高良姜4克，花椒3克，粳米100克，红糖15克。

制法： 将干姜、高良姜、花椒洗净，姜切成片，以白净的纱布袋盛之，与淘洗净的粳米同加清水煮沸，30分钟后取出药袋，煮制成粥。

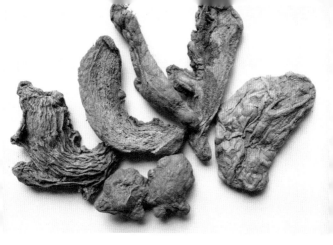

用法： 每日早、晚各1次，长期服食可见效。

功效： 暖胃散寒，温中止痛。

适用： 脾胃虚寒、心腹冷痛、呕吐、呃逆、口吐清水、肠鸣腹泻等。

干姜羊肉汤

原料： 干姜30克，羊肉150克，葱、味精、盐、花椒面各适量。

制法： 将羊肉切片，与干姜共炖至肉烂，调入盐、葱、花椒面、味精。

用法： 食肉饮汤。

功效： 止带，调经，祛寒。

适用： 带下量多、月经不调、小腹发凉等。

木香

● **原文**

味辛，温。主邪气，辟毒疫温鬼，强志，主淋露。久服不梦魇
寐。生山谷。

● **今释**

别　　名： 蜜香、云木香、广木香、南木香、青木香、川木香。

来　　源： 本品为菊科植物木香的干燥根。

采收加工： 秋、冬二季采挖，除去泥沙及须根，切段，大的再纵
剖成瓣，干燥后撞去粗皮。

性味归经： 辛、苦，温。归脾、胃、大肠、三焦、胆经。

功效主治： 行气止痛，健脾消食。主治胸胁、脘腹胀痛，泻痢后
重，食积不消，不思饮食。煨木香实肠止泻。主治泄泻腹痛。

用量用法： 3~6克，煎服。生用行气力强，煨用行气力缓而实肠
止泻，用于泄泻腹痛。

使用禁忌： 木品辛温香燥，凡阴虚火旺者慎用。

● **配伍应用**

脾胃气滞、脘腹胀痛： 可单用本品或与砂仁、藿香等同用，如木
香调气散（《张氏医通》）。

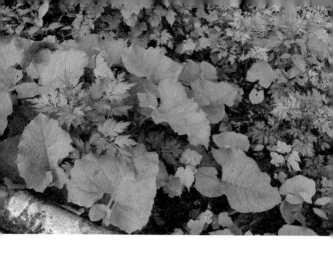

脾虚气滞、脘腹胀满、食少便溏： 可与党参、白术、陈皮等同用，如香砂六君子汤（《时方歌括》）、健脾丸（《证治准绳》）。

脾虚食少、兼食积气滞： 可配砂仁、枳实、白术等同用，如香砂枳术丸（《摄生秘剖》）。

湿热泻痢里急后重： 常与黄连配伍，如香连丸（《和剂局方》）。

饮食积滞之脘腹胀满、大便秘结或泻而不爽： 可与槟榔、青皮、大黄等同用，如木香槟榔丸（《儒门事亲》）。

寒疝腹痛及睾丸偏坠疼痛： 可与川楝子、小茴香等同用，如导气汤（《医方简义》）。

寒凝气滞心痛： 可与赤芍、姜黄、丁香等同用，如二香散（《经验良方》）。

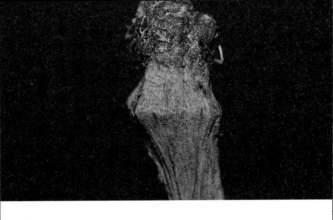

气滞血瘀之胸痹：可配郁金同用，如颠倒木金散（《医宗金鉴》）。

● 传统药膳

木香槟榔粥

原料：木香、槟榔各5克，粳米100克，冰糖适量。

制法：先用水煎煮木香、槟榔，去渣留汁。再入粳米煮粥，粥将熟时加冰糖适量，稍煎待溶即可。

用法：早、晚餐分食。

功效：顺气行滞，润肠通便。

适用：气滞型便秘。

香砂藕粉

原料：木香2克，砂仁3克，藕粉30克，糖适量。

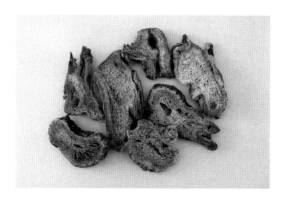

制法： 先将砂仁、木香研粉，和藕粉用温水调糊，再用滚开水冲熟，入糖调匀。

用法： 早餐食用。

功效： 理气开胃，和中止呕。

适用： 食气相结或气郁所致之呕吐。

陈皮木香烧肉

制法： 陈皮、木香各3克，瘦猪肉200克。

制法： 先将陈皮，木香焙脆研末备用；在锅内放食油少许烧热后，放入猪肉片，炒片刻，放适量清水烧熟，待熟时放陈皮，木香末及食盐并搅匀。

用法： 食肉及汤，佐餐食用。

功效： 舒肝、解郁、止痛。

适用： 气郁之腹痛。

麝香

原文

味辛，温。主辟恶气，杀鬼精物，温疟，蛊毒，痫痓，去三虫。久服除邪，不梦寤魇寐。生川谷。

今释

别　　名： 脐香、香麝、麝脐香。

来　　源： 本品为鹿科动物林麝、马麝或原麝成熟雄体香囊中的干燥分泌物。

采收加工： 野麝多在冬季至次春猎取，猎获后，割取香囊，阴干，习称"毛壳麝香"；剖开香囊，除去囊壳，习称"麝香仁"。家麝直接从其香囊中取出麝香仁，阴干或用干燥器密闭干燥。

性味归经： 辛，温。归心、脾经。

功效主治： 开窍醒神，活血通经，消肿止痛。主治热病神昏，中风痰厥，气郁暴厥，中恶昏迷，经闭，癥瘕，难产死胎，胸痹心痛，心腹暴痛，跌仆伤痛，痹痛麻木，痈肿瘰疬，咽喉肿痛。

用量用法： 0.03～0.1克，多入丸、散用。外用：适量。

使用禁忌： 孕妇禁用。

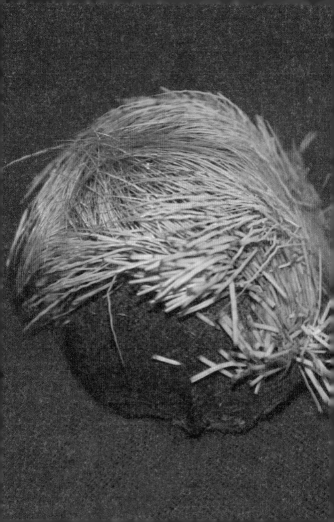

● 配伍应用

温病热陷心包、痰热蒙蔽心窍、小儿惊风及中风痰厥等热闭神昏： 常配伍牛黄、冰片、朱砂等，如安宫牛黄丸（《温病条辨》）、至宝丹（《和剂局方》）等。

中风卒昏、中恶胸腹满痛等寒浊或痰湿闭阻气机、蒙蔽神明之寒闭神昏： 常配伍苏合香、檀香、安息香等，如苏合香丸（《和剂局方》）。

疮疡肿毒： 常与雄黄、乳香、没药同用，如醒消丸（《外科全生集》）；也可与牛黄、乳香、没药同用，如牛黄醒消丸（《外科全生集》）。

咽喉肿痛： 可与牛黄、蟾酥、珍珠等配伍，如六神丸（《中药制剂手册》）。

血瘀经闭证： 常与丹参、桃仁、红花、川芎等同用。

癥瘕痞块等血瘀重证： 可与水蛭、虻虫、三棱等配伍，如化回生丹（《温病条辨》）。

心腹暴痛： 常配伍木香、桃仁等，如麝香汤（《圣济总录》）。

偏正头痛、日久不愈者： 常与赤芍、川芎、桃仁等同用，如通窍活血汤（《医林改错》）。

跌扑肿痛、骨折扭挫： 常与乳香、没药、红花等配伍，如七厘散（《良方集腋》）、八厘散（《医宗金鉴》）。

风寒湿痹证疼痛、顽固不愈者： 可与独活、威灵仙、桑寄生等同用。

难产、死胎等： 常与肉桂配伍，如香桂散（《张氏医通》）；亦有以本品与猪牙皂、天花粉同用，葱汁为丸，外用取效，如堕胎丸（《河北医药集锦》）。

麝香

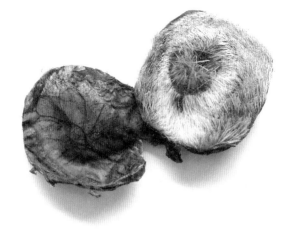

● **传统药膳**

醒醐汤

原料： 麝香0.45克，乌梅500克，蜜1500克，砂仁60克，白檀香末9克。

制法： 将乌梅槌碎，用水两大碗，同煎作1碗，去渣，砂仁研末，麝香研细，将梅水、砂仁、蜜3件共处于砂石器内熬之。候赤色为度，冷定入白檀、麝香。

用法： 每服1～2匙，沸汤点服。

功效： 止渴、生津液。

适用： 热盛津伤口渴、烦躁、神昏。

羚羊角

● 原文

味咸，寒。主明目，益气起阴，去恶血注下，辟蛊毒恶鬼不祥，安心气，常不魇寐。久服强筋骨轻身。生川谷。

● 今释

别　　名: 泠角。

来　　源: 本品为牛科动物赛加羚羊的角。

采收加工: 猎取后锯取其角，晒干。

性味归经: 咸，寒。归肝、心经。

功效主治: 平肝息风，清肝明目，散血解毒。主治肝风内动，惊痫抽搐，妊娠子痫，高热痉厥，癫痫发狂，头痛眩晕，目赤翳障，温毒发斑，痈肿疮毒。

用量用法: 1～3克，宜另煎2小时以上；磨汁或研粉服，每次0.3～0.6克。

使用禁忌: 本品性寒，脾虚慢惊者忌用。

● 配伍应用

温热病热邪炽盛之高热、神昏、惊厥抽搐者: 常与钩藤、白芍、菊花、桑叶、生地黄同用，如羚角钩藤汤（《通俗伤寒论》）。

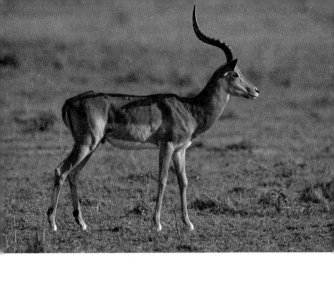

妇女子痫：可与防风、独活、茯神、酸枣仁等配伍，如羚羊角散（《济生方》）。

癫痫、惊悸等：可与钩藤、天竺黄、郁金、朱砂等同用。

肝阳上亢所致之头晕目眩、烦躁失眠、头痛如劈等症：常与石决明、龟甲、生地黄、菊花等同用，如羚羊汤（《医醇賸义》）。

肝火上炎之头痛、目赤肿痛、羞明流泪等症：常与决明子、黄芩、龙胆草、车前子等同用，如羚羊角散（《和剂局方》）。

温热病壮热神昏、谵语躁狂、甚或抽搐、热毒斑疹等症：常与石膏、寒水石、麝香等配伍，如紫雪丹（《千金方》）。

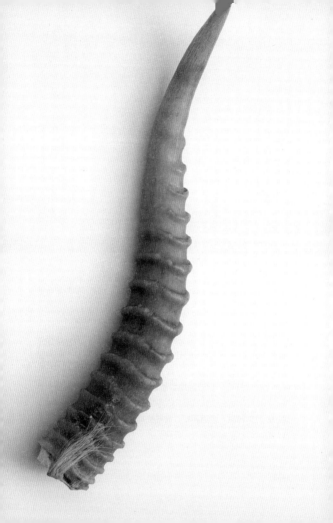

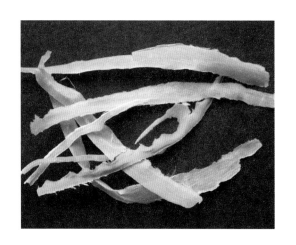

温热病壮热、谵语发斑等：王孟英以羚羊角、犀角加入白虎汤
中，称羚犀石膏知母汤。

● **传统药膳**

羚羊菊花茶

原料：羚羊角3克，五味子6克，菊花10克，草决明15克。

制法：将四味共为粗末，再入砂锅内，加水适量，煎30分钟
后，取出代茶用。

用法：频频饮之。

功效：清热，平肝，明目。

适用：肝阳上亢引起的头痛、目痛。

牛角

● **原文**

苦，温。下闭血，瘀血疼痛，女人带下血。髓，补中填骨髓。久服增年。胆，治惊，寒热，可丸药。

● **今释**

别　名： 牛角䚡、牛角笋。

来　源： 为牛科动物黄牛或水牛角中的骨质角髓。

采收加工： 猎取后锯取其角，晒干。镑片或粉碎成细粉。

性味归经： 苦、寒。归心、肝经。

功效主治： 清热凉血，解毒，定惊。主治温病高热，神昏谵语，发斑发疹、吐血衄血，惊风，癫狂。

用量用法： 15～30克，宜先煎3小时以上。

使用禁忌： 中虚胃寒者慎服。大量服用，常有上腹部不适、恶心、腹胀、食欲不振等反应。

● **配伍应用**

血热妄行所致各种出血证： 与生石膏、生地、连翘、金银花、黄芩、丹皮、知母、大黄等同用，如清瘟败毒饮。

疔疮： 与紫草根、蒲公英等同用。

癫痫： 可配伍石决明、钩藤、白僵蚕、石菖蒲、远志等使用。

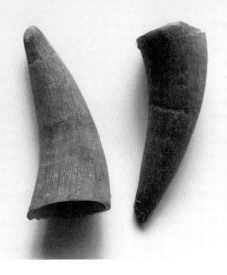

● **传统药膳**

化斑粥

原料： 水牛角6～10克，生石膏30～60克，玄参10克，鲜荷叶半张，绿豆30克，粳米100克。

制法： 将玄参、荷叶洗净，与石膏水煎取汁，再与粳米、绿豆煮粥，调入水牛角末。

用法： 每日分2～3次温服。

功效： 清热，凉血，解毒。

适用： 高热口渴、烦躁不宁、肌肤发斑甚或吐血、衄血等症。

牛黄

● 原文

味苦，平。主惊痫，寒热，热盛狂，除邪逐鬼。生平泽。

● 今释

别　　名： 西黄、丑宝。

来　　源： 本品为牛科动物牛的干燥胆结石。

采收加工： 宰牛时，如发现有牛黄，即滤去胆汁，将牛黄取出，除去外部薄膜，阴干。

性味归经： 甘，凉。归心、肝经。

功效主治： 清心，豁痰，开窍，凉肝，息风，解毒。主治热病神昏，中风痰迷，惊痫抽搐，癫痫发狂，咽喉肿痛，口舌生疮，痈肿疔疮。

用量用法： 0.15～0.35克，多入丸散用。外用：适量，研末敷患处。

使用禁忌： 孕妇慎用。

● 配伍应用

温热病热入心包及中风、惊风、癫痫等痰热阻闭心窍所致神昏谵语、高热烦躁、口噤舌謇、痰涎壅塞等症： 常与麝香、冰片、朱砂、黄连、栀子等配伍，如安宫牛黄丸（《温病条辨》）。

小儿急惊风之壮热神昏、惊厥抽搐等症： 每与朱砂、全蝎、钩藤

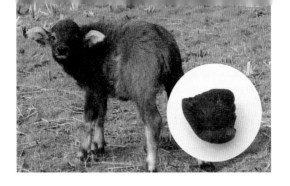

等配伍，如牛黄散（《证治准绳》）。

火毒郁结之口舌生疮、咽喉肿痛、牙痛：常与黄芩、雄黄、大黄等同用，如牛黄解毒丸（《全国中药成药处方集》）。

咽喉肿痛、溃烂：可与珍珠为末吹喉，如珠黄散（《绛囊撮要》）。

痈疽、疔毒、疖肿等：与金银花、草河车、甘草同用，如牛黄解毒丸（《保婴撮要》）。

乳岩、横痃、痰核、流注、瘰疬、恶疮等证：每与麝香、乳香、没药同用，如犀黄丸（《外科证治全生集》）。

● **传统药膳**

牛黄竹沥饮

原料：牛黄粉0.2克，淡竹沥3克。

制法：将牛黄粉同淡竹沥和匀。

用法：灌牛黄竹沥水。

功效：清热涤痰，健胃醒脾。

适用：新生儿撮口。

鹿茸

● 原文

味甘，温。主漏下恶血，寒热，惊痫，益气强志，生齿，不老。角，主恶疮、痈肿，逐邪恶气，留血在阴中。

● 今释

别　　名： 茸角。

来　　源： 本品为鹿科动物梅花鹿或马鹿的雄鹿未骨化密生茸毛的幼角。前者习称"花鹿茸"，后者习称"马鹿茸"。

采收加工： 夏、秋二季锯取鹿茸，经加工后，阴干或烘干。

性味归经： 甘、咸，温。归肾、肝经。

功效主治： 壮肾阳，益精血，强筋骨，调冲任，托疮毒。主治肾阳不足，精血亏虚，阳痿滑精，宫冷不孕，羸瘦，神疲，畏寒，眩晕，耳鸣，耳聋，腰脊冷痛，筋骨痿软，崩漏带下，阴疽不敛。

用量用法： 1～2克，研末冲服。

使用禁忌： 服用本品宜从小量开始，后缓缓增加，不宜骤用大量，以免阳升风动，头晕目赤，或助火动血，而致鼻衄。凡阴虚阳亢，血分有热，胃火盛或肺有痰热，以及外感热病者，均应忌服。

鹿茸

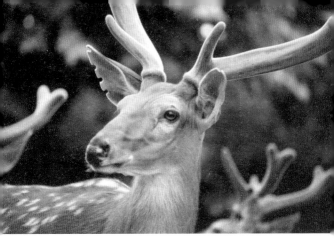

● **配伍应用**

阳痿不举、小便频数： 与山药浸酒服，如鹿茸酒。

精血耗竭、面色黧黑、耳聋目昏等： 与当归、乌梅膏为丸，如（《济生方》）。

诸虚百损、五劳七伤、元气不足、畏寒肢冷、阳痿早泄、宫冷不孕、小便频数等证： 亦常与人参、黄芪、当归同用，如参茸固本丸（《中国医学大辞典》）。

腰膝无力或小儿五迟： 多与五加皮、熟地黄、山萸肉等同用，如加味地黄丸（《医宗金鉴》）。

骨折后期、愈合不良： 与骨碎补、川断、自然铜等同用。

崩漏不止、虚损羸瘦： 与乌贼骨、龙骨、川断等同用，如鹿茸散（《证治准绳》）。

白带过多： 配狗脊、白蔹，如白蔹丸（《济生方》）。

疮疡久溃不敛、阴疽疮肿内陷不起： 常与当归、肉桂等配伍，如阳和汤（《外科全生集》）。

● 传统药膳

鹿茸粥

原料： 鹿茸3克，粳米100克。

制法： 将鹿茸研成细末，备用。粳米淘洗干净，加入清水，用大火煮沸后加入鹿茸末和3片生姜，再用小火煎熬20～30分钟，以米熟烂为度。

用法： 可供冬季早、晚餐食用，连服3～5日为1个疗程。

功效： 温肾助阳，益精养血。

适用： 肾阳虚衰、精血亏损、阳痿、早泄、滑精、消瘦怕冷、腰背酸疼等。

鹿茸虫草酒

原料： 鹿茸15克，冬虫夏草10克，天冬6克，白酒750毫升。

制法： 将上药加工碎，浸于酒中，加盖密封，每日摇动数次；经1个月后，取上清酒液饮服。酒剩不多时，可以再添新酒浸泡，直至味淡薄为止。

用法： 每日早、晚各服10～15毫升。

功效： 补肾壮阳，养肺填精。

适用： 病后体弱、神疲无力、腰酸、阳痿、肺虚咳嗽等。

鹿茸人参酒

原料： 鹿茸20克，人参30克，肉苁蓉60克，白酒2000毫升。

制法： 将人参、鹿茸研为末，再与其他药物一起用白酒密封

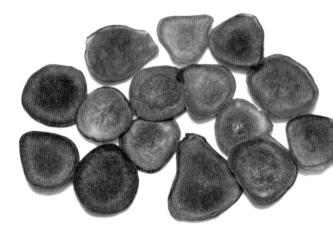

浸泡30日后即成。

用法： 每日2次，每次10毫升。

功效： 益气补血，补肾壮阳。

适用： 气虚及肾阳虚出现的腰膝酸软、性功能衰退、耳鸣等。

鹿茸炖乌鸡

原料： 乌鸡250克，鹿茸10克。

制法： 将乌鸡洗净，切小块，与鹿茸一齐放入炖盅内，加开水适量，炖盅加盖，小火隔水炖3小时，调味即可。

用法： 随量食用，可常食。

功效： 补气填髓，强筋骨。

适用： 身体虚弱者。

露蜂房

● **原文**

味苦，平。主惊痫，寒热邪气，癫疾，鬼精，蛊毒，肠痔。火熬之良。一名蜂肠。生川谷。

● **今释**

别　　名： 蜂肠、百穿、蜂窠、紫金沙。

来　　源： 本品为胡蜂科昆虫果马蜂、日本长脚胡蜂或异腹胡蜂的巢。

采收加工： 秋、冬二季采收，晒干，或略蒸，除去死蜂死蛹，晒干。

性味归经： 甘，平。归胃经。

功效主治： 攻毒杀虫，祛风止痛。主治疮疡肿毒，乳痈，瘰疬，皮肤顽癣，鹅掌风，牙痛，风湿痹痛。

用量用法： 3～5克。外用：适量，研末油调敷患处，或煎水漱，或洗患处。

使用禁忌： 气虚血弱及肾功能不全者慎服。

● **配伍应用**

疮肿初发： 与生南星、生草乌、白矾、赤小豆共为细末，淡醋调涂，如（《证治准绳》）。

瘰疬： 与蛇蜕、黄芪、黄丹、玄参等为膏外用，如蜂房膏（《圣

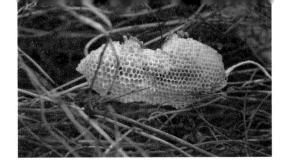

惠方》)。

头上癣疮： 以此为末，调猪脂涂擦，如（《圣惠方》）。

癌肿： 可与莪术、全蝎、僵蚕等配用。

风湿痹痛： 与川乌、草乌同用，酒精浸泡外涂痛处。

牙痛： 可配细辛水煎漱口用，如《普济方》内即载有多个以蜂房为主的治牙痛方。

风疹瘙痒： 常与蝉衣等同用。

● 传统药膳

蜂房甘草汤

原料： 蜂房10克，甘草5克。

制法： 将上味药材洗净，晾干，蜂房切碎，甘草切片，放入砂锅内，加水浸泡片刻，大火煮沸，改用中火煮30分钟，过滤取汁即成。

用法： 不拘时饮用。

功效： 解毒通乳。

适用： 各类急性乳腺炎。

白僵蚕

● **原文**

味咸，平。主小儿惊痫，夜啼，去三虫，灭黑，令人面色好，男子阴疡病。生平泽。

● **今释**

别　　名：日虫、僵蝉。

来　　源：本品为蚕蛾科昆虫家蚕的幼虫感染（或人工接种）白僵菌而致死的干燥体。

采收加工：多于春、秋季生产，将感染白僵菌病死的蚕干燥，晒干生用，或炒用。

性味归经：咸、辛，平。归肝、肺、胃经。

功效主治：息风止痉，祛风止痛，化痰散结。主治肝风夹痰，惊痫抽搐，小儿急惊，破伤风，风热头痛，目赤咽痛，风疹瘙痒，发颐痄腮。

用量用法：5～10克，煎服，矸木吞服，每次1～1.5克；散风热宜生用，其他多制用。

使用禁忌：凡中风口噤，由于心虚神魂不宁，血虚经络劲急所致，而无外邪为病者忌之。

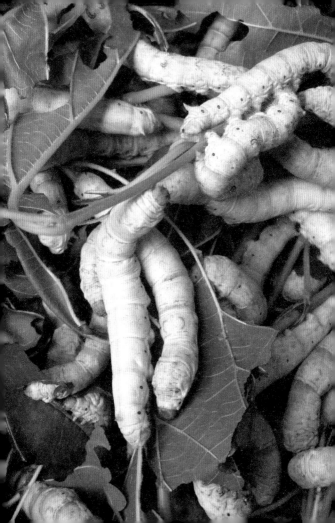

● 配伍应用

高热抽搐者： 可与蝉蜕、钩藤、菊花同用。

急惊风、痰喘发痉者： 同全蝎、天麻、朱砂、牛黄、胆南星等配伍，如千金散（《寿世保元》）。

小儿脾虚久泻、慢惊搐搦者： 当与党参、白术、天麻、全蝎等配伍，如醒脾散（《古今医统》）。

破伤风、角弓反张者： 与全蝎、蜈蚣、钩藤等配伍，如撮风散（《证治准绳》）。

口眼㖞斜： 常与全蝎、白附子等同用，如牵正散（《杨氏家藏方》）。

肝经风热上攻之头痛、目赤肿痛、迎风流泪等症： 常与桑叶、木贼、荆芥等配伍，如白僵蚕散（《证治准绳》）。

风热上攻之咽喉肿痛、声音嘶哑者： 可与桔梗、薄荷、荆芥、防风、甘草等同用，如六味汤（《咽喉秘集》）。

风疮瘾疹： 可单味研末服；或与蝉蜕、薄荷等同用。

痰核、瘰疬： 可单用为末；或与浙贝母、夏枯草、连翘等同用。

乳腺炎、流行性腮腺炎、疔疮痈肿等症： 可与金银花、连翘、板蓝根、黄芩等同用。

● 传统药膳

白僵蚕茶

原料： 白僵蚕、甘草各5克，绿茶0.5克，蜂蜜25克。

制法： 先将白僵蚕与甘草加入400毫升水，煮沸10分钟，加入绿茶与蜂蜜即可。

用法： 每日1剂，分3～4次，徐徐饮下，可加开水复泡再饮。

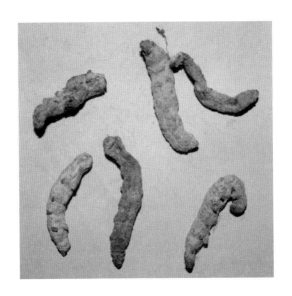

功效： 镇静安神。

适用： 小儿急、慢性惊风。

僵蚕酒

原料： 白僵蚕适量。

制法： 将蚕焙干，研末，每次3克。

用法： 以酒送服。

功效： 祛风、止痒、止痛。

适用： 瘾疹瘙痒疼痛。

桑螵蛸

● 原文

味咸，平。主伤中，疝瘕，阴痿，益精生子，女子血闭腰痛，通五淋，利小便水道。一名蚀。生桑枝上，蒸之。

● 今释

别　　名： 螳螂蛋、螳蛳壳、螳螂子、刀螂子。

来　　源： 本品为螳螂科昆虫大刀螂、小刀螂或巨斧螳螂的干燥卵鞘。以上三种分别习称"团螵蛸""长螵蛸"及"黑螵蛸"。

采收加工： 深秋至次春采收，除去杂质，蒸至虫卵死后，干燥。

性味归经： 甘、咸，平。归肝、肾经。

功效主治： 固精缩尿，补肾助阳。主治遗精滑精，遗尿尿频，小便白浊。

用量用法： 5～10克，煎服。

使用禁忌： 阴虚火旺或膀胱有热者慎服。

● 配伍应用

肾虚遗精、滑精： 常与龙骨、五味子、制附子等同用，如桑螵蛸丸（《世医得效方》）。

小儿遗尿： 可单用为末，米汤送服。

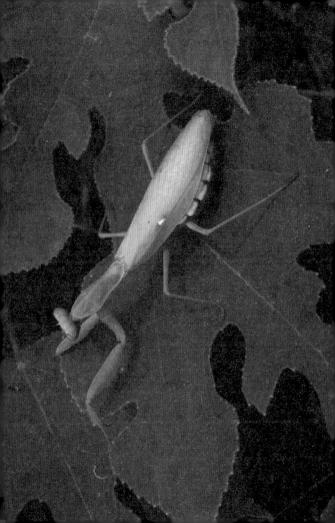

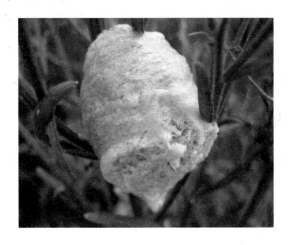

心神恍惚、小便频数、遗尿、白浊：可与远志、龙骨、石菖蒲等配伍，如桑螵蛸散（《本草衍义》）。

肾虚阳痿：常与鹿茸、肉苁蓉、菟丝子等同用。

● 传统药膳

螵蛸高粱粥

原料：桑螵蛸20克，高粱米50～100克。

制法：将桑螵蛸用清水煎熬3次，过滤后收集液500毫升，将高粱米淘洗干净，放入锅内，掺入桑螵蛸的汁，置火上煮成粥，至高粱米煮烂即成。

用法：每日2次，早、晚温服。

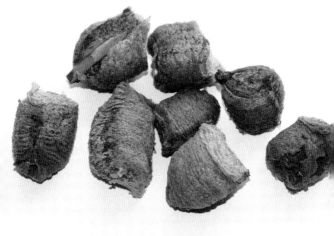

功效： 健脾补肾，止遗尿。

适用： 肾气不足、营养失调、小儿遗尿、小便频数等。

双蛸饮

原料： 桑螵蛸8克，海螵蛸、鹿角霜、沙苑子、金樱子各15克，白术10克。

制法： 水煎取药汁。

用法： 不拘时代茶饮。

功效： 温肾健脾，固精止带。

适用： 带下增多、清稀透明、伴腰酸膝软、头晕耳鸣、大便溏薄等。

海蛤

● **原文**

味苦，平。主逆上气喘息，烦满，胸痛寒热。一名魁蛤。生池泽。

● **今释**

别　　名： 蛤壳。

来　　源： 为帘蛤科动物青蛤等几种海蛤的贝壳。

采收加工： 4—10月间捕捉。获得后去肉，洗净晒干。

性味归经： 苦、咸，寒。归肺、肾、胃经。

功效主治： 清热化痰，软坚散结，制酸止痛；外用收湿敛疮。主治痰火咳嗽，胸胁疼痛，痰中带血，瘰疬瘿瘤，胃痛吞酸；外治湿疹，烫伤。

用量用法： 6～15克，先煎，蛤粉包煎。外用：适量，研极细粉撒布或油调后敷患处。

使用禁忌： 畏狗胆、甘遂、芫花。

● **配伍应用**

热痰咳喘、痰稠色黄： 常与瓜蒌仁、海浮石等同用。

痰火内郁、灼伤肺络之胸胁疼痛咯吐痰血： 常配青黛同用，即黛蛤散（《卫生鸿宝》）。

痰核： 常与海藻、昆布等同用，如含化丸（《证治准绳》）。

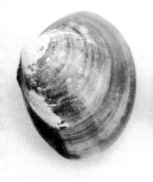
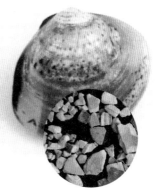

● **传统药膳**

爆蛤肉

原料： 海蛤肉60克，海带30克，小青皮10克，贝母6克。

制法： 海带、小青皮、贝母在同一盆内用清水洗泡20分钟，将海带、小青皮均切细丝，贝母泡软。海蛤洗净，沸水烫捞出，取肉，与前二丝及贝母同炒，加鲜姜丝、酱油、盐、料酒各少许，蛤肉熟即可。

用法： 餐食，1日内分2次服完，隔日1剂，常食之。

功效： 舒肝解郁，散结消瘿。

适用： 肝郁痰结所致的瘿瘤、瘰疬等。

龟甲

● 原文

味咸，平。主漏下赤白，破癥瘕，疟疾，五痔，阴蚀，湿痹，四肢重弱，小儿囟不合。久服轻身，不饥。一名神屋。生池泽。

● 今释

别　　名：龟板、下甲、血板、烫板、乌龟壳。

来　　源：本品为龟科动物乌龟的背甲及腹甲。

采收加工：全年均可捕捉，以秋、冬二季为多，捕捉后杀死，或用沸水烫死，剥取背甲及腹甲，除去残肉。晒干。

性味归经：咸、甘，微寒。归肝、肾、心经。

功效主治：滋阴潜阳，益肾强骨，养血补心，固经止崩。主治阴虚潮热，骨蒸盗汗，头晕目眩，虚风内动，筋骨痿软，心虚健忘，崩漏经多。

用量用法：9～24克，先煎。

使用禁忌：脾胃虚寒、内有寒湿及孕妇禁服。

● 配伍应用

阴虚阳亢头目眩晕之证：常与天冬、白芍、牡蛎等同用，如镇肝息风汤（《医学衷中参西录》）。

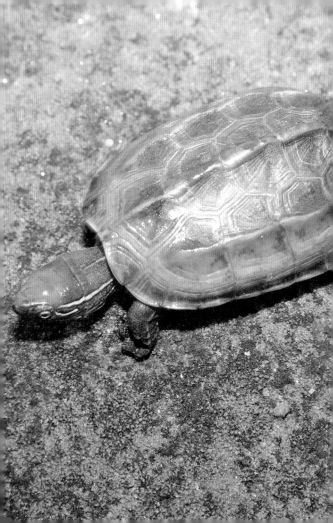

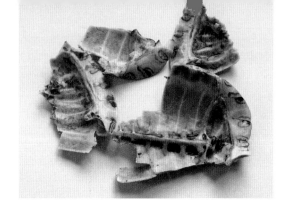

阴虚内热、骨蒸潮热、盗汗遗精者：常与滋阴降火之熟地黄、知母、黄柏等同用，如大补阴丸（《丹溪心法》）。

阴虚风动、神倦瘈疭者：宜与阿胶、鳖甲、生地黄等同用，如大定风珠（《温病条辨》）。

肾虚之筋骨不健、腰膝酸软、步履乏力及小儿鸡胸、龟背、囟门不合诸症：常与熟地黄、知母、黄柏、锁阳等同用，如虎潜丸（《丹溪心法》），也可与紫河车、鹿茸、山药、当归等同用。

阴血不足、心肾失养之惊悸、失眠、健忘：常与石菖蒲、远志、龙骨等同用，如孔子大圣知枕中方（现简称枕中丹）（《千金方》）。

● 传统药膳

龟板海参汤

原料：龟板（炙酥）、白及各15克，海参30克。

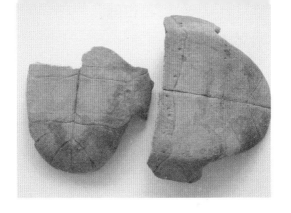

制法： 将龟板、白及洗净，海参用温水浸软，去内脏，用清水漂洗干净，切块。把用料一齐放入砂锅内，加清水适量，大火煮沸，改小火煮1.5～2小时，调味即可饮用。

用法： 佐餐食用。

功效： 益气滋阴，敛肺止血。

适用： 肺肾阴虚、劳嗽咳血者。

龟甲膏

原料： 龟甲50克，蜂蜜100克。

制法： 将龟甲置小火上烧焦存性，研末；蜂蜜入锅，加热煮沸，倒入龟甲末，搅拌均匀，熬成膏状，装瓶备用。

用法： 日服2次，开水冲服，1周内服完，连服2个月为1个疗程。

功效： 滋阴清火，止血止咳，抗痨。

适用： 阴虚咳嗽、咳血、盗汗、自汗等。

● 原文

味咸，平。主心腹癥瘕，坚积寒热，去痞、息肉、阴蚀、痔、恶肉。生池泽。

● 今释

别　　名： 鳖壳、团甲鱼、鳖盖子。

来　　源： 本品为鳖科动物鳖的背甲。

采收加工： 全年均可捕捉，以秋、冬二季为多，捕捉后杀死，置沸水中烫至背甲上的硬皮能剥落时，取出，剥取背甲，除去残肉，晒干。

性味归经： 咸，微寒。归肝、肾经。

功效主治： 滋阴潜阳，退热除蒸，软坚散结。主治阴虚发热，骨蒸劳热，阴虚阳亢，头晕目眩，虚风内动，经闭，癥瘕，久疟疟母。

用量用法： 9~24克，先煎。

使用禁忌： 虚而无热者忌用。

● 配伍应用

温病后期、阴液耗伤、邪伏阴分、夜热早凉、热退无汗者： 常与丹皮、生地黄、青蒿等同用，如青蒿鳖甲汤（《温病条辨》）。

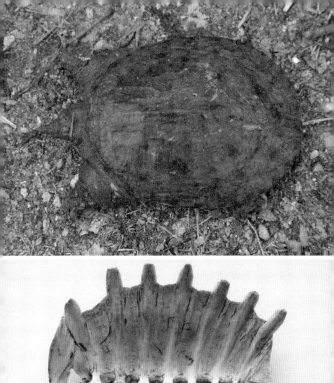

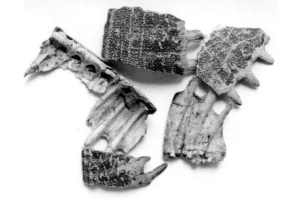

阴血亏虚、骨蒸潮热者：常与秦艽、地骨皮等同用。

阴虚阳亢、头晕目眩：配生地黄、牡蛎、菊花等同用。

阴虚风动、手足瘈疭者：常与阿胶、生地黄、麦冬等同用。

肝脾肿大、癥瘕积聚：常与丹皮、桃仁、䗪虫、厚朴、半夏等同用，如鳖甲煎丸（《金匮要略》）。

● **传统药膳**

鳖甲鹿角粥

原料：鳖甲10克，鹿角胶15~20克，粳米100克，姜3片。

制法：先煎鳖甲，取汁去渣，加入洗净的粳米煮粥，待沸后放入鹿角胶、姜同煮为稀粥。

用法：每日1~2次，3~5日为1个疗程。

功效：补肾，益精，止带。

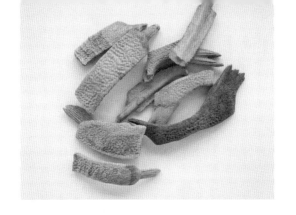

适用： 肾气不足所致的带下量多、淋漓不断、腰酸胀痛等。

鳖甲炖鸽肉

原料： 鳖甲30克，姜块8克，醪糟汁7克，白鸽1只，葱1根，味精2克，盐1克。

制法： 将鸽子杀后，去毛，剖腹，取出内脏，斩去脚趾、嘴尖和尾臊，洗净。制鳖甲打碎洗净，放入鸽腹骨。砂锅置中旺火上，放入鸽肉。加水适量，烧至开时，撇净血泡，加醪糟汁、姜块、葱结，移至中小火上，炖熟透，加盐、味精、五香粉调味即成。

用法： 每日1次，7日为1个疗程，7日以后，停几日再服用，经通停服。无副作用。

功效： 滋肾益气，散滞通经。

适用： 肾虚所致月经量少或闭经、腰痛等症。

乌贼鱼骨

● 原文

味咸，微温。主女子漏下赤白经汁，血闭，阴蚀肿痛寒热，癥瘕，无子。生池泽。

● 今释

别　　名： 海螵蛸。

来　　源： 为乌贼科动物无针乌贼或金乌贼的内壳。

采收加工： 收集从乌贼鱼中剥下之内壳；或于4—8月间，捞取漂浮在海边的乌贼内壳，漂净，晒干。性味归经：咸、涩、温。归脾、肾经。

功效主治： 收敛止血，涩精止带，制酸止痛，收湿敛疮。主治吐血衄血，崩漏便血，遗精滑精，赤白带下，胃痛吞酸；外治损伤出血，湿疹湿疮，溃疡不敛。

用量用法： 5～10克，煎服。外用：适量，研末敷患处。

使用禁忌： 阴虚多热者慎服，恶白蔹、白及。

● 配伍应用

肾失固藏之遗精、滑精： 常与山茱萸、菟丝子、沙苑子等同用。

肾虚带脉不固之带下清稀者： 常与山药、芡实等同用。

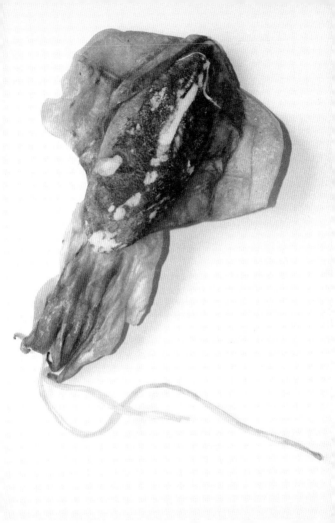

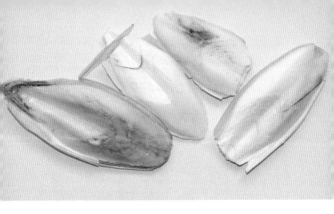

赤白带下：与白芷、血余炭同用，如白芷散（《妇人良方》）。

崩漏：常与茜草、棕榈炭、五倍子等同用，如固冲汤（《医学衷中参西录》）。

吐血、便血者：常与白及等份为末服。

外伤出血：可单用研末外敷。

胃脘痛胃酸过多：常与延胡索、白及、贝母、瓦楞子等同用。

湿疮、湿疹：配黄柏、青黛、煅石膏等研末外敷。

溃疡多脓、久不愈合者：可单用研末外敷；或配煅石膏、枯矾、冰片等共研细末，撒敷患处。

● **传统药膳**

| 海螵蛸乌龟汤 |

原料： 海螵蛸30克，茜草根20克，乌龟1只，调料适量。

制法： 将乌龟用沸水烫死后，去壳及内脏，洗净，斩成小

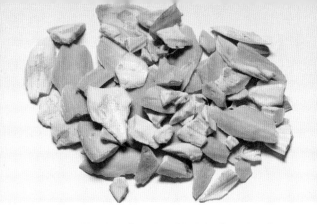

块，与海螵蛸、茜草根一起放入砂锅内，加清水适量，大火
烧沸后，改用小火煮3小时，调味即可。

用法： 随量食用。

功效： 滋阴凉血，调经止血。

适用： 妇女月经量多、痛经等。

乌贼骨炖鸡

原料： 乌贼、当归各30克，鸡肉100克，盐、味精适量。

制法： 把鸡肉切丁，当归切片，乌贼骨打碎用纱布包好，装
入陶罐内加清水500毫升，盐适量，上蒸笼蒸熟。

用法： 每日1次。

功效： 收敛止血，补血。

适用： 血虚型月经过多。

梅实

● **原文**

味酸，平。主下气，除热烦满，安心，肢体痛，偏枯不仁死肌，去青黑志、恶肉。生川谷。

● **今释**

别　　名： 乌梅。

来　　源： 为蔷薇科植物梅近成熟果实经熏焙加工而成者。

采收加工： 11—12月间采挖，低温烘干后闷至色变黑。

性味归经： 酸，涩，平。归肝、脾、肺、大肠经。

功效主治： 敛肺，涩肠，生津，安蛔。主治肺虚久咳，久泻久痢，虚热消渴，蛔厥呕吐腹痛。

用量用法： 6～12克，煎服，大剂量可用至30克，外用：适量，捣烂或炒炭研末外敷。止泻止血宜炒炭用。

使用禁忌： 表邪未解者禁服，内有实邪者慎用。不宜多食。

● **配伍应用**

肺虚久咳少痰或干咳无痰之证： 可与罂粟壳、杏仁等同用，如一服散（《世医得效方》）。

久泻、久痢： 可与罂粟壳、诃子等同用，如固肠丸（《证治准绳》）。

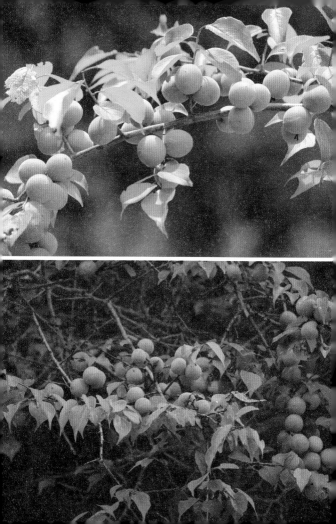

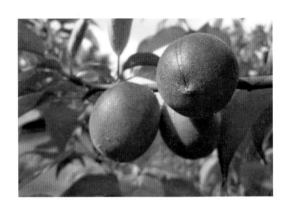

湿热泻痢、便脓血者：配伍解毒止痢之黄连，如乌梅丸（《圣惠方》）。

蛔虫所致腹痛、呕吐、四肢厥冷的蛔厥病证：常配伍细辛、川椒、黄连、附子等同用，如乌梅丸（《伤寒论》）。

虚热消渴：可单用煎服；或与天花粉、麦冬、人参等同用，如玉泉散（《沈氏尊生书》）。

● **传统药膳**

　乌梅粥

　　原料：乌梅20克，粳米100克，冰糖适量。

　　制法：将乌梅水煎2次，去渣合汁一大碗，同粳米共入锅中，加水煮粥，待熟时入冰糖稍煮即成。

　　用法：供早、晚餐服食。

　　功效：敛肺止咳，涩肠止泄，止血止痛。

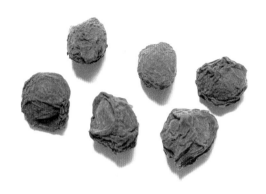

适用： 慢性久咳、久泻久痢、便血、尿血等。

乌梅汤

原料： 乌梅2个，小黑豆、绿豆各15克。

制法： 上为粗末，新汲水1碗，煎取清汁。

用法： 即时服用。

功效： 清热解毒，生津止渴。

适用： 消渴。

乌梅陈皮汤

原料： 乌梅20克，陈皮5克，白糖适量。

制法： 将乌梅、陈皮煎煮后加糖适量即可。

用法： 餐后服用。

功效： 理气开胃。

适用： 伤食腹胀、胃纳减少等。

代赭石

原文

味苦，寒。主鬼疰，贼风，蛊毒，杀精物恶鬼，腹中毒邪气，女子赤沃漏下。一名须丸。生山谷。

今释

别　　名：须丸、血师、土朱、铁朱。

来　　源：为氧化物类矿物赤铁矿的矿石。

采收加工：挖出后去净泥土杂质。

性味归经：苦，寒。归肝、心经。

功效主治：平肝潜阳，重镇降逆，凉血止血。主治肝阳上亢，头晕目眩，呕吐，呃逆，噫气，喘息，吐血，衄血，崩漏。

用量用法：10～30克，先煎。

使用禁忌：孕妇慎用。

配伍应用

肝阳上亢所致的头目眩晕、目胀耳鸣等症：常与怀牛膝、生龙骨、生牡蛎、生白芍等同用，如镇肝息风汤、建瓴汤（《医学衷中参西录》）。

肝阳上亢、肝火上炎所致的头晕头痛、心烦难寐：可配珍珠母、

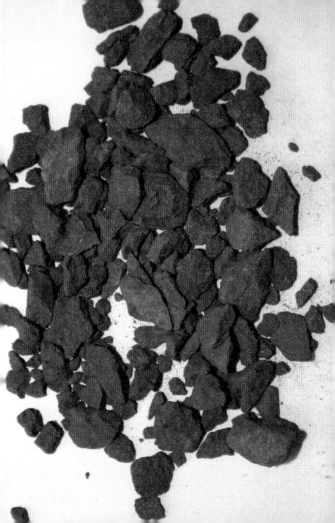

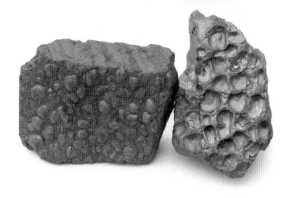

磁石、猪胆膏、冰片、半夏等，如脑立清（《上海市药品标准》）。

胃气上逆之呕吐、呃逆、噫气不止等症： 常与旋覆花、半夏、生姜等配伍，如旋覆代赭汤（《伤寒论》）。

噎膈不能食、大便燥结： 配伍党参、当归、肉苁蓉等，如参赭培气汤（《医学衷中参西录》）。

哮喘有声、卧睡不得者： 单用本品研末，米醋调服取效，如（《普济方》）。

肺肾不足、阴阳两虚之虚喘： 每与党参、山茱萸、胡桃肉、山药等同用，如参赭镇气汤（《医学衷中参西录》）。

吐血、衄血： 单用本品煅烧醋淬，研细调服，如（《斗门方》）。

崩中淋沥不止： 用代赭石研为细末，醋汤调服，如（《普济方》）。

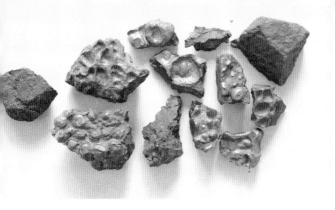

因热而胃气上逆所致吐血、衄血、胸中烦热者：可与白芍、竹茹、牛蒡子、清半夏等配伍，如寒降汤（《医学衷中参西录》）。

血热崩漏下血：可配伍禹余粮、赤石脂、五灵脂等，如震灵丹（《和剂局方》）。

● **传统药膳**

赭石柿蒂茶

材料：代赭石24克，木香6克，公丁香3克，柿蒂15克，灶心土150克。

制法：将代赭石、木香、公丁香、柿蒂煎汤，灶心土烧红放入汤中，带澄清后备用。

用法：代茶频饮。

功效：降逆止呃。

适用：呃逆症。

大黄

● 原文

味苦，寒。主下瘀血，血闭，寒热，破癥瘕、积聚，留饮宿食，荡涤肠胃，推陈致新，通利水谷，调中化食，安和五脏。生山谷。

● 今释

别　　名： 黄良、将军、肤如、川军、锦纹大黄。

来　　源： 本品为蓼科植物掌叶大黄、唐古特大黄或药用大黄的干燥根及根茎。

采收加工： 秋末茎叶枯萎或次春发芽前采挖，除去细根，刮去外皮，切瓣或段，绳穿成串干燥或直接干燥。

性味归经： 苦，寒。归脾、胃、大肠、肝、心包经。

功效主治： 泻下攻积，清热泻火，凉血解毒，逐瘀通经，利湿退黄。主治实热积滞便秘，血热吐衄，目赤咽肿，痈肿疔疮，肠痈腹痛，瘀血经闭，产后瘀阻，跌打损伤，湿热痢疾，黄疸尿赤，淋证，水肿；外治烧烫伤。酒大黄善清上焦血分热毒，用于目赤咽肿，齿龈肿痛。熟大黄泻下力缓，泻火解毒，用于火毒疮疡。大黄炭凉血化瘀止血，用于血热有瘀出血症。

用量用法： 3～15克，煎服；用于泻下不宜久煎。外用：适量，研末调敷患处。

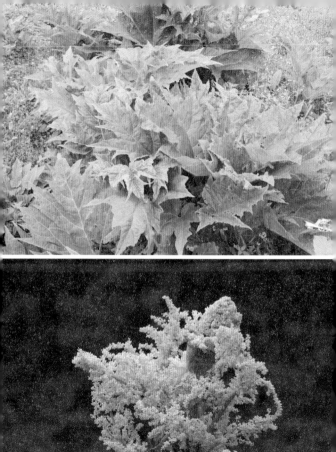
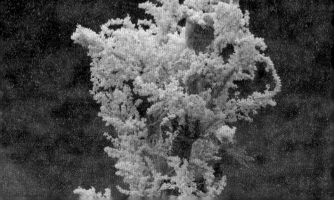

使用禁忌： 孕妇及月经期、哺乳期慎用。

● 配伍应用

阳明腑实证： 常与芒硝、厚朴、枳实配伍，如大承气汤（《伤寒论》）。

热结津伤者： 配麦冬、生地、玄参等，方如增液承气汤（《温病条辨》）。

脾阳不足、冷积便秘： 须与附子、干姜等配伍，如温脾汤（《备急千金要方》）。

血热妄行之吐血、衄血、咯血： 常与黄连、黄芩同用，如泻心汤（《金匮要略》）。

火邪上炎所致的目赤、咽喉肿痛、牙龈肿痛等症： 与黄芩、栀子等药同用，如凉膈散（《和剂局方》）。

热毒痈肿疔疮： 常与金银花、蒲公英、连翘等同用。

肠痈腹痛： 可与牡丹皮、桃仁、芒硝等同用，如大黄牡丹汤（《金匮要略》）。

乳痈： 可与粉草共研末，酒熬成膏，如金黄散（《妇人良方》）。

口疮糜烂： 多与枯矾等份为末擦患处。

烧烫伤： 可单用粉；或配地榆粉，用麻油调敷患处。

妇女产后瘀阻腹痛、恶露不尽者： 常与桃仁、土鳖虫等同用，如下瘀血汤（《金匮要略》）。

妇女瘀血经闭： 可与桃核、桂枝等配伍，如桃核承气汤（《伤寒论》）。

跌打损伤、瘀血肿痛： 常与当归、红花、穿山甲等同用，如复元活血汤（《医学发明》）。

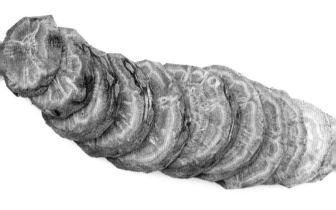

肠道湿热积滞的痢疾： 单用一味大黄即可见效（《素问病机气宜保命集》）；或与黄连、黄芩、白芍等同用。

湿热黄疸： 常配茵陈、栀子，如茵陈蒿汤（《伤寒论》）。

湿热淋证者： 常配木通、车前子、栀子等，如八正散（《和剂局方》）。

● **传统药膳**

大黄茶

原料： 大黄2克，绿茶3克。

制法： 用沸水冲泡。

用法： 代茶频饮。

功效： 清热，泻火，消积，通便，去脂。

适用： 高脂血症和肥胖症。

当归

● 原文

味甘，温。主逆上气，温疟热洗洗在皮肤中，妇人漏下绝子，诸恶疮疡、金疮，煮饮之。一名乾归。生川谷。

● 今释

别　名： 云归、秦归、岷当归、西当归。

来　源： 本品为伞形科植物当归的干燥根。

采收加工： 秋末采挖，除去须根及泥沙，待水分稍蒸发后，捆成小把，上棚，用烟火慢慢熏干。

性味归经： 甘、辛，温。归肝、心、脾经。

功效主治： 补血活血，调经止痛，润肠通便。主治血虚萎黄，眩晕心悸，月经不调，经闭痛经，虚寒腹痛，风湿痹痛，跌仆损伤，痈疽疮疡，肠燥便秘。酒当归活血通经。

用量用法： 6～12克，煎服。

使用禁忌： 热盛出血患者禁服，湿盛中满及大便溏泄者慎服。

● 配伍应用

气血两虚： 常配黄芪、人参补气生血，如当归补血汤（《兰室秘藏》）、人参养荣汤（《温疫论》）。

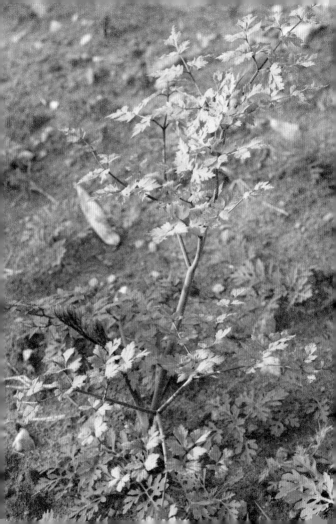

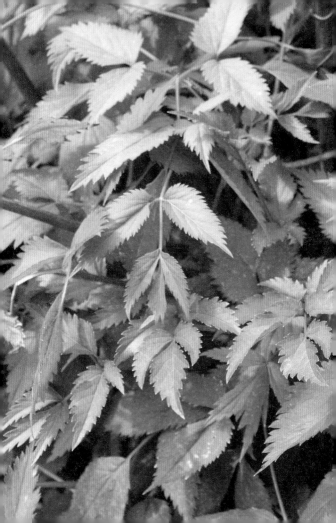

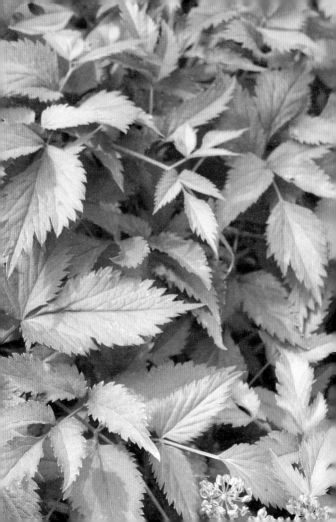

血虚萎黄、心悸失眠： 常与熟地黄、白芍、川芎配伍，如四物汤（《和剂局方》）。

血虚血瘀、月经不调、经闭、痛经： 常与补血调经药同用，如（《和剂局方》）四物汤。

兼气虚者： 可配人参、黄芪；兼气滞者：可配香附、延胡索；兼血热者：可配黄芩、黄连，或牡丹皮、地骨皮；血瘀经闭不通者：可配桃仁、红花；血虚寒滞者：可配阿胶、艾叶等。

血虚血瘀寒凝之腹痛： 配桂枝、芍药、生姜等，如当归生姜羊肉汤（《金匮要略》）、当归建中汤（《千金方》）。

跌打损伤瘀血作痛： 与乳香、没药、桃仁、红花等同用，如复元活血汤（《医学发明》）、活络效灵丹（《医学衷中参西录》）。

疮疡初起肿胀疼痛： 与银花、赤芍、天花粉等同用，如仙方活命饮（《妇人良方》）。

痈疮成脓不溃或溃后不敛： 与黄芪、人参、肉桂等同用，如十全大补汤（《和剂局方》）。

脱疽溃烂、阴血伤败： 与金银花、玄参、甘草同用，如四妙勇安汤（《验方新编》）。

风寒痹痛、肢体麻木： 常与羌活、防风、黄芪等同用，如蠲痹汤（《百一选方》）。

血虚肠燥便秘： 常与肉苁蓉、牛膝、升麻等同用，如济川煎（《景岳全书》）。

● 传统药膳

归芪蜜膏

原料： 当归、黄芪各30克，陈皮10克，火麻仁100克，蜂蜜适量。

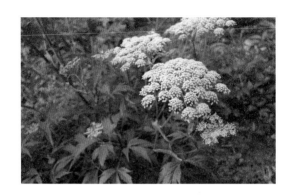

制法： 火麻仁捣碎，同前三药加水煎取汁液，再煎至浓稠，入等量经煎炼的蜂蜜，搅匀，煎溶。

用法： 每次食1～2匙。

功效： 益气养血，润肠通便。

适用： 老人气虚肠燥、大便秘结难通、气短自汗。

当归粥

原料： 当归10克，粳米50克，红糖适量。

制法： 先将当归煎汁去渣，然后加入粳米、红糖共煮成粥。

用法： 经前3～5日开始服用。每日1～2次，温热服。

功效： 补血，活血。

适用： 气虚血弱型痛经及产后血虚头晕。

当归姜椒羊肉汤

原料： 当归15克，生姜5克，川椒3克，羊肉250克。

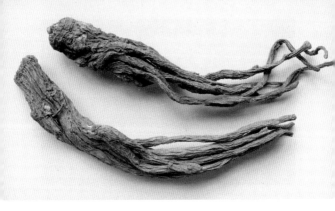

制法： 当归先水煎取汁，加入羊肉（切块）、生姜再煮，半熟时加川椒再煮，至羊肉熟烂即可。

用法： 佐餐服食。

功效： 健脾暖胃，温经散寒，活血化瘀。

适用： 气虚血弱型痛经及产后血虚头晕、血虚劳热等。

归芪墨鱼片

原料： 当归10克，黄芪20克，姜30克，墨鱼300克，盐、素油、麻油、淀粉各适量。

制法： 将当归、黄芪放入锅中，加水适量，大火煮沸后改用小火煮为30分钟去渣留汁，加少量淀粉和匀成芡汁备用。墨鱼洗净，切成片。炒锅上火，放素油当热，下墨鱼片和姜丝同炒，加入盐适量，用芡汁勾芡，淋上麻油，出锅装盘即成。

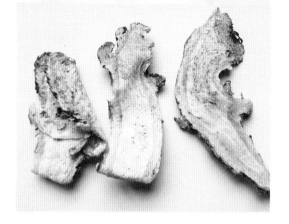

用法： 佐餐食用。

功效： 益气养血，温中散寒。

适用： 气虚血弱型痛经及产后血虚头晕、血虚劳热等。

当归生姜羊肉汤

原料： 当归50克，羊瘦肉500克，生姜750克，盐、桂皮、大料各适量。

制法： 将当归、生姜装入纱布袋，用线扎好，与洗净切成块的羊肉同入砂锅，加入大料、桂皮和清水适量，先用大火烧开，去浮沫，再用小火焖煮至羊肉熟烂，去大料、桂皮和药袋即可。

用法： 分次吃肉喝汤。

功效： 散寒补血，温脾健胃，调经散风，抗老延年。

适用： 血虚胃寒、面色苍白以及肾虚所引起的腰膝冷痛等。

蔓椒

● 原文

味苦，温。主风寒湿痹，历节痛，除四肢厥气，膝痛。一名家椒。生川谷及丘冢间。

● 今释

别　　名： 两面针、入地金牛。

来　　源： 为芸香科植物两面针的根或枝叶。

采收加工： 全年均可采收，洗净，切片，晒干或鲜用。

性味归经： 苦，辛，平；有小毒。归肝、胃经。

功效主治： 活血化瘀，行气止痛，祛风通络，解毒消肿。主治跌仆损伤，胃痛，牙痛，风湿痹痛，毒蛇咬伤；外治烧烫伤。

用量用法： 5～10克。外用：适量，研末调敷或煎水洗患处。

使用禁忌： 不能过量服用；忌与酸味食物同服。

● 配伍应用

风寒湿痹： 常与麻黄等同用。

跌仆闪挫、伤经动脉、瘀血停蓄、经气不利： 可与牛膝同用。

风水为病、肺失宣发、头面浮肿、小便不利： 可与浮萍等同用。

脾胃不健、客邪乘虚而入、寒热错杂、升降失调、清浊混淆、刲

葶苈

● 原文

味辛，寒。主癥瘕积聚结气，饮食寒热，破坚逐邪，通利水道。一名大室，一名大适。生平泽及田野。

● 今释

别　　名： 北葶苈子、甜葶苈子、辣辣菜。

来　　源： 本品为十字花科植物独行菜或播娘蒿的干燥成熟种子。前者习称"北葶苈子"，后者习称"南葶苈子"。

采收加工： 夏季果实成熟时采割植株，晒干，搓出种子，除去杂质。

性味归经： 辛、苦，大寒。归肺、膀胱经。

功效主治： 泻肺平喘，行水消肿。主治痰涎壅肺，喘咳痰多，胸胁胀满，不得平卧，胸腹水肿，小便不利。

用量用法： 3~10克，包煎。

使用禁忌： 葶苈子遇水发黏，不宜用水淘洗。肺虚咳喘，脾虚肿满，肾虚水肿者慎服；不宜久服。

● 配伍应用

腹水肿满属湿热蕴阻者： 配防己、椒目、大黄，即己椒苈黄丸（《金匮要略》）。

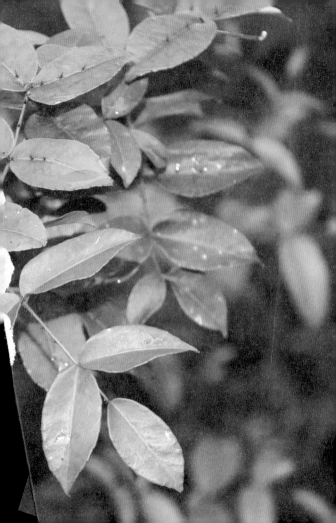

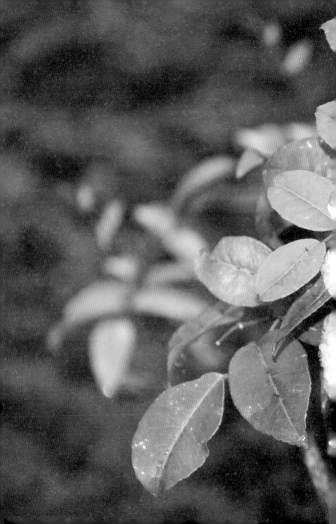

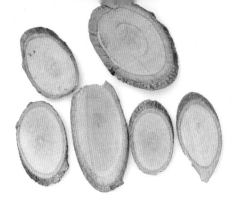

胃脘痞满、嗳气呕恶、肠鸣下利、舌苔薄黄、脉来弦数：可配黄连同用。

外感风寒热邪或胃热内蕴而致龈肿齿痛者：可配生石膏同用。

风寒湿邪、闭阻经络、气血不畅、关节肿痛：配防风等同用。

肝脾失调、气滞不和、脘腹疼痛、泄痢下重：可配白芍同用。

● **传统药膳**

　两面针细辛糊剂

　　原料：两面针根皮、细辛各15克，冰片0.5克，米醋或小麻油适量。

　　制法：取上药研末，用时取药末加米醋或小麻油调成糊状。

　　用法：涂患处，每日数次。

　　功效：清热止痛。

　　适用：带状疱疹。

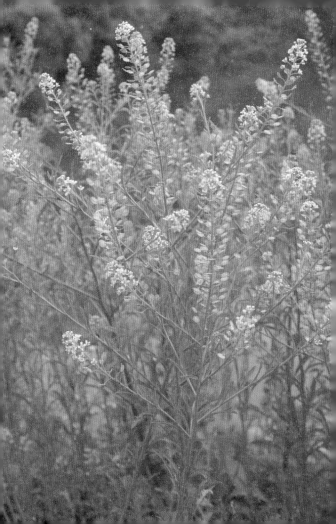

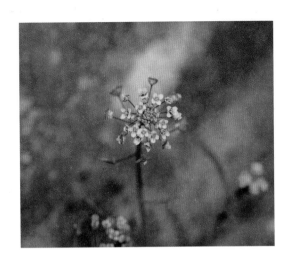

结胸、胸水、腹水肿满： 配杏仁、大黄、芒硝，即大陷胸丸（《伤寒论》）。

● **传统药膳**

> **葶苈糯米粥**
>
> **原料：** 葶苈子、鱼腥草、大枣各15克，薏苡仁、糯米各30克。
>
> **制法：** 先将葶苈子、鱼腥草水煎，去渣取液，入薏苡仁、大枣、糯米同煮成粥。
>
> **用法：** 分3次，1日内服完，连服1周。
>
> **功效：** 清肺解毒，疗痈补虚。

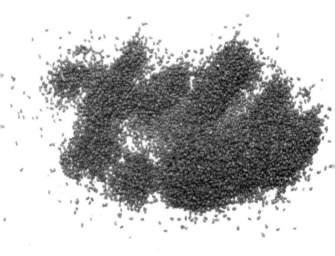

适用： 肺痈咳吐大量黄脓痰。

葶苈子粥

原料： 葶苈子5克，粳米50克。

制法： 取葶苈子5克，小火炒至微香，放凉后加水煎汁，去渣后加粳米50克煮粥，酌加白糖搅匀。

用法： 每日2～3次，趁温热服用。

功效： 平喘下气，行水消肿。

适用： 咳喘水肿。

泽漆

● 原文

味苦，微寒。主皮肤热，大腹水气，四肢面目浮肿，丈夫阴气不足。生川泽。

● 今释

别　　名： 五朵云、猫儿眼草、奶浆草。

来　　源： 本品为双子叶植物大戟科 的干燥全草。

采收加工： 春、夏采集全草，晒干入药。

性味归经： 辛、苦，微寒。有毒。归大肠、小肠、肺经。

功效主治： 利水消肿，化痰止咳，解毒散结。主治水肿，臌水，痰饮喘咳，肺热咳嗽，瘰疬痰核。捣汁或研末外用，可治癣疮瘙痒。

用量用法： 5～10克，煎服。外用：适量。

使用禁忌： 本品有毒，不宜过量或长期使用。

● 配伍应用

通身浮肿、腹水胀满： 可与赤小豆、茯苓等同用。

痰饮喘咳： 与半夏、生姜、桂枝等同用，如泽漆汤（《金匮要略》）。

肺热咳喘： 可与桑白皮、地骨皮等同用。

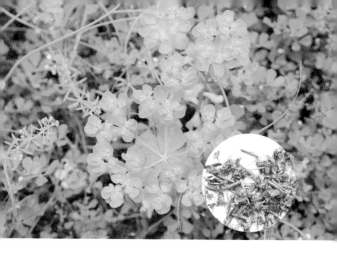

瘰疬： 单味熬成膏，以椒、葱、槐枝煎汤洗净患处，再搽此膏；亦可配伍浙贝母、夏枯草、牡蛎等，如（《便民图纂方》）。

癣疮： 单味为末，油调搽之，如（《卫生易简方》）。

● 传统药膳

泽漆蛋

原料： 鲜泽漆茎叶60克，鸡蛋2枚。

制法： 将鲜泽漆茎叶洗净、切碎，加水适量，放入鸡蛋，煮熟，去壳刺孔，再煮数分钟。

用法： 先吃蛋后服汤，每日1剂。

功效： 行水，消痰，补虚。

适用： 水肿、心悸、怔忡等。

旋覆花

XUAN FU HUA

● **原文**

味咸，温。主结气胁下满，惊悸，除水，去五脏间寒热，补中，下气。一名金沸草，一名盛椹。生平泽、川谷。

● **今释**

别　　名：艾菊、金钱花、野油花、六月菊、金盏花、猫耳朵花。

来　　源：本品为菊科植物旋覆花或欧亚旋覆花的干燥头状花序。

采收加工：夏、秋二季花开放时采收，除去杂质，阴干或晒干。

性味归经：苦，辛，咸，微温。归肺、脾、胃、大肠经。

功效主治：降气，消痰，行水，止呕。主治风寒咳嗽，痰饮蓄结，胸膈痞闷，喘咳痰多，呕吐噫气，心下痞硬。

用量用法：3～9克，包煎。

使用禁忌：阴虚劳嗽，风热燥咳者禁服。

● **配伍应用**

通寒痰咳喘： 常配紫苏子、半夏。

痰热者： 须配桑白皮、瓜蒌以清热化痰。

顽痰胶结、胸中满闷者： 配海浮石、海蛤壳等以化痰软坚。

痰浊中阻、胃气上逆而噫气呕吐、胃脘痞鞕者： 配代赭石、半夏、生姜等，如旋覆代赭汤（《伤寒论》）。

　　　　　　旋覆花

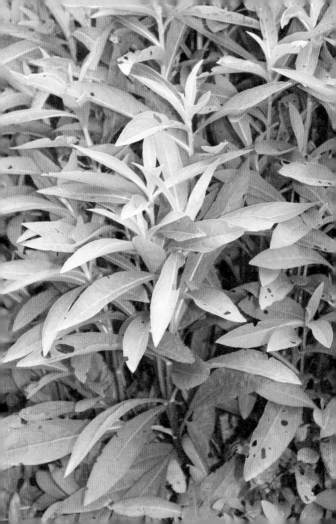

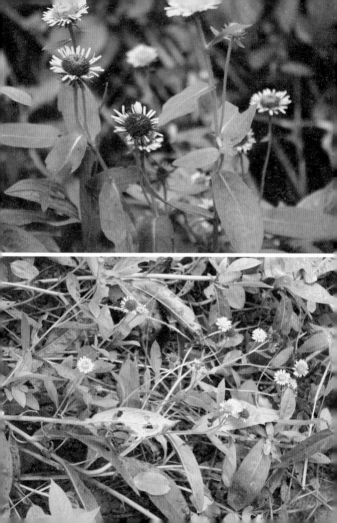

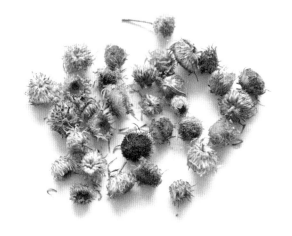

● **传统药膳**

旋覆花粥

原料： 旋覆花、郁金各10克，葱白5根，粳米100克，丹参15克。

制法： 先将旋覆花用布包扎，与丹参、郁金同入砂锅中，加适量水煎煮，取药液约1000毫升，用药液与粳米同煮成粥，待粥熟时，加入葱白，搅和即可。

用法： 早、晚空腹服食。

功效： 活血通络，下气散结。

适用： 气滞血瘀、两肋胀痛、纳差食少等。

蚤休

● 原文

味苦，微寒。主惊痫摇头弄舌，热气在腹中，癫疾，痈疮，阴蚀，下三虫，去蛇毒。一名蚩休。生川谷。

● 今释

别　　名： 草河车、重台草、白甘遂、金钱重楼、土三七。

来　　源： 为百合科植物化重楼、云南重楼或七叶一枝花的根茎。

采收加工： 秋季，挖起根茎，晒或炕干后，撞去粗皮、须根。

性味归经： 苦，微寒；有小毒。归肝经。

功效主治： 清热解毒，消肿止痛，凉肝定惊。主治疔疮痈肿，咽喉肿痛，蛇虫咬伤，跌仆伤痛，惊风抽搐。

用量用法： 3～9克。外用：适量，研末调敷。

使用禁忌： 虚寒证，阴证外疡及孕妇禁服。

● 配伍应用

急性咽喉炎、扁桃体炎、白喉： 均可用蚤休研末吞服；也可配牛胆、苦瓜、冰片研末吹喉。

毒蛇咬伤轻症： 可单用蚤休内服外涂；或与半边莲、半枝莲、白花蛇舌草等同用；**火毒旺者：** 可加配大黄、紫花地丁、野菊花等。

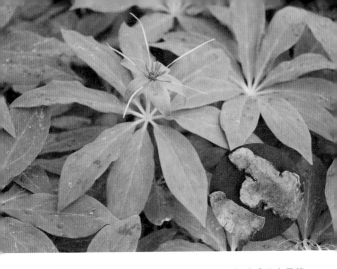

小儿胎风、手足搐搦： 单用蚤休研末服，如（《卫生易简方》）；或与钩藤、蝉蜕、全蝎等同用。

● **传统药膳**

百部蚤休酒

原料： 蚤休、百部各50克，白酒750毫升。

制法： 先将百部、蚤休在锅内稍炒动，再用纱布包，放酒中密封浸泡，30日后可以饮用。

用法： 每日10～20毫升，早、晚分服。

功效： 止咳化痰平喘。

适用： 慢性支气管炎。

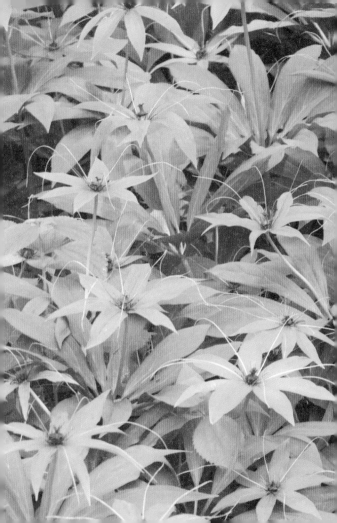

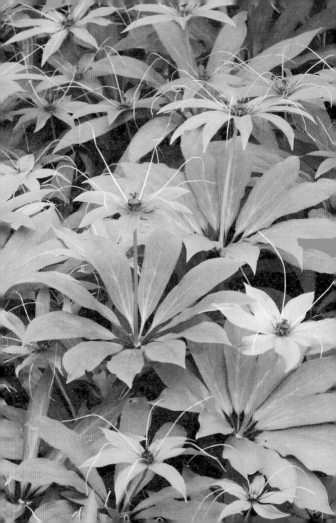

狼毒

● 原文

味辛，平。主逆上气，破积聚，饮食寒热，水气，恶疮，鼠瘘，疽蚀，鬼精蛊毒。杀飞鸟走兽。一名续毒。生山谷。

● 今释

别　　名：红狼毒、绵大戟、一把香、山萝卜、断肠草、红火柴头花。

来　　源：瑞香科狼毒属植物瑞香狼毒的根。

采收加工：秋季采挖，洗净，切片，晒干。

性味归经：辛，平；有毒。归肝、脾经。

功效主治：散结，杀虫。外用于淋巴结结核、皮癣；灭蛆。

用量用法：熬膏外敷。

使用禁忌：不宜与密陀僧同用。

● 配伍应用

睾丸结核：狼毒、核桃、白矾各等量，烧存性，共研细末，每日1次，每次6.5克，开水送服。

皮肤病：取月腺大戟洗净，剥去老皮，切碎，加水煎煮，直至用手一捻即成粉末为止；然后用纱布过滤，药液继续煎煮浓缩至一定黏度，冷后搽布患处，每日或隔日1次。

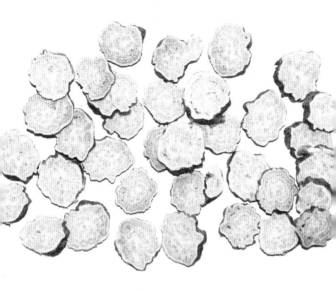

● **传统药膳**

狼毒鸡蛋汤

原料： 狼毒3克，鸡蛋2只。

制作： 将狼毒3克，放入200毫升水中煮后捞出，再打入2只鸡蛋煮熟。

用法： 吃蛋喝汤。

功效： 破积聚癥瘕，下气杀虫，逐水祛痰。

适用： 胃癌、肝癌、肺癌、甲状腺乳头状腺癌等。

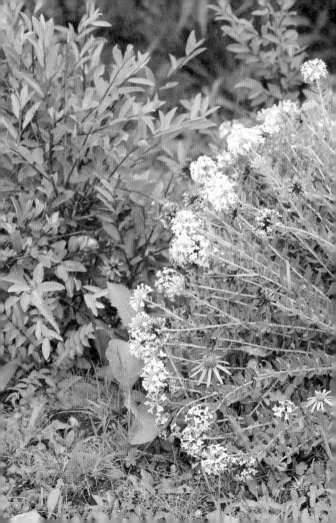

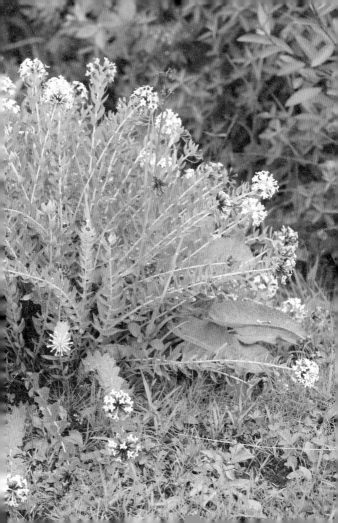

萹蓄

● 原文

味苦，平。主浸淫、疥瘙、疽、痔，杀三虫。一名竹。生山谷。

● 今释

别　　名： 扁竹、竹节草、乌蓼、蚂蚁草。

来　　源： 为蓼科植物萹蓄的地上部分。

采收加工： 夏季采收，晒干，切碎，生用。

性味归经： 苦，微寒。归膀胱经。

功效主治： 利尿通淋，杀虫，止痒。主治热淋涩痛，小便短赤，虫积腹痛，皮肤湿疹，阴痒带下。

用量用法： 9～15克，煎服。鲜品加倍。外用：适量，煎洗患处。

使用禁忌： 无湿热水肿者、体弱津亏者不宜服用。

● 配伍应用

热淋、石淋： 常与木通、瞿麦、车前子同用，如八正散（《和剂局方》）。

血淋： 与大蓟、小蓟、白茅根等同用。

小儿蛲虫、下部痒： 如（《食医心镜》）单味水煎，空腹饮之，还可用本品煎汤，熏洗肛门。

湿疹、湿疮、阴痒等证： 可单味煎水外洗；亦可配伍地肤子、蛇床子、荆芥等煎水外洗。

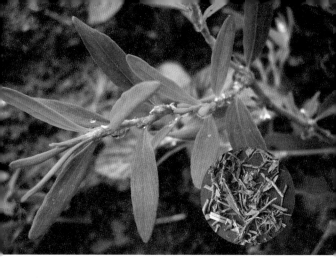

● **传统药膳**

萹蓄粥

原料： 蓄嫩茎叶100克，粳米150克，盐、葱花、素油各适量。

制法： 将蓄去杂洗净，入沸水锅焯一下，捞出洗净切段。油
锅烧热，放入葱花煸香，放入蓄煸炒几下，加入盐炒至入
味，出锅待用。将粳米淘洗干净，放入锅内，加入适量的水
煮至熟，放入炒好的蓄，继续煮至成粥，即可出锅。

用法： 每日早、晚温热服食。

功效： 清热利水通淋，杀虫止痒。

适用： 热淋、白带、小儿烧虫病、蛔虫、疳积等。

商陆

● **原文**

味辛，平。主水胀，疝瘕，痹，熨除痈肿，杀鬼精物。一名根，一名夜呼。生川谷。

● **今释**

别　　名： 山萝卜、水萝卜。

来　　源： 本品为商陆科植物商陆或垂序商陆的干燥根。

采收加工： 秋季至次春采挖，除去须根及泥沙，切成块或片，晒干或阴干。

性味归经： 苦，寒；有毒。归肺、脾、肾、大肠经。

功效主治： 逐水消肿，通利二便；外用解毒散结。主治水肿胀满，二便不通；外治痈肿疮毒。

用量用法： 3~9克，煎服。醋制以降低毒性。外用：适量，煎汤熏洗。

使用禁忌： 孕妇禁用。

● **配伍应用**

水肿臌胀、大便秘结、小便不利的水湿肿满实证： 单用有效；或与鲤鱼、赤小豆煮食；或与泽泻、茯苓皮等同用，如疏凿饮子

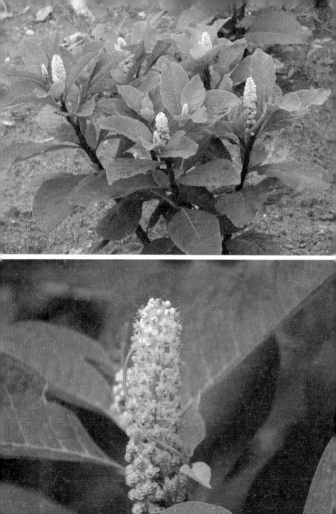

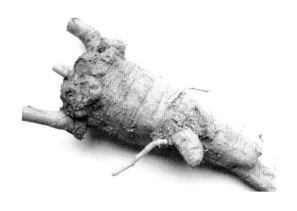

（《济生方》）；亦可将本品捣烂，入麝香少许，贴于脐上，以利水消肿。

疮疡肿毒、痈肿初起者： 可用鲜商陆根，酌加食盐，捣烂外敷。

● **传统药膳**

商陆粥

原料： 商陆5克，粳米50～100克。

制法： 先将商陆用水煎汁，去渣，然后加入粳米煮粥。

用法： 每日或隔日1次。

功效： 通利大小便，利水消肿。

适用： 慢性肾炎水肿、肝硬化腹水等。

商陆粟米粥

原料： 商陆20克，粟米60克。

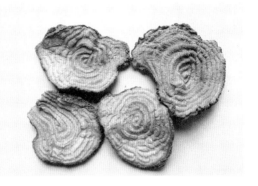

制法： 先用水煮商陆，去渣取汁，同粟米共煮成粥。

用法： 空腹服之，连服数日，水消即止。

功效： 养胃益虚，逐水。

适用： 水肿胀满。

陆豆鲫鱼汤

原料： 商陆、赤小豆各适量，鲫鱼3尾（大者两尾）。

制法： 商陆、赤小豆用清水冲洗，待用。把鲫鱼留鳞去内脏，装入前二药（等份），装满鱼腹扎口，用清水3000毫升煮烂，去鱼及商陆即可。

用法： 饮汤食豆，每2日1次，待肿消止。

功效： 清热解毒，利水填精。

适用： 湿热水肿、小便黄少、尿蛋白多者，以及有肝硬化腹水者。

乌头

● 原文

味辛，温。主中风，恶风洗洗，出汗，除寒湿痹，逆上气，破积聚，寒热，其汁煎之，名射罔，杀禽兽。一名奚毒，一名即子，一名乌喙。生山谷。

● 今释

别　　名：川乌头。

来　　源：为毛茛科植物乌头（栽培品）的块根。

采收加工：夏至小暑间挖出全株，除去地上部茎叶，然后将子根摘下，与母根分开，抖净泥土，晒干。

性味归经：辛、苦，热；有大毒。归心、肝、肾、脾经。

功效主治：祛风除湿，温经止痛。主治风寒湿痹，关节疼痛，心腹冷痛，寒疝作痛及麻醉止痛。

用量用法：1.5～3克，煎服。外用：适量。

使用禁忌：生品内服宜慎；孕妇忌用；不宜与半夏、瓜蒌、瓜蒌子、瓜蒌皮、天花粉、川贝母、浙贝母、平贝母、伊贝母、湖北贝母、白蔹、白及同用。

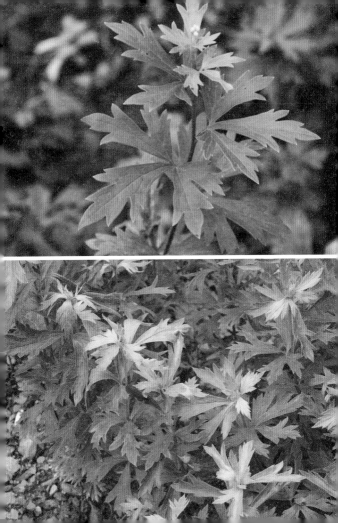

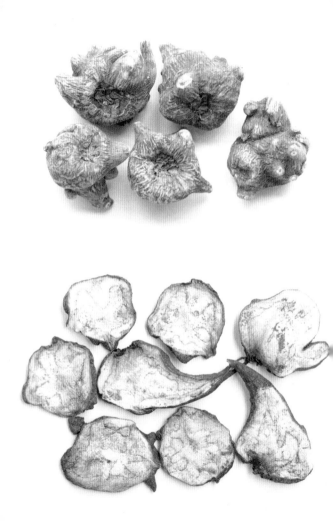

● 配伍应用

寒湿侵袭、历节疼痛、不可屈伸者： 常与麻黄、芍药、甘草等配伍，如乌头汤（《金匮要略》）。

寒湿瘀血留滞经络、肢体筋脉挛痛、关节屈伸不利、日久不愈者： 与草乌、地龙、乳香等同用，如活络丹（《和剂局方》）。

心痛彻背、背痛彻心者： 常配赤石脂、干姜、蜀椒等，如乌头赤石脂丸（《金匮要略》）。

寒疝、绕脐腹痛、手足厥冷者： 多与蜂蜜同煎，如大乌头煎（《金匮要略》）。

跌打损伤、骨折瘀肿疼痛： 多与自然铜、地龙、乌药等同用，如回生续命丹（《跌损妙方》）。古方又常以本品作为麻醉止痛药：多以生品与生草乌并用，配伍羊踯躅、姜黄等内服，如整骨麻药方（《医宗金鉴》）。配生南星、蟾酥等外用，如外敷麻药方（《医宗金鉴》）。

● 传统药膳

川乌红藤酒

原料： 生川乌、川牛膝、生草乌各15克，鸡血藤、葛根各20克，甘草12克，白酒500毫升。

制法： 将各药研粗末，入酒中密封浸泡2周，经常摇动，启封后，去药渣，贮瓶备用。

用法： 每日1次，临睡前饮服10毫升。

功效： 活血、通络、止痛。

适用： 风寒湿痹型风湿性关节炎患者。

附子

● 原文

味辛，温。主风寒咳逆邪气，温中，金疮，破坚、积聚血瘕瘕，寒湿，拘挛膝痛不能行步。生山谷。

● 今释

别　　名： 虎掌、漏篮子、黑附子、熟白附子。

来　　源： 本品为毛茛科植物乌头子根的加工品。

采收加工： 6月下旬至8月上旬采挖，除去母根、须根及泥沙，习称"泥附子"。选择个大、均匀的泥附子，洗净，浸入食用胆巴的水溶液中过夜，再加食盐，继续浸泡，每日取出晒晾，并逐渐延长晒晾时间，直至附子表面出现大量结晶盐粒（盐霜）、体质变硬为止，习称"盐附子"。

性味归经： 辛，甘，大热；有毒。归心、肾、脾经。

功效主治： 回阳救逆，补火助阳，散寒止痛。主治亡阳虚脱，肢冷脉微，心阳不足，胸痹心痛，虚寒吐泻，脘腹冷痛，肾阳虚衰，阳痿宫冷，阴寒水肿，阳虚外感，寒湿痹痛。

用量用法： 3～15克，先煎，久煎。

使用禁忌： 孕妇慎用；不宜与半夏、瓜蒌、瓜蒌子、瓜蒌皮、天花粉、川贝母、浙贝母、平贝母、伊贝母、湖北贝母、白蔹、白及同用。生品外用，内服须炮制。

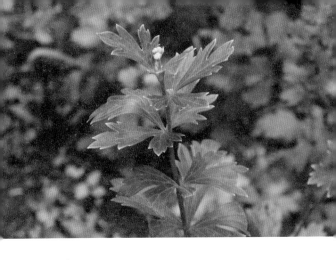

● **配伍应用**

吐利汗出、发热恶寒、四肢拘急、手足厥冷，或大汗、大吐、大泻所致亡阳证：常与干姜、甘草同用，如四逆汤（《伤寒论》）。

亡阳兼气脱者：本品能回阳救逆，人参能大补元气，二者同用，如参附汤（《正体类要》）。

寒邪入里、直中三阴而见四肢厥冷、恶寒蜷卧、吐泻腹痛、脉沉迟无力或无脉者：可与干姜、肉桂、人参同用，如回阳急救汤（《伤寒六书》）。

肾阳不足、命门火衰所致阳痿滑精、宫寒不孕、腰膝冷痛、夜尿频多者：配肉桂、山茱萸、熟地黄等，如右归丸（《景岳全书》）。

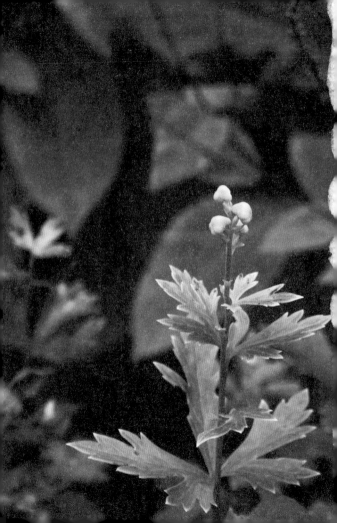

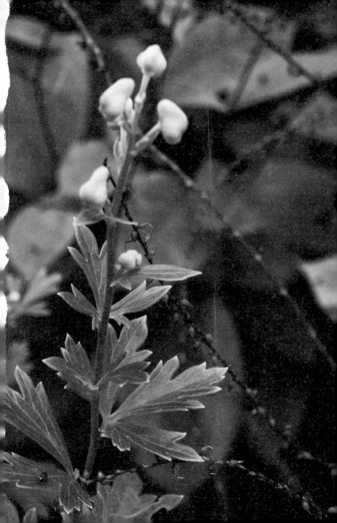

脾肾阳虚、寒湿内盛所致脘腹冷痛、大便溏泻等： 配党参、白术、干姜等，如附子理中汤（《和剂局方》）。

脾肾阳虚、水气内停所致小便不利、肢体浮肿者： 与茯苓、白术等同用，如真武汤（《伤寒论》）。

心阳衰弱、心悸气短、胸痹心痛者： 可与人参、桂枝等同用。

阳虚兼外感风寒者： 常与麻黄、细辛同用，如麻黄附子细辛汤（《伤寒论》）。

寒痹痛剧者： 常与桂枝、白术、甘草同用，如甘草附子汤（《伤寒论》）。

● 传统药膳

附子补阳粥

原料： 炮附子3～10克，干姜3克，粳米100克，红糖、葱白各适量。

制法： 先将炮附子、干姜两药捣细，过箩为末，与粳米同煮为粥，粥熟后加入葱白、红糖调味。

用法： 每日2次，温热服食，一般3～5日为1个疗程。

功效： 补阳温中，散寒止痛。

适用： 肾阳不足、命门火衰所致畏寒肢冷、阳痿尿频，以及脾阳不振、脘腹冷痛、大便溏泄、冷痢等。

附子茯苓粥

原料： 制附子6克，茯苓20克，粳米60克。

制法： 先将附子煎煮30～50分钟，取汁，加入茯苓、粳米煮粥。

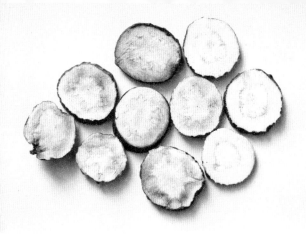

用法： 分早、晚餐食用。

功效： 温阳利水，化湿止泻。

适用： 阳痿尿频、脘腹冷痛。

附子酒

原料： 生附子片30克，白酒250毫升。

制法： 先将附子片捣粗末，入白酒中浸泡，春、冬5日，夏、秋3日。

用法： 每日1次，每次10～15毫升。

功效： 壮阳，散寒，通络。

适用： 阳虚怕冷、腰痛、胀满等。

射干

● 原文

味苦，平。主逆上气，喉闭，咽痛，不得消息，散结气，腹中邪逆，食饮大热。一名乌扇，一名乌蒲。生川谷。

● 今释

别　　名：黄远、乌扇、扁竹、剪刀草。

来　　源：本品为鸢尾科植物射干的干燥根茎。

采收加工：春初刚发芽或秋末茎叶枯萎时采挖，除去须根及泥沙，干燥。

性味归经：苦，寒。归肺经。

功效主治：清热解毒，消痰，利咽。主治热毒痰火郁结，咽喉肿痛，痰涎壅盛，咳嗽气喘。

用量用法：3～10克，煎服。

使用禁忌：病无实热、脾虚便溏及孕妇禁服。

● 配伍应用

热毒痰火郁结、咽喉肿痛：可单用本品，如射干汤（《圣济总录》）；或与升麻、甘草等同用。

外感风热、咽痛音哑：常与荆芥、连翘、牛蒡子同用。

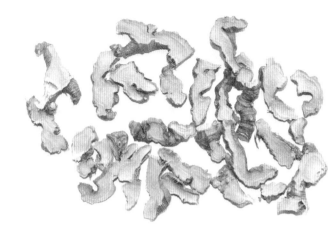

肺热咳喘、痰多而黄：常与桑白皮、马兜铃、桔梗等同用。

寒痰咳喘、痰多清稀：与麻黄、细辛、生姜、半夏等配伍，如射干麻黄汤（《金匮要略》）。

● **传统药膳**

射干桔梗汤

  原料：射干、胖大海各9克，桔梗5克。

  制法：水煎取药汁。

  用法：每日1剂，分2次服。

  功效：润喉利咽，解毒。

  适用：慢性咽炎。

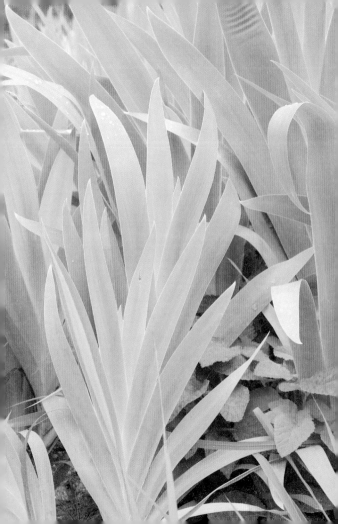

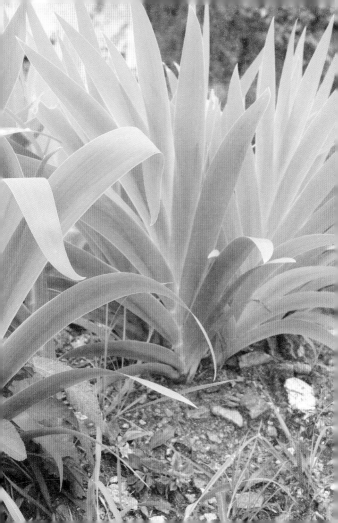

假苏

● **原文**

味辛，温。主寒热，鼠瘘、瘰疬，生疮，破结聚气，下瘀血，除湿痹。一名鼠。生川泽。

● **今释**

别　　名：荆芥。

来　　源：本品为唇形科植物荆芥的干燥地上部分。

采收加工：夏、秋二季花开到顶、穗绿时采割，除去杂质，晒干。

性味归经：辛，微温。归肺、肝经。

功效主治：解表散风，透疹，消疮。主治感冒，头痛，麻疹，风疹，疮疡初起。

用量用法：5～10克，煎服。

使用禁忌：表虚自汗、阴虚头痛者忌服。

● **配伍应用**

风寒感冒、恶寒发热、头痛无汗者：常与防风、羌活、独活等同用，如荆防败毒散（《摄生众妙方》）。

风热感冒、发热头痛者：每与辛凉解表药银花、连翘、薄荷等配伍，如银翘散（《温病条辨》）。

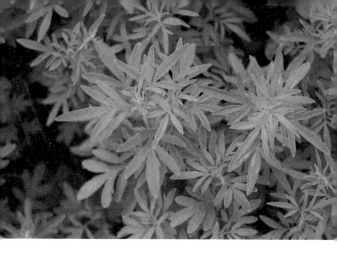

表邪外束、麻疹初起、疹出不畅： 常与蝉蜕、薄荷、紫草等同用。

风疹瘙痒： 配伍苦参、防风、白蒺藜等。

偏于风寒者： 常配伍羌活、川芎、独活等；偏于风热者：每与银花、连翘、柴胡等配伍。

血热妄行之吐血、衄血： 常配伍生地黄、白茅根、侧柏叶等。

血热便血、痔血： 每与地榆、槐花、黄芩炭等同用。

妇女崩漏下血： 可配伍棕榈炭、莲房炭等。

● **传统药膳**

> **荆芥防风粥**

  原料：荆芥10克，薄荷5克，淡豆豉8克，防风12克，白糖20

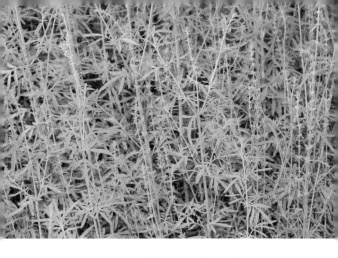

克，粳米80克。

制法： 将荆芥、防风、薄荷、豆豉去净灰渣，入沙罐煎沸
6～7分钟，取汁去渣。再将粳米淘洗干净，入铝锅加清水煮
粥，待粥熟时，倒入药汁，同煮成稀粥，加白糖即成。

用法： 每日2次，每次适量，2～3日为1个疗程。

功效： 祛风散寒，发汗解表，利咽，退热除烦。

适用： 伤风感冒、发热恶寒、头痛、咽痛、心烦等。

荆芥桔梗粥

原料： 荆芥9克，桔梗12克，甘草6克，粳米60克。

制法： 荆芥、桔梗、甘草煎浓汁，取汁入粳米共煮粥。

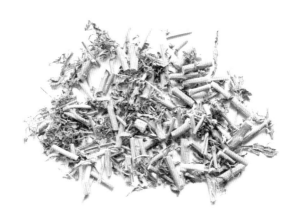

用法： 每日1次，可常服。

功效： 疏风解表，润肺利咽。

适用： 伤风感冒、发热恶寒、咽痒咽痛等。

薄荷荆芥茶

原料： 荆芥、薄荷各10克。

制法： 先将薄荷叶、荆芥去杂，清水洗净，用刀切碎，沥干水。把薄荷、荆芥碎末放入水杯中，用刚刚煮的1000毫升开水冲泡，加盖盖严，自然冷却后，即可饮用。

用法： 代茶频饮。

功效： 发汗解表，清利咽喉。

适用： 外感风热、风热型感冒患者。

积雪草

● **原文**

味苦，寒。主大热，恶疮、痈疽、浸淫、赤皮肤赤，身热。生川谷。

● **今释**

别　　名：落得打、崩大碗。

来　　源：本品为伞形科植物积雪草的干燥全草。

采收加工：夏、秋二季采收，除去泥沙，晒干。

性味归经：苦、辛，寒。归肝、脾、肾经。

功效主治：清热利湿，解毒消肿。主治湿热黄疸，中暑腹泻，石淋血淋，痈肿疮毒，跌仆损伤。

用量用法：15～30克。鲜品加倍。

使用禁忌：虚寒者不宜。

● **配伍应用**

扁桃腺炎：鲜积雪草30克，捣烂，绞取自然汁，频频含嗽。

带状疱疹：鲜积雪草捣烂，绞取自然汁，和适量生糯米擂如糊状，涂抹患处。

尿道结石：积雪草适量，煎水服。

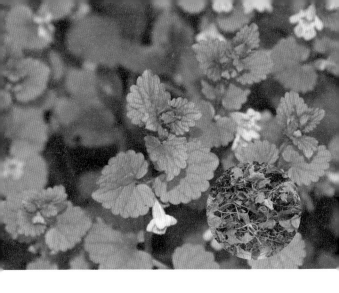

小儿暑疖： 鲜积雪草30～60克，水煎，加冰糖代茶饮。

● **传统药膳**

积雪草煮猪肉

原料： 积雪草90克，瘦猪肉50克。

制法： 将上2味同煎1小时，煮熟。

用法： 分2次服，连服数日。

功效： 祛风，清热。

适用： 肺热咳嗽、咽痛。

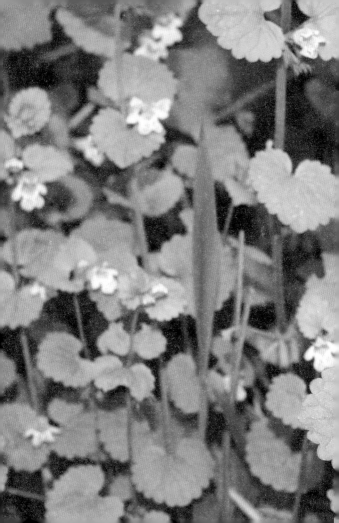

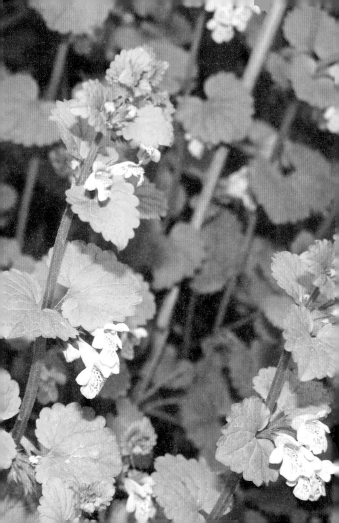

皂荚

● 原文

味辛，咸，温。主风痹死肌，邪气风头，泪出，利九窍，杀精物。生川谷。

● 今释

别　　名：皂角、猪牙皂。

来　　源：为豆科植物皂荚的果实或不育果实。前者称皂荚，后者称猪牙皂。

采收加工：全年可用刀砍下棘刺或切片晒干。

性味归经：辛、咸，温。有小毒。归肺、大肠经。

功效主治：祛顽痰，通窍开闭，祛风杀虫。主治顽痰阻肺，咳喘痰多，中风，痰厥，癫痫，喉痹痰盛。

用量用法：1～1.5克，研末服；亦可入汤剂，1.5～5克。外用：适量。

使用禁忌：孕妇、气虚阴亏及有出血倾向者忌用。

● 配伍应用

咳喘痰多者：配麻黄、猪胆汁制成片剂服用。

中风、痰厥、癫痫、喉痹等痰涎壅盛、关窍阻闭者：配细辛共研

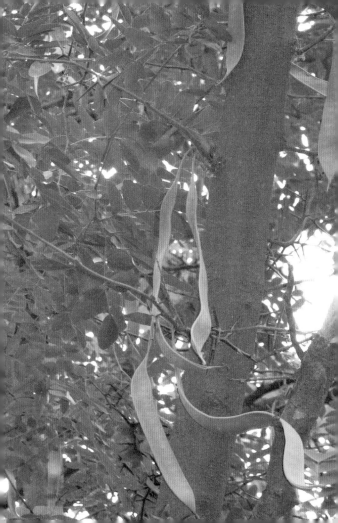

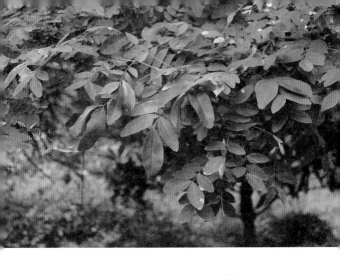

为散，吹鼻取嚏，即通关散（《丹溪心法附余》）；或配明矾为散，温水调服，涌吐痰涎，而达豁痰开窍醒神之效，即稀涎散（《传家秘宝》）。

● 传统药膳

皂角肚

原料： 皂角30克，猪肚1个。

制法： 将皂角放入猪肚内，煮熟。

用法： 去皂角食之。

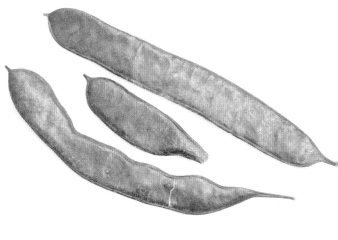

功效： 祛风止痒。

适用： 疥痒。

皂荚糖浆

原料： 皂荚60克，白糖30克。

制法： 皂荚为末，水煎沸15分钟，取汁纳白糖，装瓶250毫升。

用法： 每次10毫升，每日2次，徐徐下咽，未愈更作。

功效： 祛痰平喘。

适用： 咳嗽、胸肋支满、吐浊痰等。

麻黄

● **原文**

味苦，温。主中风、伤寒头痛，瘟疟，发表出汗，去邪热气，止逆上气，除寒热，破坚积聚。一名龙沙。生山谷。

● **今释**

别　　名： 龙沙、狗骨、卑相、卑盐。

来　　源： 本品为麻黄科植物草麻黄、中麻黄或木贼麻黄的干燥草质茎。

采收加工： 秋季采割绿色的草质茎，晒干。

性味归经： 辛，微苦，温。归肺、膀胱经。

功效主治： 发汗散寒，宣肺平喘，利水消肿。主治风寒感冒，胸闷喘咳，风水浮肿。蜜麻黄润肺止咳。多用于表证已解，气喘咳嗽。

用量用法： 2～10克，煎服。发汗解表宜生用，止咳平喘多炙用。

使用禁忌： 本品发汗力较强，故表虚自汗及阴虚盗汗，由于肾不纳气的虚喘者均应慎用。

● **配伍应用**

风寒外郁、腠理闭密无汗的外感风寒表实证： 每与桂枝相须为用，如麻黄汤（《伤寒论》）。

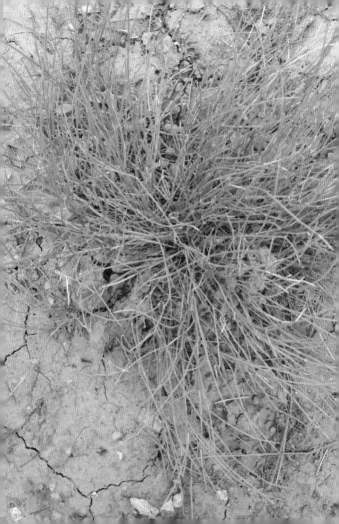

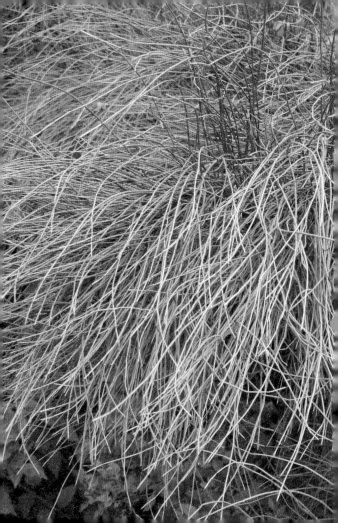

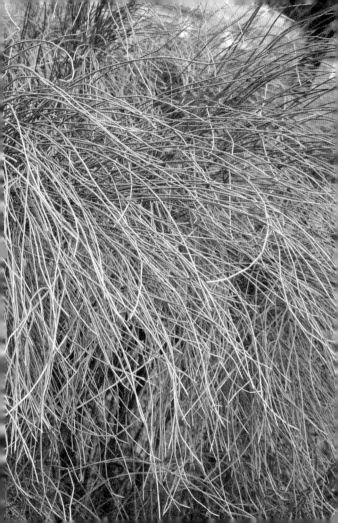

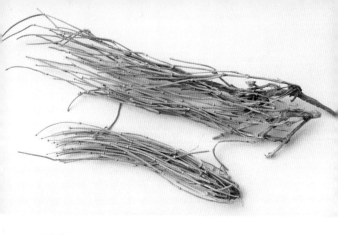

风寒外束、肺气壅遏的喘咳实证： 常配伍杏仁、甘草，如三拗汤（《和剂局方》）。

寒痰停饮、咳嗽气喘、痰多清稀者： 常配伍细辛、干姜、半夏等，如小青龙汤（《伤寒论》）。

肺热壅盛、高热喘急者： 每与石膏、杏仁、甘草配用，以清肺平喘，如麻杏甘石汤（《伤寒论》）。

风邪袭表、肺失宣降的水肿、小便不利兼有表证者： 每与甘草同用，如甘草麻黄汤（《金匮要略》）。如再配伍生姜、白术等，则疗效更佳，如（《金匮要略》）越婢加术汤。

● 传统药膳

麻黄蒸萝卜

原料： 白萝卜250克，麻黄5克，蜂蜜30克。

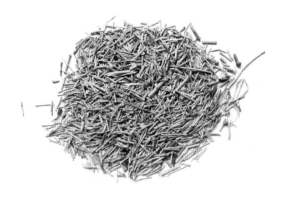

制法： 白萝卜洗净，切片，放入大瓷碗内，倒入蜂蜜及麻黄，隔水蒸30分钟即成。

用法： 每日1次，趁热饮服。

功效： 清热解毒，消炎。

适用： 风寒犯肺型慢性支气管炎。

麻桂酒

原料： 麻黄、桂枝、制川乌各15克，鸡血藤、当归各20克，50°白酒1500毫升。

制法： 将上药平均分为3包，每包用500毫升白酒浸泡7日。

用法： 每次服10毫升，每日2次，10日为1个疗程。

功效： 祛风通络。

适用： 寒湿痹症。

楝实

● 原文

味苦，寒。主温疾、伤寒大热，烦狂，杀三虫，疥疡，利小便水道。生山谷。

● 今释

别　　名： 川楝子、金铃子。

来　　源： 为楝科植物川楝的果实。

采收加工： 冬季果实成熟、果皮黄色时采收，晒干。

性味归经： 苦，寒；有小毒。归肝、小肠、膀胱经。

功效主治： 舒肝泄热，行气止痛，杀虫。主治肝郁化火，胸胁、脘腹胀痛，疝气疼痛，虫积腹痛。

用量用法： 5～10克，煎服。外用：适量，研末调涂。

使用禁忌： 脾胃虚寒者忌服。

● 配伍应用

肝郁气滞或肝郁化火胸腹诸痛： 每与延胡索配伍，如金铃子散（《素问病机气宜保命集》）。

肝胃气痛： 与延胡索同用，或以金铃子散与四逆散合用。

热疝： 可配延胡索、香附、橘核等；寒疝腹痛：则宜配暖肝散寒之品小茴香、木香、吴茱萸等，如导气汤（《医方简义》）。

蛔虫等引起的虫积腹痛： 与槟榔、使君子等同用。

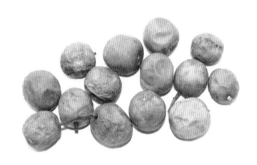

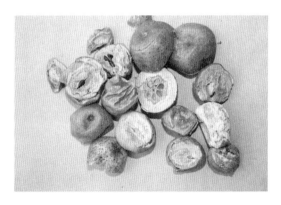

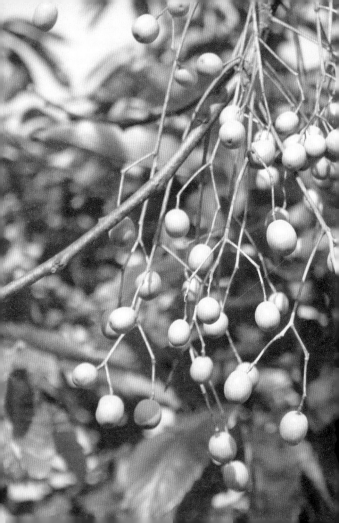

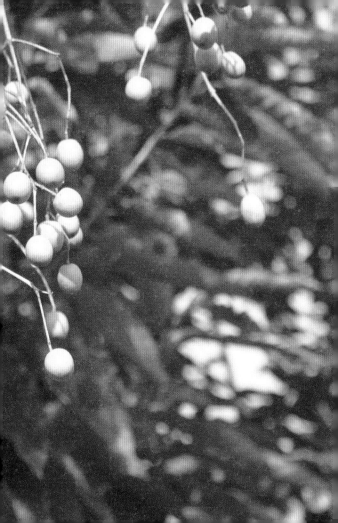

桐叶

● **原文**

味苦，寒。主恶蚀疮，著阴。皮，主五痔，杀三虫。花，主傅猪疮。饲猪肥大三倍。生山谷。

● **今释**

别　　名：白桐叶。

来　　源：为玄参科植物泡桐或毛泡桐的叶。

采收加工：夏、秋叶繁茂时采收，多鲜用。

性味归经：苦、寒。归心、肝经。

功效主治：清热解毒，化瘀止血。主治痈疽，疗疮，创伤出血。

用量用法：15～30克，煎服。外用：适量，以醋蒸贴、捣敷或捣汁涂。

● **配伍应用**

无名肿毒：单用本品，捣敷。

流行性腮腺炎：泡桐花12克，水煎去渣，冲白糖服。

● **传统药膳**

　　胡桐叶茶

　　　　原料：胡桐叶10克。

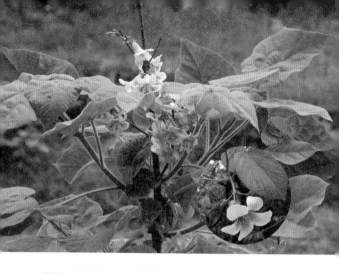

制法： 洗净切碎晒干，沸水泡。

用法： 代茶频饮。

功效： 清凉降压。

适用： 高血压。

泡桐花糖水

原料： 泡桐花24克，白糖30克。

制法： 水煎泡桐花，取液冲白糖。

用法： 顿饮，连服3～5剂。

功效： 清热解毒。

适用： 腮腺炎（痄腮）。

半夏

● 原文

味辛，平。主伤寒寒热心下坚，下气，喉咽肿痛，头眩，胸胀逆，肠鸣，止汗。一名地文，一名水玉。生川谷。

● 今释

别　　名：地文、守田、水玉、示姑。

来　　源：本品为天南星科植物半夏的干燥块茎。

采收加工：夏、秋二季采挖，洗净，除去外皮及须根，晒干。

性味归经：辛、温；有毒。归脾、胃、肺经。

功效主治：燥湿化痰，降逆止呕，消痞散结。主治湿痰寒痰，咳喘痰多，痰饮眩悸，风痰眩晕，痰厥头痛，呕吐反胃，胸脘痞闷，梅核气；外治痈肿痰核。

用量用法：3～9克，内服一般炮制后使用。外用：适量，磨汁涂或研末以酒调敷患处。

使用禁忌：不宜与川乌、制川乌、草乌、制草乌、附子同用；生品内服宜慎。

● 配伍应用

痰湿壅滞之咳喘声重、痰白质稀者：常与陈皮、茯苓同用，如二

626 ｜ 627　神农本草经速认速查小红书　　　　半夏

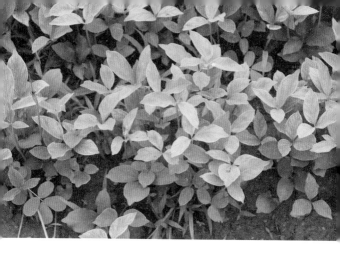

陈汤（《和剂局方》）。

湿痰上犯清阳之头痛、眩晕、甚则呕吐痰涎者：则配天麻、白术以化痰息风，如半夏白术天麻汤（《古今医鉴》）。

痰饮或胃寒所致的胃气上逆呕吐：常与生姜同用，如小半夏汤（《金匮要略》）；胃热呕吐：配黄连；胃阴虚呕吐：配石斛、麦冬；胃气虚呕吐：配人参、白蜜，如大半夏汤（《金匮要略》）。

痰热阻滞致心下痞满者：常配干姜、黄连、黄芩以苦辛通降，开痞散结，如半夏泻心汤（《伤寒论》）。

痰热结胸：配瓜蒌、黄连，如小陷胸汤（《伤寒论》）。

梅核气、气郁痰凝者：配紫苏、厚朴、茯苓等，以行气解郁、化痰散结，如半夏厚朴汤（《金匮要略》）。

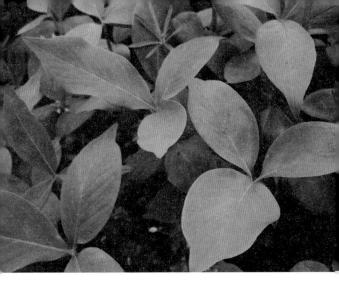

瘰疬痰核： 常配昆布、海藻、贝母等。

痈疽发背、无名肿毒初起或毒蛇咬伤： 可生品研末调敷或鲜品捣敷。

● **传统药膳**

　半夏小米粥

　　原料： 半夏5克，小米15克。

　　制法： 将半夏、小米洗净一同加水煮粥。

　　用法： 早、晚餐食用。

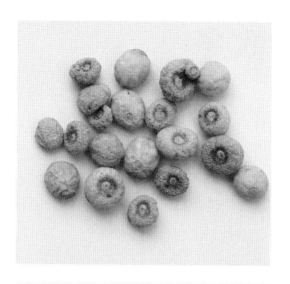

功效： 和胃安神。

适用： 胃气不和、呕恶上逆、间断型失眠伴有噩梦者。

半夏山药粥

原料： 半夏6克，山药粉30克，粳米60克，白糖适量。

制法： 将半夏放入砂锅加水煎煮半小时，去渣留汁，加入粳米煮至米开花，加入山药粉，拌匀继续煮成粥加白糖即成。

用法： 空腹服食。

功效： 燥湿化痰。

适用： 咳嗽声重、咳痰量多兼胃气上逆恶心者。

款冬

● 原文

味辛，温。主逆上气善喘，喉痹，诸惊痫寒热邪气。一名吾，一名颗冻，一名虎须，一名菟奚。生山谷。

● 今释

别　　名：冬花、款冬花。

来　　源：本品为菊科植物款冬的干燥花蕾。

采收加工：12月或地冻前当花尚未出土时采挖，除去花梗及泥沙，阴干。

性味归经：辛、微苦，温。归肺经。

功效主治：润肺下气，止咳化痰。主治新久咳嗽，喘咳痰多，劳嗽咳血。

用量用法：5～10克，煎服。外感暴咳宜生用，内伤久咳宜炙用。

使用禁忌：恶皂角、硝石、玄参，畏贝母、辛夷、麻黄、黄芪、黄芩、黄连、青葙。肺火盛者慎服。

● 配伍应用

咳嗽偏寒：可与干姜、紫菀、五味子同用，如款冬煎（《千金方》）。

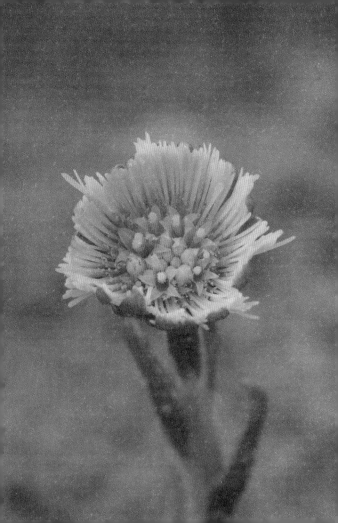

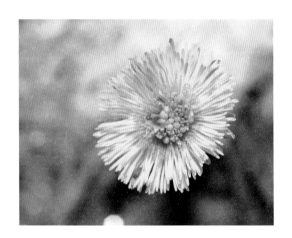

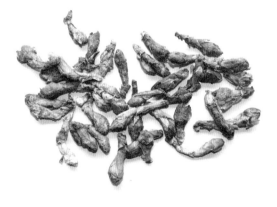

款冬

肺热咳喘： 可与知母、桑叶、川贝母同用，如款冬花汤（《圣济总录》）。

肺气虚弱、咳嗽不已： 与人参、黄芪同用。

阴虚燥咳： 与沙参、麦冬同用。

喘咳日久痰中带血： 常与百合同用，如百花膏（《济生方》）。

肺痈咳吐脓痰者： 也可与桔梗、薏苡仁等同用，如款花汤（《疮疡经验全书》）。

● 传统药膳

款冬花茶

原料： 款冬花、紫菀各6克，茶叶3克。

制法： 用开水冲泡上三物，加盖片刻即可。

用法： 每日1剂，不拘时代茶饮。

功效： 祛痰止咳。

适用： 感冒痰多、咳嗽者。

款冬花粥

原料： 款冬花50克，粳米100克，蜂蜜20克。

制法： 粳米淘洗干净，用冷水浸泡半小时，捞出，沥干水分，将款冬花择洗干净，取锅加入冷水、粳米，先用大火煮沸，加入款冬花，改用小火续煮至粥成，加入蜂蜜调味即可。

用法： 早餐食用。

功效： 祛咳化痰，提高免疫力。

适用： 感冒痰多。

牡丹皮

● 原文

味辛，寒。主寒热，中风、痉、惊、痫邪气，除坚，瘀血留舍肠胃，安五脏，疗痈疮。一名鹿韭，一名鼠姑。生山谷。

● 今释

别　名： 丹皮、木芍药、粉丹皮、条丹皮、洛阳花。

来　源： 本品为双子叶植物毛茛科牡丹的干燥根皮。

采收加工： 秋季采挖根部，除去细根，剥取根皮，迅速洗净，润后切薄片，晒干，置通风干燥处。

性味归经： 苦、辛，微寒。归心、肝、肾经。

功效主治： 清热凉血，活血化瘀。主治热入营血，温毒发斑，吐血衄血，夜热早凉，无汗骨蒸，经闭痛经，跌仆伤痛，痈肿疮毒。

用量用法： 6～12克，煎服。清热凉血宜生用，活血祛瘀宜酒炙用。

使用禁忌： 孕妇慎用。

● 配伍应用

温病热入营血、迫血妄行所致发斑、吐血、衄血： 可与水牛角、生地黄、赤芍等同用。

温毒发斑： 可与栀子、大黄、黄芩等同用，如牡丹汤（《圣济总录》）。

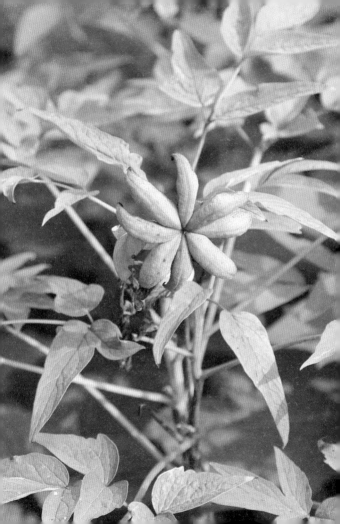

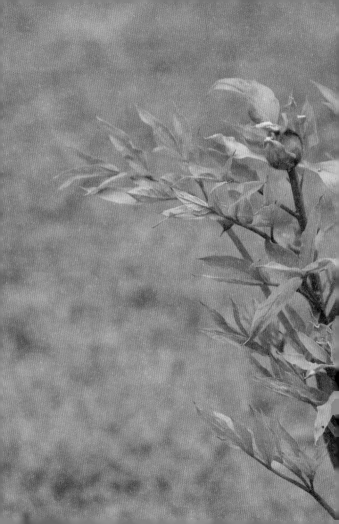

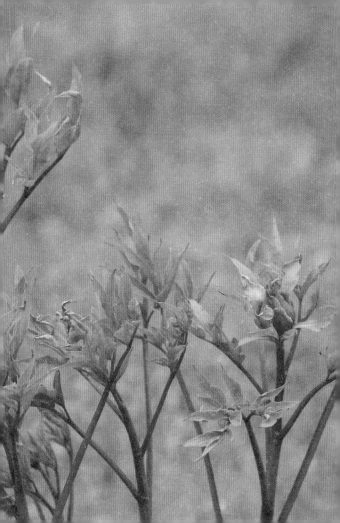

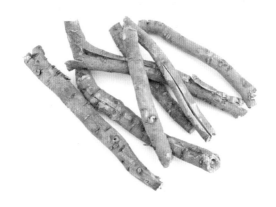

血热吐衄： 可与生地黄、大蓟、茜草根等同用，如十灰散（《十药神书》）。

阴虚血热吐衄： 可与生地黄、栀子等同用，如滋水清肝饮（《医宗己任编》）。

无汗骨蒸： 常与鳖甲、知母、生地黄等同用，如青蒿鳖甲汤（《温病条辨》）。

血滞经闭、痛经： 可与桃仁、川芎、桂枝等同用，如桂枝茯苓丸（《金匮要略》）。

跌打伤痛： 可与红花、乳香、没药等配伍，如牡丹皮散（《证治准绳》）。

火毒炽盛、痈肿疮毒： 可与大黄、白芷、甘草等同用，如将军散（《本草汇言》）。

瘀热互结之肠痈初起： 与大黄、桃仁、芒硝等同用，如大黄牡丹皮汤（《金匮要略》）。

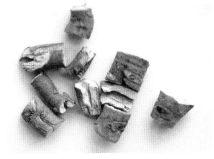

● **传统药膳**

丹皮槐花柏叶粥

原料： 丹皮10克，槐花10克，侧柏叶15克，粳米100克，冰糖6克。

制法： 将槐花、柏叶、丹皮加水煮30分钟去渣，再入粳米，待米半熟时入冰糖，至熟食用。

用法： 每日1次，连服10日。

功效： 凉血，生发。

适用： 血热型脱发。

牡丹桃仁莲藕汤

原料： 牡丹皮15克，桃仁10克，藕250克，红糖适量。

制法： 将藕洗净，切成1厘米左右薄块；丹皮、桃仁加水适量，煮半小时，入藕块再煮10分钟，加红糖及调味品少许。

用法： 吃藕喝汤，每日1次。

功效： 养阴凉血，活血逐瘀。

适用： 产后血瘀发热。

防己

● 原文

味辛，平。主风寒温疟，热气诸痫，除邪、利大小便。一名解离。生川谷。

● 今释

别　　名：粉防己、汉防己、粉寸己、土防己。

来　　源：本品为防己科植物粉防己的干燥根。

采收加工：秋季采挖，洗净，除去粗皮，晒至半干，切段，个大者再纵切，干燥。

性味归经：苦，寒。归膀胱、肺经。

功效主治：祛风止痛，利水消肿。主治风湿痹痛，水肿脚气，小便不利，湿疹疮毒。

用量用法：5～10克，煎服。

使用禁忌：阴虚而无湿热者慎服。

● 配伍应用

风湿痹证湿热偏盛、肢体酸重、关节红肿疼痛及湿热身痛者：常与滑石、薏苡仁、蚕沙、栀子等配伍，如宣痹汤（《温病条辨》）。

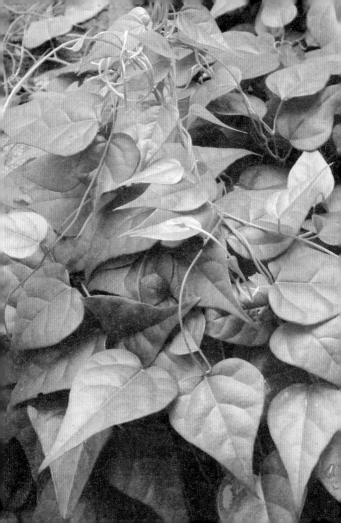

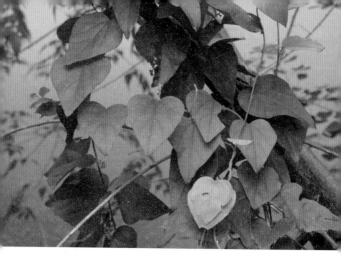

风寒湿痹、四肢挛急者：与麻黄、肉桂、茯苓等同用，如防己饮（《圣济总录》）。

风水脉浮、身重汗出恶风者：常与黄芪、白术、甘草等配伍，如防己黄芪汤（《金匮要略》）。

一身悉肿、小便短少者：与茯苓、黄芪、桂枝等同用，如防己茯苓汤（《金匮要略》）。

湿热腹胀水肿：与椒目、葶苈子、大黄合用，即己椒苈黄丸（《金匮要略》）。

湿疹疮毒：可与苦参、金银花等配伍。

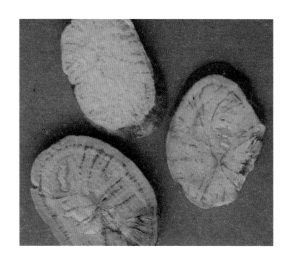

● **传统药膳**

桑枝防己薏苡粥

原料： 桑枝30克，防己12克，薏苡仁50克，赤小豆60克，红糖适量。

制法： 将全部药、豆洗净，一起放入砂锅内，先大火后小火，煮至赤小豆成粥即弃桑枝、防己，加红糖后可供食用。

用法： 早餐食用。

功效： 清热利湿，消肿，宣通经络。

适用： 风湿热痹症、类风湿性关节炎、小便短赤、暑日湿热等。

黄芩

● 原文

味苦，平。主诸热，黄疸，肠泄痢，逐水，下血闭，恶疮疽蚀，火疡。一名腐肠。生川谷。

● 今释

别　　名：条芩、山麻子、黄金条、山菜根、香水水草、黄金条根。

来　　源：本品为唇形科植物黄芩的干燥根。

采收加工：春、秋二季采挖，除去须根及泥沙，晒后撞去外皮，晒干。

性味归经：苦，寒。归肺、胆、脾、大肠、小肠经。

功效主治：清热燥湿，泻火解毒，止血，安胎。主治湿温、暑湿，胸闷呕恶，湿热痞满，泻痢，黄疸，肺热咳嗽，高热烦渴，血热吐衄，痈肿疮毒，胎动不安。

用量用法：3～10克，煎服。清热多生用，安胎多炒用，清上焦热可酒炙用，止血可炒炭用。

使用禁忌：脾肺虚热者忌之。

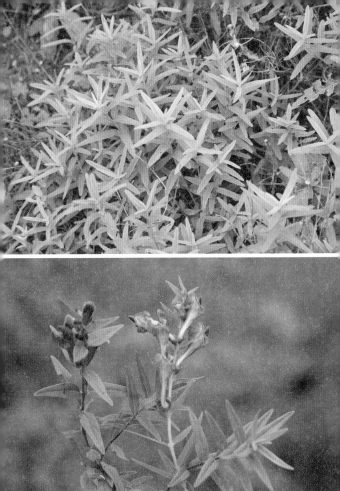

● **配伍应用**

湿温、暑湿证、湿热阻遏气机而致胸闷恶心呕吐、身热不扬、舌苔黄腻者： 常与滑石、白豆蔻、通草等同用，如黄芩滑石汤（《温病条辨》）。

湿热中阻、痞满呕吐： 配黄连、干姜、半夏等，如半夏泻心汤（《伤寒论》）。

大肠湿热之泄泻、痢疾： 与黄连、葛根等同用，如葛根黄芩黄连汤（《伤寒论》）。

肺热壅遏所致咳嗽痰稠： 可单用，如清金丸（《丹溪心法》）。

肺热咳嗽气喘： 配苦杏仁、桑白皮、苏子，如清肺汤（《万病回春》）。

肺热咳嗽痰多： 配法半夏，如黄芩半夏丸（《袖珍方大全》）。

外感热病、中上焦热盛所致之高热烦渴、面赤唇燥、尿赤便秘、苔黄脉数者： 配薄荷、栀子、大黄等，如凉膈散（《和剂局方》）。

火毒炽盛迫血妄行之吐血、衄血等证： 常配大黄用，如大黄汤（《圣济总录》）。

血热便血： 与地榆、槐花同用。

崩漏： 与当归同用，如子芩丸（《古今医鉴》）。

火毒炽盛之痈肿疮毒： 常与黄连、黄柏、栀子配伍，如黄连解毒汤（《外台秘要》）。

热毒壅滞痔疮热痛： 常与黄连、大黄、槐花等同用。

血热胎动不安： 可与生地黄、黄柏等同用，如保阴煎（《景岳全书》）。

气虚血热胎动不安： 配白术同用，如芩术汤（《医学入门》）。

肾虚有热胎动不安： 配熟地黄、续断、人参等同用，如泰山磐石散（《景岳全书》）。

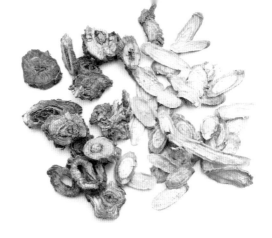

● **传统药膳**

绿茶黄芩汤

原料： 黄芩12克，罗汉果15克，甘草、绿茶各3克。

制法： 将黄芩、罗汉果、甘草放入砂锅中，加清水500毫升，小火煎药至水剩一半时。把茶叶放保温瓶中，将煎好的药汁倒入保温瓶中沏茶，盖好保温瓶盖。向药锅中加清水500毫升，如前次一样再煎一次，把药汁也倒入保温瓶中沏茶，盖好瓶盖，去药渣。

用法： 佐餐食用。

功效： 泻火解毒，清热燥湿。

适用： 咽炎、咳嗽。

地榆

● **原文**

味苦，微寒。主妇人乳痛，七伤，带下病，止痛，除恶肉，止汗，疗金疮。生山谷。

● **今释**

别　　名： 玉豉、酸赭。

来　　源： 蔷薇科植物地榆的根。

采收加工： 春、秋季采挖，除去须根，洗净，干燥；或趁鲜切片，干燥。生用或炒炭用。

性味归经： 苦、酸、涩，微寒。归肝、大肠经。

功效主治： 凉血止血，解毒敛疮。主治便血，痔血，血痢，崩漏，水火烫伤，痈肿疮毒。

用量用法： 9～15克，煎服。外用：适量，研末涂敷患处。

使用禁忌： 本品性寒酸涩，凡虚寒性便血、下痢、崩漏及出血有瘀者慎用。

● **配伍应用**

便血因于热甚者： 常配伍生地黄、白芍、黄芩、槐花等，如约营煎（《景岳全书》）。

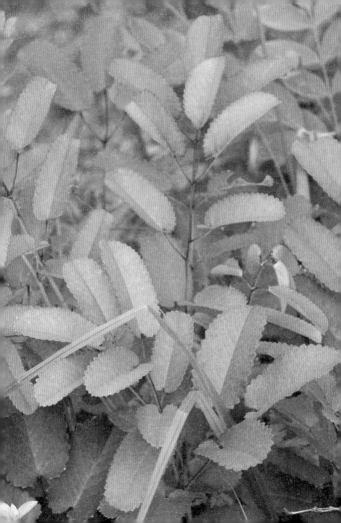

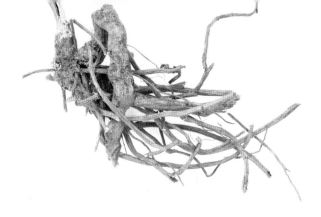

痔疮出血、血色鲜红者： 常与槐角、防风、黄芩、枳壳等配伍，如槐角丸（《和剂局方》）。

血热甚、崩漏量多色红、兼见口燥唇焦者： 可与生地黄、黄芩、牡丹皮等同用，如治崩极验方（《女科要旨》）。

血痢不止者： 常与甘草同用，如地榆汤（《圣济总录》）。

水火烫伤： 可单味研末麻油调敷；或配大黄粉；或配黄连、冰片研末调敷。

湿疹及皮肤溃烂： 可以本品浓煎外洗；或用纱布浸药外敷；亦可配煅石膏、枯矾研末外掺患处。

● 传统药膳

地榆黄酒

原料： 地榆60克，黄酒适量。

制法： 将地榆研成细末，用黄酒煎服。

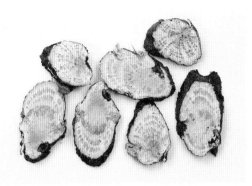

用法： 每日2次，每次饮服10～30毫升。

功效： 清热凉血。

适用： 月经过多或过期不止、经色深红、质稠有块、腰腹胀痛、心烦口渴等。

地榆粥

原料： 地榆20克，大米100克，白糖适量。

制法： 将地榆择净，放入锅中，加清水适量，浸泡5～10分钟后，水煎取汁，加大米煮粥，待粥熟时下白糖，再煮一二沸即成。

用法： 每日1剂，连续3～5日。

功效： 凉血止血，解毒敛疮。

适用： 衄血、咯血、吐血、尿血、痔疮出血、崩漏、血痢不止及水火烫伤等。

蜀羊泉

● 原文

味苦，微寒。主头秃，恶疮热气，疥瘙痂，癣虫。疗龋齿，生川谷。

● 今释

别　　名： 白英、白毛藤、鬼目菜、漆姑草。

来　　源： 为茄科植物青杞的全草或果实。

采收加工： 夏、秋季割取全草，洗净，切段，鲜用或晒干。

性味归经： 苦、甘、凉。小毒。归肺、肝、胃、膀胱经。

功效主治： 清热解毒。主治咽喉肿痛，目昏赤，乳腺炎，腮腺炎，疥癣，疥癣瘙痒。

用量用法： 15～30克，煎服。外用：适量，捣敷；或煎水熏洗。

● 配伍应用

肺癌： 可配伍半枝莲、白花蛇草等使用。

咽喉肿痛： 常与大青叶、冬凌草同用。

食管癌： 可与龙葵、蛇莓、藤梨根等同用。

宫颈癌： 与半枝莲、土茯苓、苦参、薏米、莪术配伍使用。

蜀羊泉

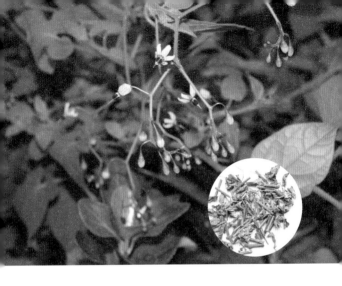

● **传统药膳**

瘦肉羊泉汤

原料：蜀羊泉30克，瘦猪肉120克，红枣10枚（去核），生姜6克，食盐适量。

制法：将瘦猪肉切丝，余药水煎去渣取汁，以药汁留枣再煮瘦猪肉，至熟后调味即可。

用法：佐餐食用，每日1剂。

功效：凉血止血，解毒敛疮。

适用：宫颈癌、食管癌等。

泽兰

ZE LAN

● **原文**

味苦，微温。主乳妇内、中风馀疾，大腹水肿，身面、四肢浮肿，骨节中水，金疮痈肿疮脓。一名虎兰，一名龙枣。生大泽傍。

● **今释**

别　　名：地石蚕、蛇王草、地瓜儿苗。

来　　源：本品为唇形科植物毛叶地瓜儿苗的干燥地上部分。

采收加工：夏、秋季茎叶茂盛时采割，晒干。

性味归经：苦、辛，微温。归肝、脾经。

功效主治：活血调经，祛瘀消痈，利水消肿。主治月经不调，经闭，痛经，产后瘀血腹痛，疮痈肿毒，水肿腹水。

用量用法：6～12克，煎服。外用：适量。

使用禁忌：孕妇忌用。

● **配伍应用**

妇科经产瘀血病证： 常配伍当归、川芎、香附等，如泽兰汤（《医学心悟》）。

血瘀而兼血虚者： 与当归、白芍等同用以活血补血，如泽兰汤（《济阴纲目》）。

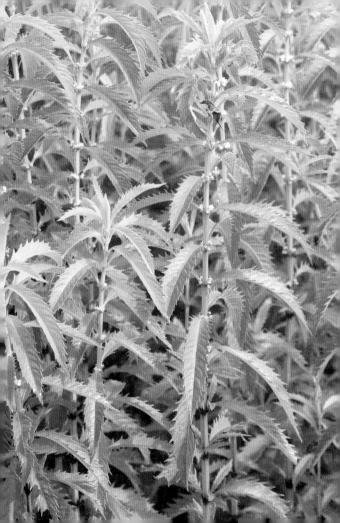

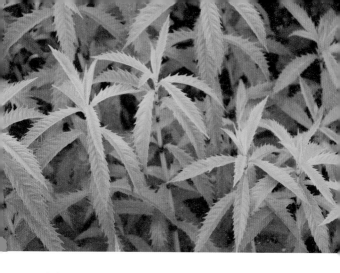

疮痈肿毒： 可单用捣碎，亦可配伍金银花、黄连、赤芍等，如夺命丹（《外科全生集》）。

产后水肿： 以本品与防己等份为末，醋汤调服，如（《随身备急方》）。

腹水身肿： 宜配伍白术、茯苓、防己、车前子等。

● **传统药膳**

泽兰粳米粥

原料： 泽兰10克，粳米50克。

制法： 先煎泽兰，去渣取汁，入粳米煮成粥。

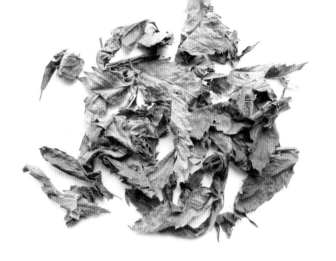

用法： 每日2次，空腹食用。

功效： 活血，行水，解郁。

适用： 妇女经闭、产后淤滞腹痛、身面浮肿、小便不利等。

泽兰炖鳖肉

原料： 活鳖1只，泽兰叶10克。

制法： 活鳖用开水烫死，用刀去内脏，泽兰叶末入鱼腹中，炖熟，加入米酒少许即可。

用法： 食鳖肉。

功效： 活血通经。

适用： 闭经、月经过少。

紫参

ZI SHEN

● **原文**

味苦，辛寒。主心腹积聚，寒热邪气，通九窍，利大小便。一名牡蒙。生山谷。

● **今释**

别　　名： 石见穿、石打穿、月下红。

来　　源： 为唇形科植物华鼠尾的全草。

采收加工： 秋季开花时采收，晒干。

性味归经： 苦、辛，平。归肝、脾经。

功效主治： 活血化瘀，清热利湿，散结消肿。主治月经不调，痛经，经闭，崩漏，便血，湿热黄疸，热毒血痢，淋痛，带下，风湿骨痛，瘰疬，疮肿，乳痈，带状疱疹，麻风，跌打伤肿。

用量用法： 6～15克，煎汤，或绞汁。外用：适量，捣敷。

使用禁忌： 畏辛夷。

● **配伍应用**

带状疱疹： 可与大青叶、紫草、甘草、紫花地丁等同用。

肠癌： 与山慈菇、浙贝母、地龙、夏枯草、生薏苡仁等配伍。

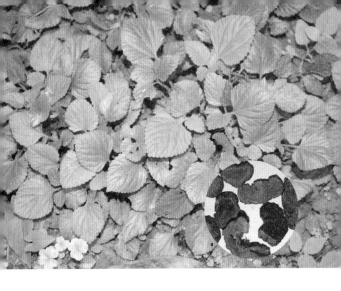

● **传统药膳**

二紫通尿茶

原料： 紫参、紫花地丁、车前草各15克。

制法： 上药研为粗末，置保温瓶中，以沸水500毫升泡闷15分钟。

用法： 代茶饮用，每日1剂，连服5～7日。

功效： 消炎利尿。

适用： 小便不畅。

贯众

● 原文

味苦，微寒。主腹中邪热气，诸毒，杀三虫。一名贯节，一名贯渠，一名白头，一名虎卷，一名扁符。生山谷。

● 今释

别　　名：百头、虎卷。

来　　源：本品为鳞毛蕨科植物粗茎鳞毛蕨的干燥根茎及叶柄残基。

采收加工：秋季采挖，削去叶柄，须根，除去泥沙，晒干。

性味归经：苦，微寒；有小毒。归肝、脾经。

功效主治：清热解毒，凉血止血，杀虫。主治风热感冒，温毒发斑，血热出血，虫疾。

用量用法：4.5～9克，煎服。外用：适量。

使用禁忌：脾胃虚寒者及孕妇慎用。

● 配伍应用

温热毒邪所致之证：常与黄连、甘草等同用，如贯众散（《普济方》）。

痄腮、温毒发斑、发疹等病证：与板蓝根、大青叶、紫草等配伍。

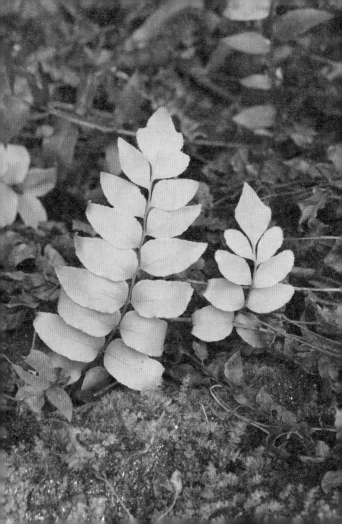

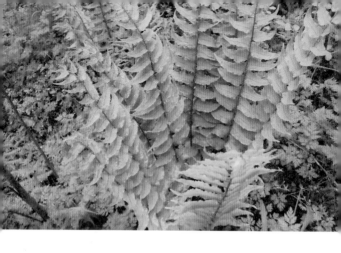

衄血： 可单味药研末调服，如（《本草图经》）。

吐血： 与黄连为伍，研末糯米饮调服，如贯众散（《圣济总录》）。

便血： 可配伍侧柏叶同用。

杀绦虫、钩虫、蛲虫、蛔虫等多种肠道寄生虫： 可与驱虫药配伍使用。

● **传统药膳**

　　贯众鸡蛋

　　原料： 贯众10克，鸡蛋1个。

　　制法： 将贯众与鸡蛋同放锅中，加水300毫升，煮至蛋熟，去

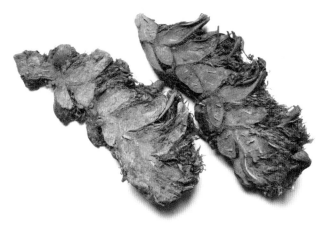

药渣。

用法： 每日1次，饮汤吃蛋，连服5～7日。

功效： 清热解毒等。

适用： 咽痛、头痛等。

贯众板蓝根茶

原料： 贯众、板蓝根各30克，甘草15克。

制法： 将上三药放入茶杯内，冲入开水，加盖闷泡15分钟，代茶饮用。

用法： 每日1剂，频频冲泡饮服。

功效： 祛风，清热，利咽。

适用： 流行性感冒、发热、头痛、周身酸痛等。

青葙子

● **原文**

味苦，微寒。主邪气皮肤中热，风瘙身痒，杀三虫。子，名草决明，疗唇口青。一名草蒿，一名萋蒿。生平谷道旁。

● **今释**

别　　名：草蒿、牛尾花子、野鸡冠花子。

来　　源：本品为苋科植物青葙的干燥成熟种子。

采收加工：秋季果实成熟时采割植株或摘取果穗，晒干，收集种子，除去杂质。

性味归经：苦，微寒。归肝经。

功效主治：清肝泻火，明目退翳。主治肝热目赤，目生翳膜，视物昏花，肝火眩晕。

用量用法：9～15克，煎服。

使用禁忌：本品有扩散瞳孔作用，青光眼患者禁用。

● **配伍应用**

肝火上炎所致目赤肿痛、眼生翳膜、视物昏花等：可配决明子、茺蔚子、羚羊角等用，如青葙丸（《证治准绳》）。

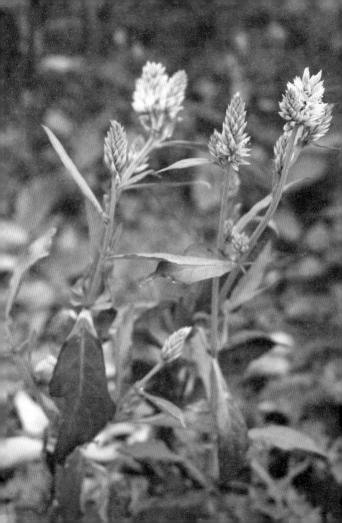

肝虚血热之视物昏花： 配生地黄、玄参、车前子，如青葙丸（《医宗金鉴》）。

肝肾亏损、目昏干涩： 配菟丝子、肉苁蓉、山药等用，如绿风还睛丸（《医宗金鉴》）。

肝阳化火所致头痛、眩晕、烦躁不寐： 常与石决明、栀子、夏枯草等同用。

● 传统药膳

青葙子生地粳米粥

原料： 青葙子10克，生地黄15克，粳米60克，陈皮6克。

制法： 将青葙子、生地黄、陈皮放入锅中，加水适量，煎约20分钟后，去渣取汤，放入粳米煮，待粳米熟成粥即成。

用法： 每日1次，供早、晚餐食，可连用7日。

功效： 滋阴泻火。

适用： 阴虚肝旺导致的目赤肿痛。

青葙子炖鸡肝

原料： 青葙子20克，鸡肝2个。

制法： 先将青葙子去杂，洗净，晾干。将鸡肝洗净，入沸水锅中焯去血水，取出，切成小块或切成片，放入蒸碗中，将青葙子匀放在鸡肝面上，加清水适量，放入蒸锅，隔水，大火蒸30分钟，待鸡肝蒸熟，即成。

用法： 早、晚2次分食。

功效： 清肝明目。

适用： 肝肾亏虚引起的视力和听力减退等。

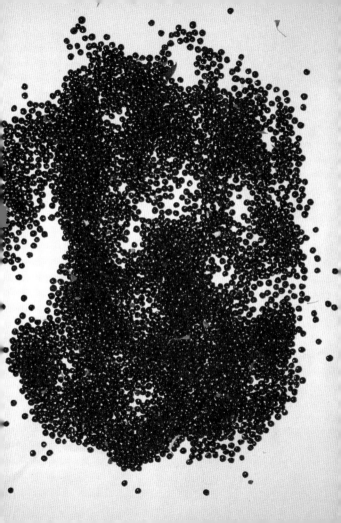

藜芦

● 原文

味辛，寒。主蛊毒，咳逆，泄痢、肠澼，头疡、疥瘙、恶疮，杀诸蛊毒，去死肌。一名葱苒。生川谷。

● 今释

别　　名： 山葱、黑藜芦、棕包头、七厘丹、人头发、大叶藜芦。

来　　源： 百合科藜芦属植物藜芦，以根部或带根全草入药。

采收加工： 5—6月末抽花茎前采挖根部，除去地上部分，洗净晒干。

性味归经： 辛、苦、寒；有毒。归肺、胃、肝经。

功效主治： 涌吐风痰，杀虫疗疮。主治中风不语，风痰壅盛，疥癣秃疮。

用量用法： 0.3～0.9克，宜作丸、散。外用：适量，研末油调涂。

使用禁忌： 本品毒性强烈，内服宜慎，体弱、失血患者及孕妇忌服。不宜与人参、沙参、丹参、玄参、苦参、细辛、芍药同用。

● 配伍应用

疥疮： 与大风子、硫黄、川椒同用，水煎外洗。

皮肤湿痒： 单用本品煎水，洗患处。

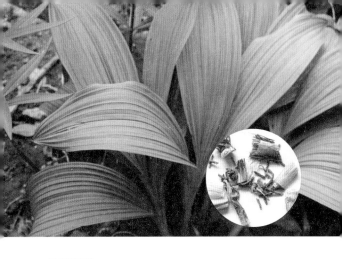

● **传统药膳**

黎芦酒

原料：黎芦6克，60度白酒300毫升。

制法：将上药切碎，置容器中，加入白酒，密封，浸泡6日后，过滤去渣，即成。

用法：口服，每次0.6毫升，兑温开水10毫升服之，每日2～3次。

功效：化痰止咳，扶风痰，止痈。

适用：咳嗽痰多者。

虎掌

● 原文

味苦，温。主心痛寒热，结气，积聚，伏梁，伤筋痿，拘缓，利水道。生山谷。

● 今释

别　　名：半夏精。

来　　源：本品为天南星科植物天南星、异叶天南星或东北天南星的干燥块茎。

采收加工：秋、冬二季茎叶枯萎时采挖，除去须根及外皮，干燥。

性味归经：苦、辛，温；有毒。归肺、肝、脾经。

功效主治：散结消肿。外用治痈肿，蛇虫咬伤。

用量用法：3～10克，煎服。外用：生品适量，研末以醋或酒调敷患处。

使用禁忌：孕妇忌用；生品内服宜慎。

● 配伍应用

湿痰阻肺、咳喘痰多、胸膈胀闷：常与半夏相须为用，并配枳实、橘红，如导痰汤（《传信适用方》）。

热痰咳嗽：配黄芩等，如小黄丸（张洁古《保命集》）。

风痰留滞经络、半身不遂、手足顽麻、口眼㖞斜等：则配半夏、

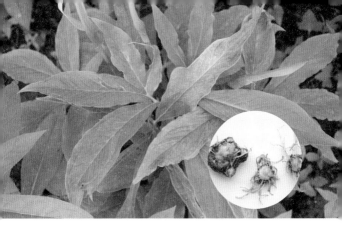

川乌、白附子等，如青州白丸子（《和剂局方》）。

破伤风角弓反张、痰涎壅盛： 则配白附子、天麻、防风等，如玉真散（《外科正宗》）。

癫痫： 与半夏、全蝎、僵蚕等同用，如五痫丸（《杨氏家藏方》）。

● **传统药膳**

> **天南星散**

原料： 炮天南星、黄芩、谷精草（炙）各10克，猪肝1具。

制法： 将前3药为末，以水煮猪肝令烂熟。

用法： 每服6克与猪肝食之。

功效： 清肝，明目，养肝。

适用： 小儿眼疳及雀目。

连翘

● 原文

味苦，平。主寒热，鼠瘘，瘰疬，痈肿，恶疮，瘿瘤，结热，蛊毒。一名异翘，一名兰华，一名折根，一名轵，一名三廉。生山谷。

● 今释

别　　名：落翘、黄花条。

来　　源：本品为木犀科植物连翘的干燥果实。

采收加工：秋季果实初熟尚带绿色时采收，除去杂质，蒸熟，晒干。习称"青翘"；果实熟透时采收，晒干，除去杂质，习称"老翘"。

性味归经：苦，微寒。归肺、心、小肠经。

功效主治：清热解毒，消肿散结，疏散风热。主治痈疽，瘰疬，乳痈，丹毒，风热感冒，温病初起，温热入营，高热烦渴，神昏发斑，热淋涩痛。

用量用法：6～15克，煎服。

使用禁忌：脾胃虚弱、气虚发热、痈疽已溃、脓稀色淡者忌服。

● 配伍应用

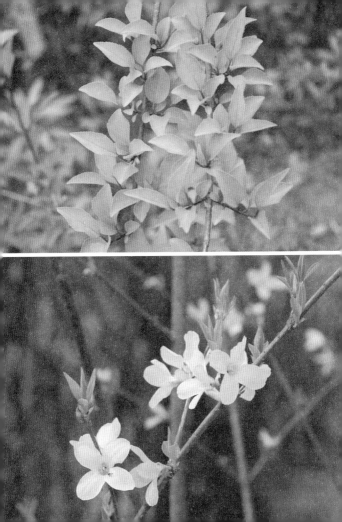

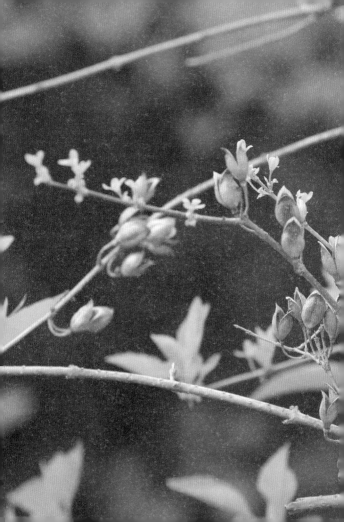

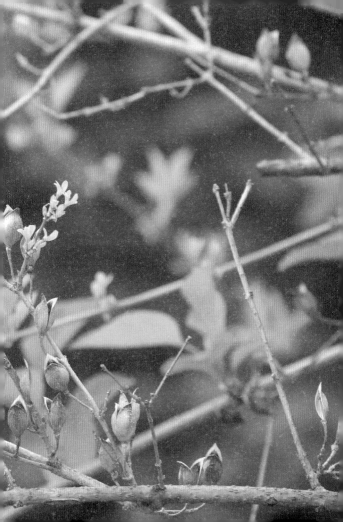

痈肿疮毒：常与金银花、蒲公英、野菊花等同用。

疮痈红肿未溃：常与穿山甲、皂角刺配伍，如加减消毒饮（《外科真诠》）。

疮疡脓出、红肿溃烂：常与牡丹皮、天花粉同用，如连翘解毒汤（《疡医大全》）。

痰火郁结、瘰疬痰核：常与夏枯草、浙贝母、玄参、牡蛎等同用。

风热外感或温病初起、头痛发热、口渴咽痛：常与金银花、薄荷、牛蒡子等同用，如银翘散（《温病条辨》）。

温热病热入心包、高热神昏：用连翘心与麦冬、莲子心等配伍，如清宫汤（《温病条辨》）。

热入营血之舌绛神昏、烦热斑疹：与水牛角、生地黄、金银花等同用，如清营汤（《温病条辨》）。

湿热壅滞所致之小便不利或淋沥涩痛：多与车前子、白茅根、竹叶、木通等配伍，如如圣散（《杂病源流犀烛》）。

● **传统药膳**

银花连翘蜜饮

原料：金银花30克，连翘15克，蜂蜜10克。

制法：先将连翘洗净，切碎，放入纱布袋，扎口备用。将金银花洗净，放入砂锅，加清水浸泡片刻，加入连翘药袋后，用大火煮沸，再改用小火煎煮30分钟，取出连翘药袋，停火，趁温热加入蜂蜜，调匀即成。

用法：早、晚2次分服。

功效：清肺润肺。

适用：咽痛、咳嗽。

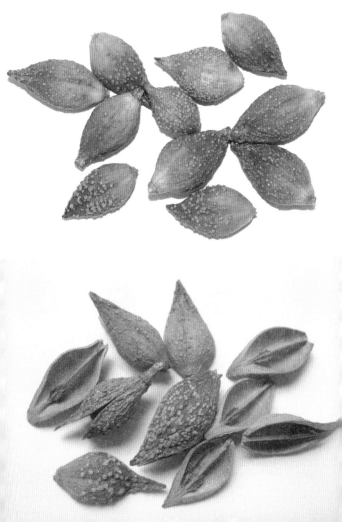

白蔹

● **原文**

味苦，平。主痈肿、疽、疮，散结气，止痛，除热，目中赤，小儿惊痫，温疟，女子阴中肿痛。一名菟核，一名白草。生山谷。

● **今释**

别　　名：猫儿卵、山地瓜。

来　　源：本品为葡萄科植物白蔹的干燥块根。

采收加工：春、秋二季采挖，除去泥沙及细根，切成纵瓣或斜片，晒干。

性味归经：苦，微寒。归心、胃经。

功效主治：清热解毒，消痈散结，敛疮生肌。主治痈疽发背，疔疮，瘰疬，烧烫伤。

用量用法：5～10克，煎服。外用：适量，煎汤洗或研成极细粉敷患处。

使用禁忌：不宜与川乌、制川乌、草乌、制草乌、附子同用。

● **配伍应用**

痈热毒壅聚、痈疮初起、红肿硬痛者：可单用为末水调涂敷患处，或与金银花、连翘、蒲公英等同煎内服，以消肿散结；若疮

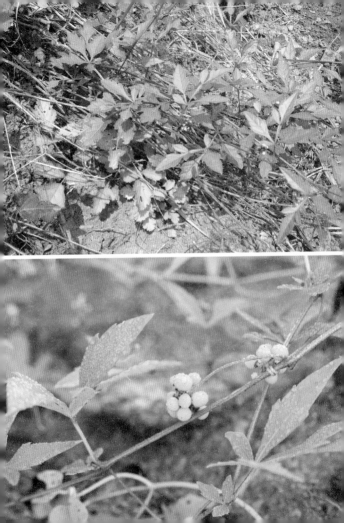

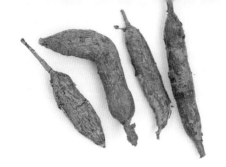

痈脓成不溃者，亦可与苦参、天南星、皂角等制作膏药外贴；若疮疡溃后不敛，可与白及、络石藤共研细末，干撒疮口，如白蔹散（《鸡峰普济方》）。

痰火郁结、痰核瘰疬： 常与玄参、赤芍、大黄等研末醋调，外敷患处，如白蔹散（《圣惠方》）；或与黄连、胡粉研末，油脂调敷患处，如白蔹膏（《刘涓子鬼遗方》）。

水火烫伤： 可单用本品研末外敷（《备急方》），亦可与地榆等份为末外用。

手足皲裂： 与白及、大黄、冰片配伍外用。

● **传统药膳**

<u>白蔹川柏方</u>

原料： 白蔹、川柏各等份。

制法： 把以上二味共研细末，用酒调为糊状，备用。

用法： 擦敷患处。

功效： 解毒生肌，燥湿止痛。

适用： 冻疮未溃者。

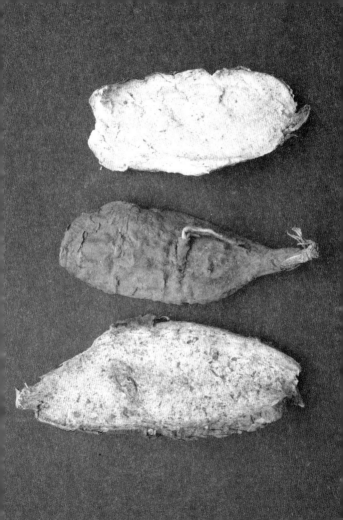

白头翁

● 原文

味苦，温。主温疟，狂易寒热，癥瘕积聚，瘿气，逐血止痛，金疮。一名野丈人，一名胡王使者。生川谷。

● 今释

别　　名： 翁草、野丈人、白头公、老翁花、犄角花、胡王使者。

来　　源： 本品为毛茛科植物白头翁的干燥根。

采收加工： 春、秋二季采挖，除去泥沙，干燥。

性味归经： 苦，寒。归胃、大肠经。

功效主治： 清热解毒，凉血止痢。主治热毒血痢，阴痒带下。

用量用法： 9～15克，煎服。鲜品15～30克。外用：适量。

使用禁忌： 虚寒泻痢者慎服。

● 配伍应用

热痢腹痛、里急后重、下痢脓血： 可单用，或配伍黄连、黄柏、秦皮同用，如白头翁汤（《伤寒论》）。

赤痢下血、日久不愈、腹内冷痛： 与阿胶、干姜、赤石脂等同用，亦如白头翁汤（《千金方》）。

痄腮、瘰疬、疮痈肿痛等证： 可与蒲公英、连翘等同用。

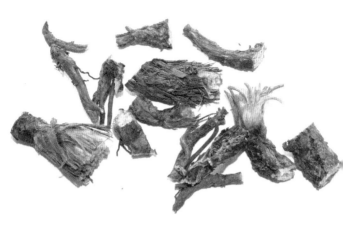

阴痒带下：与秦皮等配伍，煎汤外洗。

● **传统药膳**

白头翁粥

原料： 白头翁50克，粳米100克。

制法： 白头翁加水适量煎汁备用。粳米洗净淘洗干净，如常法制粥，待粥将成，加入白头翁药汁，加糖再煮1～2沸即可服用。

用法： 早餐食用。

功效： 清热利湿，健脾止泄。

适用： 腹泻。

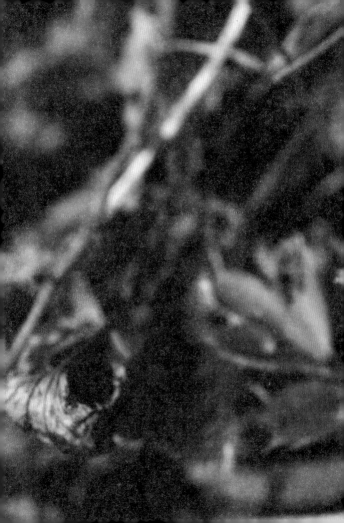

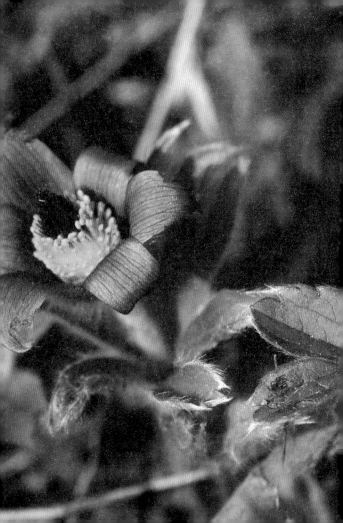

白及

● 原文

味苦，平。主痈肿、恶疮、败疽、伤阴死肌，胃中邪气，贼风鬼击，痱缓不收。一名甘根，一名连及草。生川谷。

● 今释

别　　名： 白根、羊角七。

来　　源： 本品为兰科植物白及的干燥块茎。

采收加工： 夏、秋二季采挖，除去须根，洗净，置沸水中煮或蒸至无白心，晒至半干，除去外皮，晒干。

性味归经： 苦、甘、涩，微寒。归肺、肝、胃经。

功效主治： 收敛止血，消肿生肌。主治咯血，吐血，外伤出血，疮疡肿毒，皮肤皲裂。

用量用法： 6～15克，煎服；研末吞服3～6克。外用：适量。

使用禁忌： 不宜与川乌、制川乌、草乌、制草乌、附子同用。

● 配伍应用

咯血： 可配伍枇杷叶、阿胶等，如白及枇杷丸（《证治准绳》）。

吐血： 可与茜草、生地黄、牡丹皮、牛膝等煎服，如白及汤

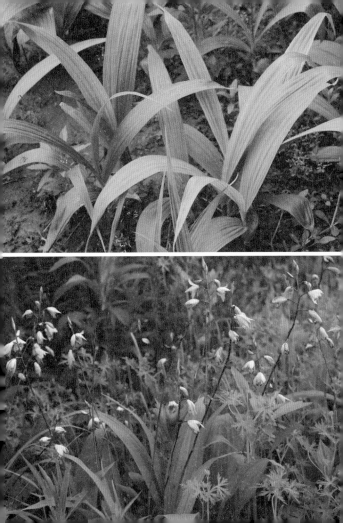

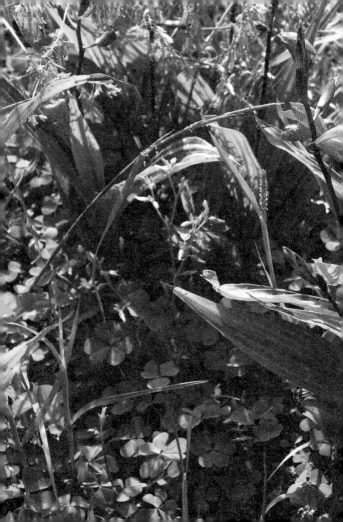

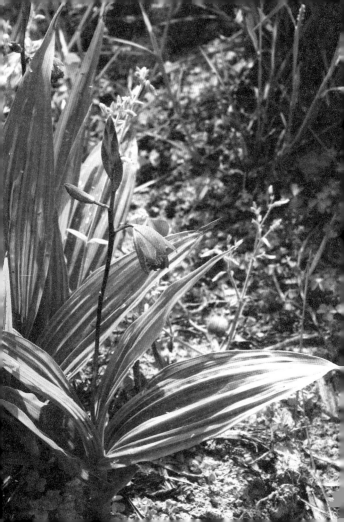

（《古今医彻》）。

衄血：可以本品为末，童便调服，如白及散（《素问病机气宜保命集》），也可以白及末冷水调，用纸花贴鼻窍中，如白及膏（《朱氏集验方》）。

外伤或金创出血：可单味研末外掺或水调外敷，如（《本草汇言》）。

金疮血不止：以之与白蔹、黄芩、龙骨等研细末，掺疮口上，如（《普济方》）。

疮疡初起：可单用本品研末外敷，或与金银花、皂角刺、乳香等同用，如内消散（《外科正宗》）。

疮痈已溃、久不收口者：以之与黄连、贝母、轻粉、五倍子等为末外敷，如生肌干脓散（《证治准绳》）。

手足皲裂：可以之研末，麻油调涂。

水火烫伤：可以本品研末，用油调敷，或以白及粉、煅石膏粉、凡士林调膏外用，能促进生肌结痂。

● 传统药膳

白及糯米粥

原料：白及粉15克，蜂蜜10克，糯米100克，大枣5个。

制法：用糯米、大枣、蜂蜜加水煮粥至将熟时，将白及粉入粥中，改小火稍煮片刻，待粥汤稠黏时即可。

用法：每日2次，温热食，10日为1个疗程。

功效：补肺止血，养胃生肌。

适用：肺胃出血病，包括肺结核、支气管扩张、胃及十二指肠溃疡出血等。

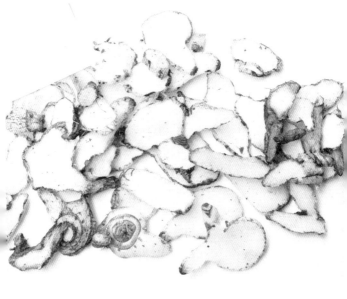

白及鸡蛋羹

原料： 白及3克，鸡蛋1枚。

制作： 将鸡蛋打入碗内，加适量清水、盐；再将白及研为细面，亦倒入碗内，共同搅拌均匀，上笼蒸5分钟左右即可。

用法： 每晨服1次。

功效： 养肺止血。

适用： 肺痨咯血。

海藻

● 原文

味苦，寒。主瘿气、颈下核，破散结气，痈肿，癥瘕，坚气腹中上下鸣，下十二水肿。一名落首。生池泽。

● 今释

别　　名： 落首。

来　　源： 本品为马尾藻科植物海蒿子或羊栖菜的干燥藻体。前者习称"大叶海藻"，后者习称"小叶海藻"。

采收加工： 夏、秋二季采捞，除去杂质，洗净，晒干。

性味归经： 苦、咸，寒。归肝、胃、肾经。

功效主治： 消痰软坚散结，利水消肿。主治瘿瘤，瘰疬、睾丸肿痛，痰饮水肿。

用量用法： 6～12克，煎服。

使用禁忌： 不宜与甘草同用。

● 配伍应用

瘿瘤： 常与昆布、贝母等同用，如海藻玉壶汤（《外科正宗》）。

瘰疬： 常与夏枯草、玄参、连翘等同用，如内消瘰疬丸（《疡医大全》）。

睾丸肿胀疼痛： 配橘核、昆布、川楝子等，如橘核丸（《济生方》）。

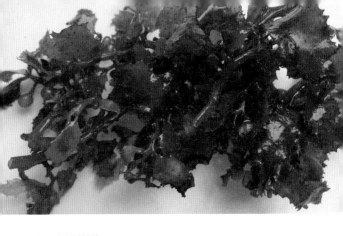

● **传统药膳**

海藻昆布汤

原料： 海藻、昆布各30～40克，调味品适量。

制法： 将上述原料放水适量煎半小时，加入调味品服用。

用法： 每日1次，分早、晚饮服。

功效： 化痰散结。

适用： 淋巴瘤等。

海藻黄豆汤

原料： 昆布、海藻各30克，黄豆50克。

制法： 煮汤后调味，喝汤食菜。

用法： 当汤佐餐，随意食用。

功效： 减脂，降压。

适用： 高脂血症、高血压者。

败酱

● **原文**

味苦，性平。主暴热，火疮赤气，疥瘙、疽、痔、马鞍热气。一名鹿肠。生山谷。

● **今释**

别　　名：败酱草。

来　　源：本品为败酱草科植物黄花龙芽、白花败酱的干燥带根全草。

采收加工：根春秋季节采挖，去掉茎叶洗净，晒干。全草夏秋采割，洗净晒干。

性味归经：辛、苦，微寒。归胃、大肠、肝经。

功效主治：清热解毒，消痈排脓，祛瘀止痛。主治肠痈肺痈，疮痈肿毒，产后瘀阻腹痛。

用量用法：6～15克，煎服。外用：适量。

使用禁忌：脾胃虚弱、食少泄泻者忌服。

● **配伍应用**

肠痈初起、腹痛便秘、未化脓者：常与金银花、蒲公英、牡丹皮、桃仁等同用。

肠痈脓已成者： 常与薏苡仁、附子同用，如薏苡附子败酱散（《金匮要略》）。

肺痈咳吐脓血者： 常与鱼腥草、芦根、桔梗等同用。

痈肿疮毒，无论已溃未溃皆可用之： 常与金银花、连翘等配伍，并可以鲜品捣烂外敷，均效。

产后瘀阻、腹中刺痛： 单用本品煎服；或与五灵脂、香附、当归等配伍，如（《卫生易简方》）。

● 传统药膳

败酱草煮鸡蛋

原料： 败酱草500克，鲜鸡蛋2个，清水适量。

制法： 先将败酱草加水适量制成败酱卤，取败酱卤300毫升放入鸡蛋，煮熟。

用法： 喝汤吃蛋，每日1次。

功效： 清热解毒，祛瘀消肿。

适用： 肠痈肺痈、疮痈肿毒。

利胆排石茶

原料： 金钱草、败酱草、茵陈各30克，白糖适量。

制法： 将上味药放入锅中，加清水1000毫升，沸煮后，改用小火煮30分钟，滤去渣，在汁中加白糖即可。

用法： 代茶频饮。

功效： 解郁消食。

适用： 胆结石症者。

羊桃

● **原文**

味苦，寒。主热身暴赤色，风水，积聚，恶疡，除小儿热。一名鬼桃，一名羊肠。生川谷。

● **今释**

别　　名：杨桃、鬼桃、洋桃、五敛子、五棱子、蜜桃杨。

来　　源：为酢浆草科植物阳桃的果实。

采收加工：秋季采收成熟果实，鲜用或晒干用。

性味归经：寒、甘、酸。归脾、胃经。

功效主治：清热生津，利水解毒，下气和中，利尿通淋。风热咳嗽；咽痛，烦渴；石淋；口糜；牙痛；疟母；小便不通等。

用量用法：30～60克，煎服；鲜果生食，或饮。外用：适量，绞汁滴耳。

使用禁忌：多吃容易腹泻，会影响食欲及消化吸收力。如果用来制作健康料理，切忌冰凉食用。肾脏病患者尽量别吃。

● **配伍应用**

风湿痹痛、腰膝酸软等： 与独活、牛膝等配伍应用。

肝肾不足、腰膝酸痛、脚膝痿弱无力等： 与杜仲、续断等配伍应用。

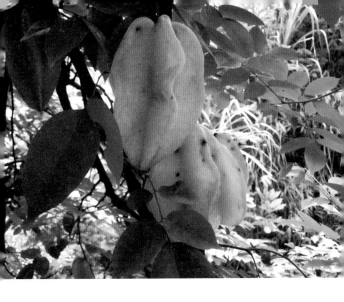

● **传统药膳**

阳桃蜜饮

原料： 阳桃3～5枚，蜂蜜适量。

制法： 将阳桃洗净、切碎，放入砂锅内，倒入适量清水和蜂蜜，煎取汤汁为饮。

用法： 每日早、晚各1次。

功效： 清热解毒，生津利水。

适用： 石淋等。

羊蹄

● 原文

味苦，寒。主头秃、疥瘙，除热，女子阴蚀。一名东方宿，一名连虫陆，一名鬼目。生川泽。

● 今释

别　　名：鬼目、土大黄、牛舌头、鸡脚大黄。

来　　源：为蓼科植物羊蹄的根。

采收加工：全草全年可采，或秋季采割，晒干。

性味归经：苦、涩，寒。归心、肝、大肠经。

功效主治：凉血止血，解毒杀虫，泻下。主治血热出血证，疥癣，疮疡，烫伤，大便秘结。

用量用法：10～15克，煎服，鲜品30～45克，外用：适量。

使用禁忌：脾胃虚寒、泄泻不食者切勿入口。

● 配伍应用

热郁吐血：以本品与麦冬煎汤饮。

大便下血：常与连皮老姜同用。

疥疮：多以鲜品捣敷患处。

癣：常与枯矾同用，共研末，醋调敷，如羊蹄根散（《医宗金鉴》）。

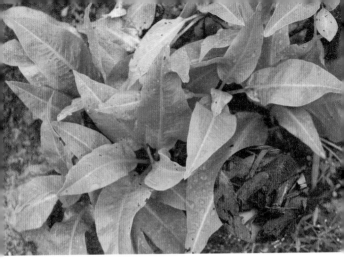

烫伤：可用鲜品捣敷；或研末油调外涂。

● 传统药膳

羊蹄根煮肉

原料：羊蹄根20～30克，猪肉（较肥）120克。

制法：将猪肉切块，与羊蹄根共入砂锅内，加入清水，煮至极烂时，去药渣。

用法：吃肉喝汤。

功效：清热，通便，止血，补虚。

适用：内痔便血。

陆英

● 原文

味苦，寒。主骨间诸痹，四肢拘挛疼酸，膝寒痛，阴痿，短气不足，脚肿。生川谷。

● 今释

别　　名： 接骨草、排风藤、七叶莲。

来　　源： 为忍冬科植物陆英的茎叶。

采收加工： 夏、秋季采收，切段，鲜用或晒干。

性味归经： 甘，微苦，平。

功效主治： 祛风，利湿，舒筋，活血。主风温痹痛、腰腿痛、水肿、黄疸、跌打损伤、产后恶露不行、风疹瘙痒、丹毒、疮肿。

用量用法： 9～15克，鲜品60～120克，煎服。外用：适量，捣敷，或煎水洗，或研末调敷。

使用禁忌： 孕妇忌服。

● 配伍应用

荨麻疹： 陆英30克煎汤，洗浴或涂擦。

水肿： 单用本品，水煎服。

外伤吐血： 配伍侧柏叶、地榆，水煎服。

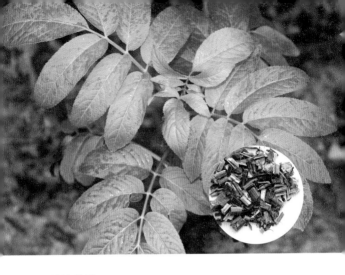

● **传统药膳**

陆英酒

原料： 陆英叶500克，乙醇少许。

制法： 将新鲜陆英叶捣烂，加乙醇，炒至略带黄色。然后小火煎6~8小时，挤出药汁过滤，配成45%酒精浓度的药酒500毫升（1：1浓度）便可应用。也可将陆英叶量加倍，按上法制成2：1浓度。

用法： 适量，外用。

功效： 消肿止痛。

适用： 骨折患者。

夏枯草

● **原文**

味苦，辛，寒。主寒热，瘰疬鼠瘘，头疮，破癥，散瘿结气，脚肿湿痹，轻身。一名夕句，一名乃东。生川谷。

● **今释**

别　　名：铁色草、羊肠菜、白花草。

来　　源：本品为唇形科植物夏枯草的干燥果穗。

采收加工：夏季果穗呈棕红色时采收，除去杂质，晒干。

性味归经：辛、苦，寒。归肝、胆经。

功效主治：清肝泻火，明目，散结消肿。主治目赤肿痛，目珠夜痛，头痛眩晕，瘰疬，瘿瘤，乳痈，乳癖，乳房胀痛。

用量用法：9～15克，煎服。或熬膏服。

使用禁忌：脾胃虚弱者慎服。

● **配伍应用**

肝火上炎、目赤肿痛：可与桑叶、菊花、决明子等同用。

肝阴不足、目珠疼痛、至夜尤甚者：配当归、枸杞子，亦可配香附、甘草用，如夏枯草散（《张氏医通》）。

肝郁化火、痰火凝聚之瘰疬：常与贝母、香附等同用，如夏枯草汤（《外科正宗》）。

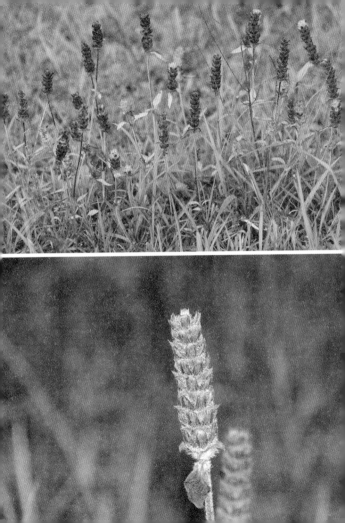

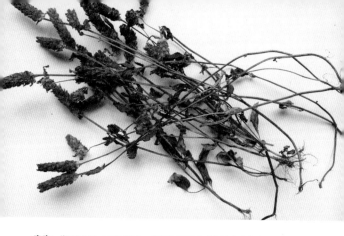

瘰疬： 常配昆布、玄参等用，如夏枯草膏（《医宗金鉴》）。

乳痈肿痛： 常与蒲公英同用（《本草汇言》）。

热毒疮疡： 配金银花，如化毒丹（《青囊秘传》）。

● 传统药膳

夏枯草粥

原料： 夏枯草10克，粳米50克，冰糖少许。

制法： 夏枯草洗净入砂锅内煎煮，去渣取汁，粳米洗净入药汁中，粥将熟时放入冰糖调味。

用法： 每日2次，温热食用。

功效： 清肝，散结，降血压。

适用： 瘰疬、乳痈、头目眩晕、高血压等。

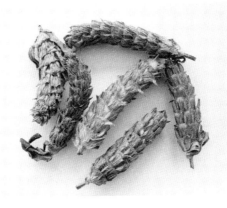

夏枯草降压茶

原料： 夏枯草10克，车前草12克。

制法： 将上味药洗净，放入茶壶中，用沸水冲泡。

用法： 代茶频饮。

功效： 清热利水，降血压。

适用： 高血压、头晕目眩、头痛。

夏枯草茶

原料： 夏枯草30克（鲜品50克）。

制法： 夏枯草洗净放入锅内，加水500毫升，煎取药汁300毫升。

用法： 每次100毫升，每日3次。

功效： 清热平肝。

适用： 风火上攻引起的头痛、高血压。

蛇蜕

● 原文

味咸，平。主小儿百二十种惊痫，癫疾，寒热，肠痔，虫毒，蛇痫。火熬之良。一名龙子衣，一名蛇符，一名龙子单衣，一名弓皮。生川谷及田野。

● 今释

别　　名： 蛇皮。

来　　源： 本品为游蛇科动物黑眉锦蛇、锦蛇或乌梢蛇等蜕下的干燥表皮膜。

采收加工： 春末夏初或冬初采集，除去泥沙，干燥。

性味归经： 咸、甘，平。归肝经。

功效主治： 祛风，定惊，退翳，解毒。主治小儿惊风、抽搐痉挛、翳障、喉痹、疔肿、皮肤瘙痒。

用量用法： 2～3克，煎汤；研末吞服0.3～0.6克。

使用禁忌： 孕妇忌服，畏慈石。

● 配伍应用

风痹、手足缓弱、麻木拘挛、不能伸举： 常配全蝎、天南星、防风等，如乌蛇丸（《圣惠方》）。

蛇蜕

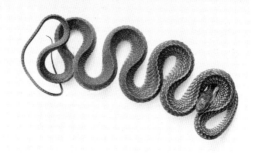

小儿急慢惊风： 可与麝香、皂荚等同用，如乌蛇散（《卫生家宝》）。

破伤风之抽搐痉挛： 多与蕲蛇、蜈蚣配伍，如定命散（《圣济总录》）。

麻风： 配白附子、大风子、白芷等，如乌蛇丸（《秘传大麻风方》）。

干湿癣证： 配枳壳、荷叶，如三味乌蛇散（《圣济总录》）。

● **传统药膳**

蛇蜕炒葱白

原料： 蛇蜕（拇指粗）3厘米，葱白9厘米。

制法： 将上药切碎，炒熟，夹在馒头内食用。此为10岁儿童1次量。

用法： 每日1次。

功效： 祛风，消肿，散结。

适用： 流行性腮腺炎患者。

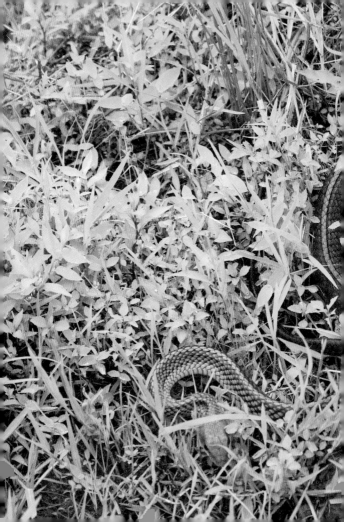

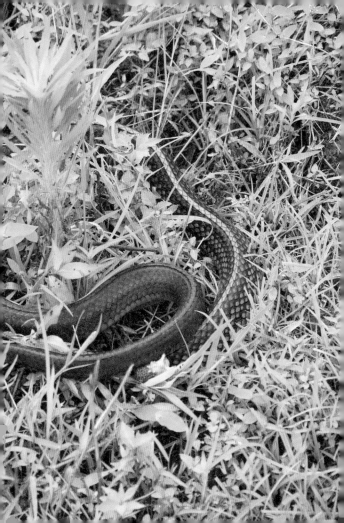

蜈蚣

● 原文

味辛，温。主鬼疰，蛊毒，诸蛇、虫、鱼毒，杀鬼物老精，温疟，去三虫。生川谷。

● 今释

别　　名： 白龙、百足虫、千足虫。

来　　源： 本品为蜈蚣科动物少棘巨蜈蚣的干燥体。

采收加工： 春、夏二季捕捉，用竹片插入头尾，绷直，干燥。

性味归经： 辛，温；有毒。归肝经。

功效主治： 息风镇痉，通络止痛，攻毒散结。主治肝风内动，痉挛抽搐，小儿惊风，中风口喎，半身不遂，破伤风，风湿顽痹，偏正头痛，疮疡，瘰疬，蛇虫咬伤。

用量用法： 3～5克，煎服。研末冲服，每次0.6～1克。外用：适量。

使用禁忌： 孕妇禁用。

● 配伍应用

小儿急惊风： 可配丹砂、轻粉等份研末，乳汁送服，如万金散（《圣惠方》）。

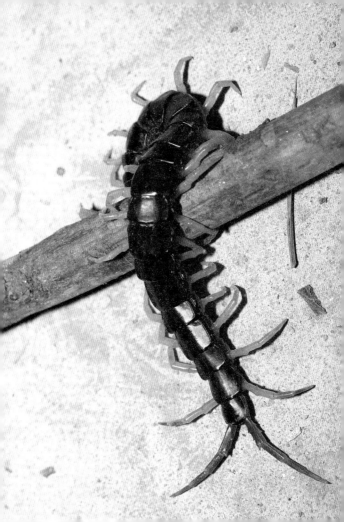

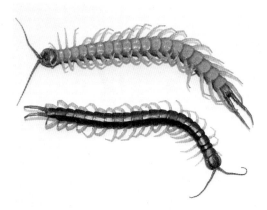

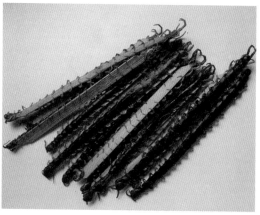

破伤风、角弓反张： 配伍南星、防风等，如蜈蚣星风散（《医宗金鉴》）。

恶疮肿毒： 同雄黄、猪胆汁配伍制膏，如不二散（《拔萃方》）。

瘰疬溃烂： 与茶叶共为细末，如（《本草纲目》）引（《枕中方》）验方。

骨结核： 配合全蝎、土鳖虫，共研细末内服。

毒蛇咬伤： 以本品焙黄，研细末，开水送服；或与黄连、大黄、生甘草等同用。

风湿痹痛、游走不定、痛势剧烈者： 常与防风、独活、威灵仙等同用。

久治不愈之顽固性头痛或偏正头痛： 多与天麻、川芎、白僵蚕等同用。

● 传统药膳

蜈蚣炖泥鳅

原料： 蜈蚣2条，泥鳅4条，豆腐干300克，黄酒、醋、葱末、味精、盐、姜各适量。

制法： 将泥鳅洗净，除去年脏，切成段。将豆腐干切成块状，与泥鳅、蜈蚣共放在砂锅内，投入适量食盐、醋和少许姜片，加盖，置于小火上炖，待泥鳅炖酥后，放入黄酒稍煨，即下入葱末、味精，起锅即可食用。

用法： 佐餐食用。

功效： 补肾壮阳。

适用： 阳痿不举。

白颈蚯蚓

● 原文

味咸，寒。主蛇瘕瘕，去三虫、伏尸、鬼疰、蛊毒，杀长虫，仍自化作水。生平土。

● 今释

别　　名：竖蚕、蠖蚓、地龙。

来　　源：为巨蚓科动物参环毛蚓或正蚓科动物背暗异唇蚓等的全体。

采收加工：春季至秋季捕捉，沪地龙夏季捕捉，及时剖开腹部，除去内脏及泥沙，洗净。晒干或低温干燥。

性味归经：咸、寒。归肝、脾、膀胱经。

功效主治：清热定惊，通络，平喘，利尿。主治高热神昏，惊痫抽搐，关节痹痛，肢体麻木，半身不遂，肺热喘咳，水肿尿少。

用量用法：5～10克，煎服。

使用禁忌：脾胃虚寒者不宜服，孕妇禁服。

● 配伍应用

高热抽搐惊痫：多与钩藤、牛黄、白僵蚕、全蝎等同用。

中风后气虚血滞、经络不利、半身不遂、口眼㖞斜等症：常与黄芪、当归、川芎等配伍，如补阳还五汤（《医林改错》）。

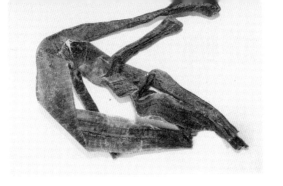

关节红肿疼痛、屈伸不利之热痹：常与防己、秦艽、忍冬藤、桑枝等配伍。

风寒湿痹、肢体关节麻木、疼痛尤甚、屈伸不利等症：应与川乌、草乌、南星、乳香等配伍，如小活络丹（《和剂局方》）。

邪热壅肺、肺失肃降之喘息不止、喉中哮鸣有声者：与麻黄、杏仁、黄芩、葶苈子等同用。

热结膀胱、小便不通：配伍车前子、木通、冬葵子等。

● **传统药膳**

地龙羹

原料：地龙15克，生地黄汁90毫升，薄荷汁、生姜汁、白蜜各30毫升。

制法：地龙微炒捣细罗为末，与四味汁相和，搅匀。

用法：分温2服。

功效：清心除烦，醒神止狂。

适用：热病、热毒攻心、烦躁狂言、精神不定等。

蜣螂

● 原文

味咸，寒。主小儿惊痫，腹胀，寒热，大人癫疾、狂易。一名
蜣。火熬之良。生池泽。

● 今释

别　　名： 屎壳郎、铁甲将军、推丸。

来　　源： 为金龟子科动物屎壳郎的全虫。

采收加工： 6—8月间晚上利用灯光诱捕，沸水烫死，晒干或烘干。

性味归经： 咸、寒；有小毒。归肝、胃、大肠经。

功效主治： 破瘀镇惊，泻下攻毒。主治癥瘕，惊痫癫狂，热毒疮
痈，热结便秘。

用量用法： 1.5～3克，煎服；或入丸、散。外用研末，调敷或
捣敷。

使用禁忌： 孕妇忌服。

● 配伍应用

久疟结为疟母： 可与大黄、桃仁、䗪虫等同用。

噎嗝、膨胀： 可配伍儿茶、明矾、麝香为末内服。

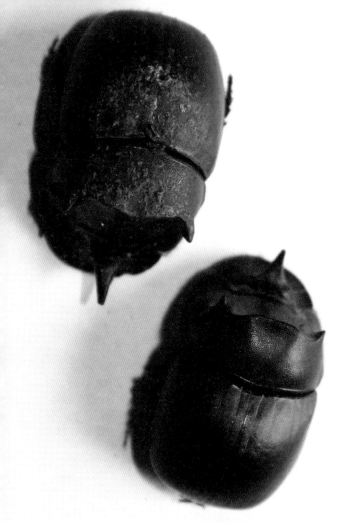

斑蝥

● 原文

味辛，寒。主寒热，鬼疰，蛊毒，鼠瘘，恶疮，疽蚀死肌，破石癃。一名龙尾。生川谷。

● 今释

别　　名：花斑蝥、花壳虫。

来　　源：本品为芫青科昆虫南方大斑蝥或黄黑小斑蝥的干燥体。

采收加工：夏、秋二季捕捉，闷死或烫死，晒干。

性味归经：辛，热；有大毒。归肝、胃、肾经。

功效主治：破血逐瘀，散结消，攻毒蚀疮。主治癥瘕，经闭，顽癣，瘰疬，赘疣，痈疽不溃，恶疮死肌。

用量用法：0.03～0.06克，炮制后多入丸散用。外用：适量，研末或浸酒醋，或制油膏涂敷患处，不宜大面积用。

使用禁忌：本品有大毒。内服慎用；孕妇禁用。

● 配伍应用

痈疽肿硬不破：用本品研末，和蒜捣膏贴之，可攻毒拔脓，如（《仁斋直指方》）。

顽癣：以本品微炒研末，蜂蜜调敷，如（《外台秘要》）。

瘰疬、瘘疮：配白矾、白砒、青黛等，研末外掺，如生肌干脓散（《证治准绳》）。

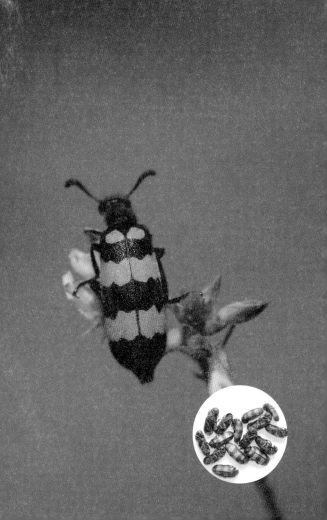

水蛭

● 原文

味咸，平。主逐恶血，瘀血月闭，破血癥瘕积聚，无子，利水道。生池泽。

● 今释

别　　名： 马蟥、红蛭、蚂蝗、肉钻子。

来　　源： 本品为水蛭科动物蚂蟥、水蛭或柳叶蚂蟥的干燥全体。

采收加工： 夏、秋二季捕捉，用沸水烫死，晒干或低温干燥。

性味归经： 咸、苦，平；有小毒。归肝经。

功效主治： 破血通经，逐瘀消。主治血瘀经闭，癥瘕痞块，中风偏瘫，跌仆损伤。

用量用法： 1～3克，煎服；研末服，0.3～0.5克，以入丸、散或研末服为宜。或以鲜活者放置于瘀肿局部以吸血消瘀。

使用禁忌： 孕妇禁用。

● 配伍应用

血滞经闭、癥瘕积聚等证： 常与虻虫相须为用，也常配三棱、莪术、桃仁、红花等，如抵当汤（《伤寒论》）；兼体虚者：可配人参、当归等，如化回生丹（《温病条辨》）。

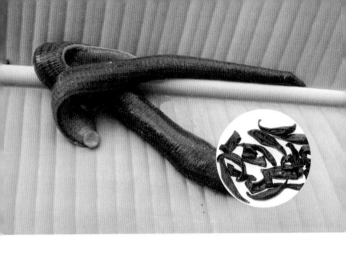

跌打损伤：可配苏木、自然铜等，如接骨火龙丹（《普济方》）。

瘀血内阻、心腹疼痛、大便不通：配伍大黄、牵牛子，如夺命散
（《济生方》）。

- ● **传统药膳**

水蛭粥

原料：生水蛭30克，生山药250克，红糖适量。

制法：水蛭研粉，山药研末。每次用山药末20克调匀煮粥，
加红糖，送服水蛭粉1~2克。

用法：每日2次。孕妇忌服。

功效：破血逐瘀，通经止痛。

适用：妇女血瘀闭经、癥瘕积聚、跌仆损伤等。

郁核

● 原文

味酸，平。主大腹水肿，面目，四肢浮肿，利小便水道。根，主齿肿，龋齿，坚齿。一名爵李。生高山、川谷及丘陵上。

● 今释

别　　名：郁李仁。

来　　源：本品为蔷薇科植物欧李或长柄扁桃的干燥成熟种子。前二种习称"小李仁"。后一种习称"大李仁"。

采收加工：夏、秋二季采收成熟果实，除去果肉及核壳，取出种子，干燥。

性味归经：辛、苦、甘，平。归脾、大肠、小肠经。

功效主治：润肠通便，下气利水。主治津枯肠燥，食积气滞，腹胀便秘，水肿，脚气，小便不利。

用量用法：6～10克，煎服，打碎入煎。

使用禁忌：孕妇慎用。

● 配伍应用

大肠气滞、肠燥便秘之证：常与火麻仁、柏子仁、杏仁等同用，如五仁丸（《世医得效方》）。

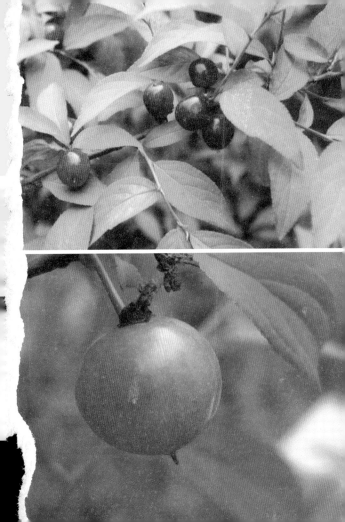

产后肠胃燥热、大便秘涩： 可与朴硝、当归、生地黄配伍，如郁李仁饮（《圣济总录》）。

水肿胀满、脚气浮肿： 可与桑白皮、赤小豆等同用，如郁李仁汤（《圣济总录》）。

● 传统药膳

郁李仁粥

原料： 郁李仁6~15克，粳米30~60克。

制法： 先将郁李仁捣烂如泥，水研并绞取药汁，或捣烂后煎取药汁，去渣，加入粳米煮成稀粥。

用法： 早餐食用。

功效： 润肠通便。

适用： 大便干结等。

郁李柏子粥

原料： 郁李仁、柏子仁各10~15克，粳米50~100克，蜂蜜适量。

制法： 先将郁李仁、柏子仁去尽皮、壳、杂质，捣烂，粳米淘净，一起入锅煮粥，待粥将熟时，兑入蜂蜜即可。

用法： 每日2次，2~3次为1个疗程。

功效： 润肠通便，养心安神。

适用： 心悸、失眠、健忘、长期便秘或老年性便秘等。

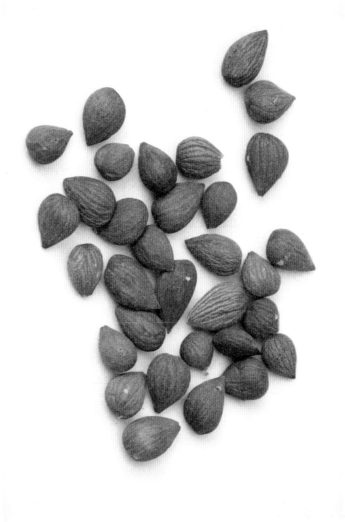

杏核仁

● 原文

味甘，温。主逆上气雷鸣，喉痹下气，产乳，金疮，寒心贲豚。生川谷。

● 今释

别　名： 杏仁、木落子。

来　源： 为蔷薇科植物杏或山杏等味苦的干燥种子。

采收加工： 夏季果实成熟时采摘，除去果肉及核壳，取种仁，晾干。置阴凉干燥处，防虫蛀。

性味归经： 苦，微温；有小毒。归肺、大肠经。

功效主治： 降气止咳平喘，润肠通便。主治咳嗽气喘，胸满痰多，肠燥便秘。

用量用法： 5～10克，煎服。生品入煎剂后下。

使用禁忌： 内服不宜过量，以免中毒。

● 配伍应用

风寒咳喘、胸闷气逆： 配麻黄、甘草，以散风寒宣肺平喘，如三拗汤（《伤寒论》）。

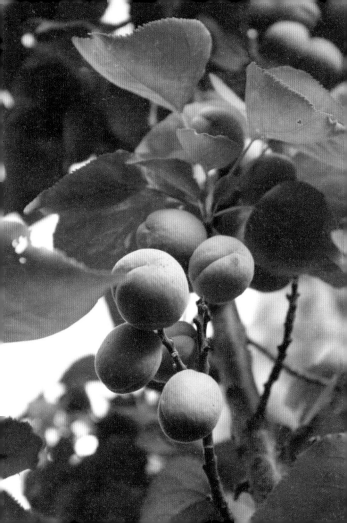

风热咳嗽、发热汗出： 配桑叶、菊花，以散风热宣肺止咳，如桑菊饮（《温病条辨》）。

燥热咳嗽、痰少难咯： 配桑叶、贝母、沙参，以清肺润燥止咳，如桑杏汤（《温病条辨》）、清燥救肺汤（《医门法律》）。

肺热咳喘： 配石膏等以清肺泄热宣肺平喘，如麻杏石甘汤（《伤寒论》）。

肠燥便秘： 常与柏子仁、郁李仁等同用，如五仁丸（《世医得效方》）。

● **传统药膳**

杏仁粥

原料： 杏仁6克，粳米50克，冰糖适量。

制法： 先将杏仁去皮研碎，水煎后去渣留汁，然后入粳米、冰糖加水煮粥。

用法： 每日2次，温热服食。

功效： 宣肺化痰，止咳平喘。

适用： 肺热咳喘者。

杏仁薏苡粥

原料： 杏仁10克，薏苡仁30克，粳米50克，冰糖适量。

制法： 薏苡仁、粳米分别淘净加水800毫升，大火烧开后，再将杏仁洗净，去皮和冰糖一起放入，转用小火慢熬成粥。

用法： 分1～2次服用。

功效： 宣肺化痰。

适用： 胸闷、咳嗽痰多且腥臭者。

杏核仁

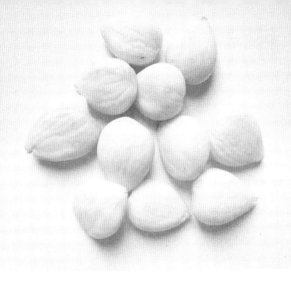

杏仁蜜奶霜

原料： 杏仁霜30克，湿淀粉50克，白蜂蜜200克，鲜牛奶500毫升。

制法： 炒锅置中火上，下开水800毫升，放入杏仁霜，煮开后倒入鲜牛奶。继续烧开，下湿淀粉勾成芡汁，加蜂蜜搅匀，起锅入瓷盆内即成。

用法： 每服适量。

功效： 润肺止咳，润肠通便。

适用： 肺燥干咳、肺虚久嗽或体虚肠燥便秘等。

桃核仁

● 原文

味苦，平。主瘀血、血闭癥瘕瘕，邪气，杀小虫。桃花，杀疰恶鬼，令人好颜色。桃枭，微温。主杀百鬼精物。桃毛，主下血瘕瘕，寒热积聚，无子。桃蠹，杀鬼邪恶不祥。生川谷。

● 今释

别　　名：核仁。

来　　源：本品为蔷薇科植物桃或山桃的干燥成熟种子。

采收加工：果实成熟后收集果核，除去果肉及核壳，取出种子，晒干。

性味归经：苦、甘，平。归心、肝、大肠经。

功效主治：活血祛瘀，润肠通便，止咳平喘。主治经闭痛经，癥瘕痞块，肺痈肠痈，跌仆损伤，肠燥便秘，咳嗽气喘。

用量用法：5～10克，煎服。捣碎用；桃仁霜入汤剂宜包煎。

使用禁忌：孕妇慎用。

● 配伍应用

瘀血经闭、痛经：常与红花相须为用，并配当归、川芎、赤芍等，如桃红四物汤（《医宗金鉴》）。

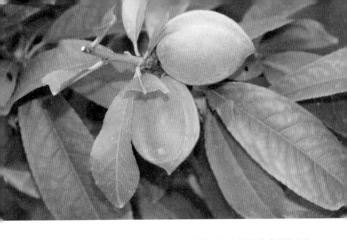

产后瘀滞腹痛： 常配伍炮姜、川芎等，如生化汤（《傅青主女科》）。

瘀血日久之癥瘕痞块： 常配桂枝、丹皮、赤芍等，如桂枝茯苓丸（《金匮要略》）；或配三棱、莪术等。

瘀滞较重、须破血逐瘀： 可配伍大黄、芒硝、桂枝等，如桃核承气汤（《伤寒论》）。

跌打损伤、瘀肿疼痛： 常配当归、红花、大黄等，如复元活血汤（《医学发明》）。

肺痈： 可配苇茎、冬瓜仁等，如苇茎汤（《千金方》）。

肠痈： 配大黄、丹皮等，如大黄牡丹皮汤（《金匮要略》）。

肠燥便秘证： 常配伍当归、火麻仁、瓜蒌仁等，如润肠丸（《脾胃论》）。

咳嗽气喘： 常与杏仁同用，如双仁丸（《圣济总录》）。

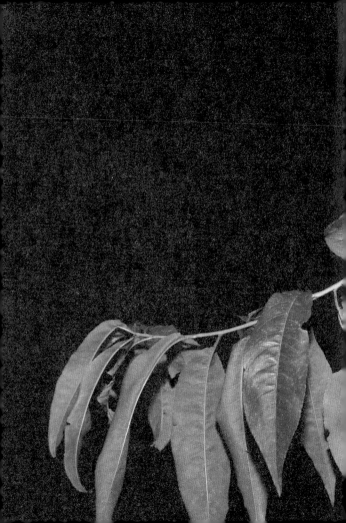

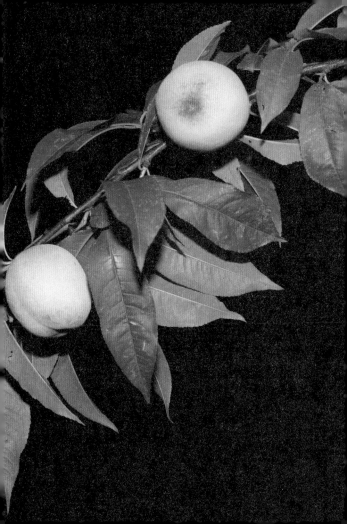

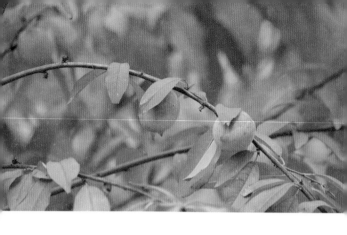

● **传统药膳**

桃仁山楂粥

原料： 桃仁10克，山楂20克，粳米50克。

制法： 将桃仁、山楂加水煎汤，去渣取汁，加粳米煮粥。

用法： 每日1次顿食，连用1个月。

功效： 活血消痈散结。

适用： 痤疮、便秘。

桃杏仁凉菜

原料： 桃仁、杏仁各50克，花生米150克，芹菜250克。

制法： 将桃仁、杏仁泡发洗去皮；花生米泡发洗净，加作料共煮熟，勿煮过火；将芹菜洗净切断，用开水焯过待凉，与桃仁、杏仁、花生米拌匀即可。

桃核仁

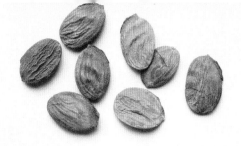

用法： 经常佐餐食用。

功效： 宣肺化痰，益气活血。

适用： 咳嗽、便秘。

桃仁红花羹

原料： 桃仁、红花各10克，藕粉100克。

制法： 将桃仁、红花加水500毫升，煎取浓汁200毫升，再加入藕粉搅拌即成。

用法： 经常食用。

功效： 活血化瘀。

适用： 气滞血瘀经闭、月经不调。

桃仁粥

原料： 桃仁10克，粳米100克。

制法： 先将桃仁捣烂如泥加水研汁去渣，与粳米同煮为稀粥。

用法： 每日1次，7日为1个疗程。

功效： 活血祛瘀，润肠通便。

适用： 冠心病、心绞痛、便秘等。

瓜蒂

● 原文

味苦，寒。主大水，身面四肢浮肿，下水，杀蛊毒，逆上气及食诸果病在胸腹中，皆吐、下之。生平泽。

● 今释

别　　名：苦丁香。

来　　源：为葫芦科甜瓜属植物甜瓜的果梗。

采收加工：甜瓜盛产期，剪取青绿色瓜蒂阴干即可。

性味归经：苦，寒。有毒。归胃经。

功效主治：涌吐痰食，祛湿退黄。主治痰热，宿食，湿热黄疸。

用量用法：2.5～5克，煎服。入丸、散服，每次0.3～1克。外用小量，研末吹鼻，待鼻中流出黄水即停药。

使用禁忌：体虚、吐血、咯血、胃弱、孕妇及上部无实邪者忌用。

● 配伍应用

宿食停滞胃脘、胸脘痞鞕、气逆上冲者或误食毒物不久、尚停留于胃者：皆可单用本品取吐；或与赤小豆为散，用香豉煎汁和服，如瓜蒂散（《伤寒论》）。

736 ｜ 737　神农本草经速认速查小红书　　　　　　　　　　　**瓜蒂**

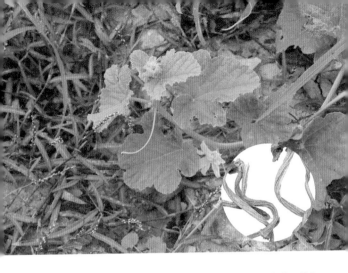

风痰内扰、上蒙清窍、发为癫痫、发狂欲走者或痰涎涌喉、喉痹
喘息者：亦可单用本品为末取吐。

● 传统药膳

瓜蒂茶

原料： 瓜蒂6克，好茶3克。

制法： 上捣为末。

用法： 每服6克，齑汁调。

功效： 化痰止咳。

适用： 痰积。

苦瓠

● **原文**

味苦，寒。主大水，面目、四肢浮肿，下水，令人吐。生平泽。

● **今释**

来　　源：为葫芦科葫芦属植物葫芦的果实。

采收加工：立冬前后，摘下果实，剖开，掏出种子，分别晒干。

别　　名：葫芦，胡芦。

性味归经：酸、涩，温。归肺、胃、肾经。

功效主治：止泻，引吐，利水消肿，散结。主治热痢，肺病，皮疹，重症水肿及腹水，颈淋巴结结核。

用量用法：25～50克，煎汤、绞汁，或煮食等。

使用禁忌：脾胃虚寒者，不宜服食。

● **配伍应用**

面目浮肿、大腹水肿等症：与茯苓、猪苓、泽泻等药同用。

● **传统药膳**

> **葫芦减肥茶**

原料：陈葫芦15克，茶叶3克。

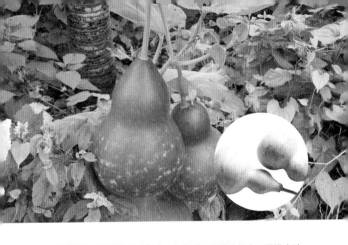

制法：将陈葫芦制成粗末，与茶叶一同放入杯内，用沸水冲泡即成。

用法：频频饮之。

功效：利水，降脂。

适用：肥胖症。

车前葫芦茶

原料：鲜车前草、鲜葫芦各60克（干品减半）。

制法：将上两味以水煎2次，每次用水400毫升，煎半小时，2次混合。

用法：代茶频饮。

功效：利水消肿，降脂。

适用：急性黄疸型肝炎、急性肾炎、尿路感染。

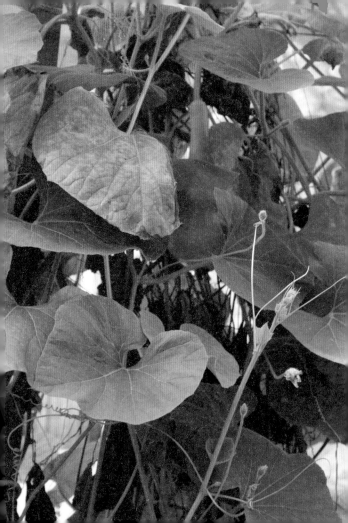

拼音顺序索引

大枣	242
代赭石	544
丹参	360
当归	552
地肤子	172
地榆	648
冬葵子	266
独活	124
杜仲	116

E

阿胶	230

F

防风	286
防己	640
茯苓	030
附子	592

G

甘草	086
干地黄	052
干姜	492
葛根	342
狗脊	408
枸杞	140
瓜蒂	736
栝楼	356
贯众	660
龟甲	528

H

海蛤	526
海藻	692
合欢	002
厚朴	366
胡麻	270
虎掌	670

蔓椒	560		葡萄	234
蔓荆实	212		蒲黄	198
茅根	446			
梅实	540		**Q**	
牡丹皮	634		茜根	180
木香	496		蛴螬	716
			秦艽	292
N			秦皮	422
凝水石	278		青葙子	664
牛黄	510		瞿麦	420
牛角	508			
牛膝	108		**R**	
女贞实	216		人参	090
			肉苁蓉	202
O				
藕实茎	250		**S**	
			桑根白皮	404
P			桑螵蛸	522
蓬蘽	238		桑上寄生	222

笔画顺序索引

牛膝	108	白及	686
升麻	438	白术	048
丹参	360	白瓜子	262
乌头	588	白头翁	682
乌贼鱼骨	536	白芷	430
巴戟天	302	白颈蚯蚓	714
		白薇	678
		白鲜	480
五画		白僵蚕	518
甘草	086	白薇	434
石下长卿	208	瓜蒂	736
石韦	412	冬葵子	266
石斛	098	玄参	374
石膏	282	半夏	626
龙眼	012		
代赭石	544		

阿胶	230	泽兰	654
附子	592	泽泻	068
鸡头	256	泽漆	568
		细辛	120
		贯众	660

八画

青葙子	664		
苦参	384	九画	
苦瓠	738	茜根	180
茅根	446	茵陈蒿	184
郁核	722	茯苓	030
虎掌	670	胡麻	270
败酱	694	枳实	394
知母	346	柏实	036
狗脊	408	栀子	464
卷柏	112	枸杞	140

厚朴	366	积雪草	606
禹余粮	024	射干	598
独活	124	狼毒	578
蚤休	574	凌霄花	470
络石	104	海蛤	526
		海藻	692
十画		通草	416
秦艽	292	桑上寄生	222
秦皮	422	桑根白皮	404
桔梗	334	桑螵蛸	522
桐叶	624		
栝楼	356	**十一画**	
桃核仁	730	黄芩	644
夏枯草	702	黄芪	296
柴胡	128	黄连	310